I0475145

Correa Márquez, Ricardo y Ortega Loubon, Christian (editores).
Casos Clínicos: Semiología y Publicación/
Ortega Loubon, Christian; Correa Márquez, Ricardo, (et al.). Panamá:
Comité de Casos Clínicos y Revisión Bibliográfica de la Asociación de Estudiantes
de Medicina de Panamá, 2010.
354p

ISBN (versión impresa) 978-1-46107-962-0
ISBN (versión digital) 978-9962-00-850-7

1-Casos Clínicos:
2- Semiología y Publicación I. Título

Título Original de la Obra
Casos Clínicos: Semiología y Publicación

ISBN (versión impresa) 978-9962-00-849-1
ISBN (versión digital) 978-9962-00-850-7

Primera Edición 2010

Datos de contacto:

Ricardo Correa Márquez
riccorrea20@hotmail.com
Christian Ortega Loubon
christlord26@gmail.com

Portada diseñada por:

Michael J. Carrillo G.
Estudiante de Medicina
Universidad de Panamá
Panamá, Panamá

Maquetación:

Marta Araya Marroni
bkmarta@gmail.com

Versión editada por:

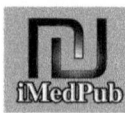

CASOS CLÍNICOS

SEMIOLOGÍA Y PUBLICACIÓN

PRIMERA EDICION

CHRISTIAN ORTEGA LOUBON　　　RICARDO CORREA MARQUEZ

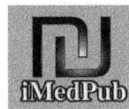

iMedPub

CASOS CLÍNICOS

SEMIOLOGÍA Y PUBLICACIÓN

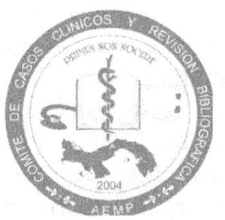

COMITÉ DE CASOS CLÍNICOS Y REVISIÓN BIBLIOGRÁFICA DE LA ASOCIACIÓN DE ESTUDIANTES DE MEDICINA DE PANAMÁ

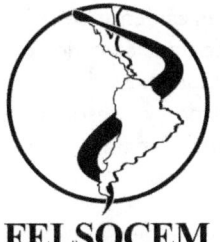

AVALADO POR FEDERACIÓN LATINOAMERICANA DE SOCIEDADES CIENTÍFICAS DE ESTUDIANTES DE MEDICINA

Casos Clínicos

Semiología y Publicación

Primera Edición

Grupo de Trabajo del Comité de Casos Clínicos y Revisión Bibliográfica (CCCRBAEMP)

Editores

Christian Ortega Loubon, MD
Doctor en Medicina
Presidente del CCCRBAEMP
Asesor de la Federación Latinoamericana
de Sociedades Científicas de Estudiantes
de Medicina (FELSOCEM)

Facultad de Medicina
Universidad de Panamá
Panamá, Panamá

Ricardo Correa Márquez MD, ESD
Medico Investigador Instituto
Conmemorativo Gorgas de Estudios de la
Salud (ICGES)
Residente de Medicina Interna, Universidad
de Miami, EEUU
Especialista en Docencia Superior
Miembro de la World Association of
Medical Editors (WAME)
Past-Presidente de la Federación
Latinoamericana de Sociedades Científicas
de Estudiantes de Medicina (FELSOCEM)
Fundador y Asesor del CCCRBAEMP
Panamá, Panamá

PRESIDENTES DEL COMITÉ DE CASOS CLÍNICOS Y REVISIÓN BIBLIOGRÁFICA DE LA ASOCIACIÓN DE ESTUDIANTES DE MEDICINA DE PANAMÁ

GERARDO DOMÍNGUEZ	2004
RICARDO CORREA MÁRQUEZ	2005
CHRISTIAN ORTEGA LOUBON	2008 - 2009
JOSSUET BARRIOS	2009
KEYLA CASTILLO	2009 – 2010

DEDICATORIA

A la Memoria del Dr. David Robles, un excelente estudiante, un compañero, un amigo. Siempre te recordaremos por la gran persona que fuiste.

Autores del libro

CONTENIDO

Comité de Casos Clínicos y Revisión Bibliografica de la AEMP (CCCRBAEMP)

Elia Aguilar
Estudiante de Medicina
Facultad de Medicina
Universidad de Panamá
Panamá, Panamá

Lucía Alleyne, MD
Psquiatra
Universidad de Panamá
Instituto Nacional de Salud Mental
Panamá, Panamá

Andrés Bernales
Estudiante de Medicina
Facultad de Medicina
Universidad de Panamá
Panamá, Panamá

Patricia Bonilla Huertas, MD
Doctor en Medicina
Universidad de Panamá
Residente de Ortopedia
Hospital Rafael Hernández
Chiriquí, Panamá

Ana Cooke
Estudiante de Medicina
Facultad de Medicina
Universidad de Panamá
Panamá, Panamá

Ricardo Correa Márquez, MD, EDS
Doctor en Medicina
Universidad de Panamá
Medico Investigador
Instituto Conmemorativo Gorgas

Stanley Chen
Estudiante de Medicina
Facultad de Medicina
Universidad de Panamá
Panamá, Panamá

Karina Chiari
Estudiante de Medicina
Facultad de Medicina
Universidad de Panamá
Panamá, Panamá

Roxane Díaz, MD
Doctor en Medicina
Universidad de Panamá
Residente de Psiquiatría
Instituto Nacional de Salud Mental
Panamá, Panamá

Rocío Díaz
Estudiante de Medicina
Facultad de Medicina
Universidad de Panamá
Panamá, Panamá

María Alejandra Díaz
Estudiante de Medicina
Facultad de Medicina
Universidad de Panamá
Panamá, Panamá

Graciela Dixon
Estudiante de Medicina
Facultad de Medicina
Universidad de Panamá
Panamá, Panamá

Angélica Estrada
Estudiante de Medicina
Facultad de Medicina
Universidad de Panamá
Panamá, Panamá

Ariel Francis
Estudiante de Medicina
Facultad de Medicina
Universidad de Panamá
Panamá, Panamá

Gabriela González Chu
Estudiante de Medicina
Facultad de Medicina
Universidad de Panamá
Panamá, Panamá

Claudia González
Estudiante de Medicina
Facultad de Medicina
Universidad de Panamá
Panamá, Panamá

Soledad Herrera
Estudiante de Medicina
Facultad de Medicina
Universidad de Panamá
Panamá, Panamá

Alexis Mckenzie
Estudiante de Medicina
Facultad de Medicina
Universidad de Panamá
Panamá, Panamá

Fernando Márquez
Estudiante de Medicina
Facultad de Medicina
Universidad de Panamá
Panamá, Panamá

Cristiane Martin
Estudiante de Medicina
Facultad de Medicina
Universidad de Panamá
Panamá, Panamá

Max Medina, MD
Estudiante de Medicina
Facultad de medicina
Universidad de Panamá
Panamá, Panamá

Jorge Méndez, MD, MSc, PhD(s)
Doctor en Medicina
Universidad de Panamá
Magister en Genómica y Bioinformática,
The George Washington University
Estudiante Doctoral, Biología Celular y
Genética Molecular
University of Maryland.
Maryland, USA

Octavio Méndez Lavergne
Estudiante de Medicina
Facultad de Medicina
Universidad de Panamá
Panamá, Panamá

Gloria O´Neill
Estudiante de Medicina
Facultad de Medicina
Universidad de Panamá
Panamá, Panamá

Christian Ortega Loubon
Estudiante de Medicina
Facultad de Medicina
Universidad de Panamá
Panamá, Panamá

Liz Perrot
Estudiante de Medicina
Facultad de Medicina
Universidad de Panamá
Panamá

Ricardo Ramírez
Estudiante de Medicina
Facultad de Medicina
Universidad de Panamá
Panamá, Panamá

Roberto Salas Fragomeni
Estudiante de Medicina
Facultad de Medicina
Universidad de Panamá
Panamá, Panamá

Irela Soto Troya
Estudiante de Medicina
Facultad de Medicina
Universidad de Panamá
Panamá, Panamá

Carlos Alberto Tam
Estudiante de Medicina
Facultad de Medicina
Universidad de Panamá
Panamá, Panamá

Néstor Ureña,
Estudiante de Medicina
Facultad de Medicina
Universidad de Panamá
Panamá, Panamá

Daniel Velarde Garrido, MD
Doctor en Medicina
Universidad de Panamá
Panamá, Panamá

Stanley Wu Tai
Estudiante de Medicina
Facultad de Medicina
Universidad de Panamá
Panamá, Panamá

Nota: al momento de la edición de este libro, todos los autores son Doctores en Medicina.

Federación Latinoamericana de Sociedades Científicas de Estudiantes de Medicina (FELSOCEM)

La Federación Latinoamericana de Sociedades Científicas de Estudiantes de Medicina (FELSOCEM) es una organización no gubernamental, de carácter científico, no partidista, sin fines de lucro, incompatible con toda actitud sectarista en el campo político, racial, religioso o social, regida por principios que contemplan a la investigación médica como fuente de conocimientos para elevar el nivel de salud de nuestros pueblos.

El principal objetivo de la Federación es elevar el nivel científico de los estudiantes de medicina en Latinoamérica promoviendo la investigación científica y la educación Médica continua coordinada y guiada a través de Consejerías Internacionales de Zona, Comités Permanentes y Grupos de Trabajos.

La historia de FELSOCEM comienza en el año 1986, hace ya 20 años, cuando se llevó a cabo el I Congreso Científico Sudamericano de Estudiantes de Medicina, en Valparaíso, Chile (I CCI FELSOCEM), lo que dio lugar a la creación de una sociedad internacional, que luego se convirtió en la Federación actual. El CCI es la actividad más importante de la Federación donde se intercambia ciencia y conocimiento al más alto nivel.

Actualmente se encuentra formada por todas las sociedades científicas de estudiantes de Medicina desde Rio Grande en Mexico hasta la Patagonia en Argentina. En sus más de 20 años de existencia es la organización líder en investigación en pregrado en medicina y la que más producción científica produce, este libro es prueba de ello.

Para mayor información ingresar a la pagina web www.felsocem.net

Comité de Casos Clínicos y Revisión Bibliográfica de la AEMP (CCCRBAEMP)

El Comité de Casos Clínicos y Revisión Bibliográfica de la Asociación de Estudiantes de Medicina de Panamá (CCCRBAEMP) viene a explotar la capacidad para hacer, exponer, discutir y publicar casos clínicos.

Objetivo General: Promover la Educación Médica Continúa e incentivar el desarrollo de habilidades clínicas durante el pregrado, para así elevar el nivel académico e interés profesional de los estudiantes de medicina.

Objetivos Específicos:
1. Fomentar la educación médica continua a través de las presentaciones de los casos clínicos y revisiones bibliográficas
2. Promover la actualización de los estudiantes mediante las presentaciones de revisiones bibliográficas
3. Diseñar y Ejecutar programas para la formación de los estudiantes de medicina en el ámbito clínico.
4. Estimular la publicación científica de Casos clínicos y Revisiones Bibliográficas

Para mayor información ingresar a al pagina web http:/ccemup.jimdo.com

PRÓLOGO

Hace algunos años un grupo de estudiantes de medicina de la Facultad de Medicina de la Universidad de Panamá se acercaron con la propuesta de confeccionar un libro que diera luces a sí mismos de cómo preparar una historia clínica, realizar un examen físico y sobretodo cómo presentar un caso clínico para conferencias y el cómo publicarlo.

No fue una sorpresa. Tiempo atrás, otro grupo de estudiantes con fibra investigativa tuvo el "atrevimiento" de proponer la elaboración de un libro sobre estadísticas e investigación científica. Creo que está de más sopesar que ese atrevimiento es hoy uno de los mejores libros de consulta en la República de Panamá.

Nuestros estudiantes de medicina entran a un programa curricular muy rígido que no da suficientes espacios para que puedan brillar en otros aspectos. Pocos son los que realizan actividades extracurriculares; sin embargo, siempre ha habido un grupito que se encarga de un Comité Científico y promueven actividades de congresos, seminarios, talleres, presentación de casos clínicos, debates científicos y otros. En el año 2008, el comité de casos clínicos y revisión bibliográfica de la Asociación de Estudiantes de Medicina de Panamá (CCCRBAEMP) encabezados por Christian Ortega y el Dr. Ricardo Correa, propusieron realizar un libro que ayudase a los estudiantes, principalmente a los que llevan la asignatura de Propedéutica y Fisiopatología, a preparar una adecuada historia clínica y examen físico.

Un grupo de profesores nos decidimos a ser asesores, revisores, críticos y propulsores de esta idea. Hoy recibo el libro "Casos Clínicos. Semiología y Publicación" y no me equivoco cuando todavía digo que tenemos a los mejores estudiantes de medicina de Panamá. Esto que he llamado "atrevimiento" apoyará, en el estudio de la semiología, a todo estudiante, interno y residente de cualquier especialización médica. Servirá para guiar los pasos de quienes saben que la presentación y la publicación de sus casos clínicos es el punto culminante o meta de una aventura clínica y que debe formar parte de las herramientas de un médico completo.

La semilla ha sido cultivada. Felicito a los editores, a los autores de capítulo, a sus profesores, a la escuela de medicina de la Facultad de Medicina de la Universidad de Panamá para que sigamos bregando y no dudemos que estamos formando seres humanos con incontables capacidades científicas y humanas.

Francisco Lagrutta, MD, MSc

PREFACIO

Hace 5 años, al ver la necesidad de los estudiantes de medicina y los médicos jóvenes de aprender a hacer correctamente un caso clínico, generar un artículo del mismo, presentar el caso en congresos y publicarlo en revistas nacionales e internacionales, tuve la idea de crear un libro que sirviera de guía y de orientación para todo el que tuviera interés en estos fines. Primero, le presente esta idea a mis amigos, los miembros del recién activado Comité de Casos Clínicos (Lillian, Giselle, Eric, Gerardo, José Isaac, Ana) quien al escuchar lo que les planteaba sintieron el mismo deseo de poder ayudar a los demás brindándole una guía para hacer casos clínicos. En aquel momento, la idea maduró y con la colaboración de todos se transformó en un proyecto del Comité. Durante ese año (mi último año en la facultad) comenzamos a generar la parte operacional del proyecto titulado inicialmente "Manual de casos clínicos" e iniciamos la estructuración del mismo, pero por motivos de tiempo (dirigíamos otros comités, organizamos el congreso de la FELSOCEM, entre otras cosas) no pudimos ver culminado ese maravilloso proyecto. Nos graduamos y cada uno tomó un camino diferente, lo que hizo que fuera imposible poder hacer el libro. La idea de hacer este compendio por ayudar a los demás seguía en mi cabeza pero sabía que yo solo no podía realizarla.

En el 2008, un grupo de estudiantes proactivos de la facultad de medicina (entre ellos mi co-editor Christian Ortega) vinieron donde mí para realizar una pasantía en investigación en el Instituto Conmemorativo Gorgas de Estudios de la Salud (donde laboro). Estuve con ellos guiándolos por un tiempo y me di cuenta que este grupo de jóvenes visionarios era lo que se necesitaba para poder reanudar la idea. Le presenté a mi co-editor el proyecto y quedó entusiasmado y me dijo "Ricardo vamos a realizarlo". Lo primero que se hizo fue reactivar el comité de casos clínicos que tenía unos años sin funcionar, luego se me nombró como asesor y se les presentó a los nuevos miembros la estructuración y el proyecto completo. Milagrosamente estos estudiantes comenzaron a entusiasmarse y se comenzaron a anotar en los capítulos, era un interés colectivo y al final de la semana ya teníamos todo los potenciales autores listos y empezando a trabajar.

Paralelamente siendo Presidente del Consejo de Asesores de la Federación Latinoamericana de Sociedades Científicas de Estudiantes de Medicina (FELSOCEM) plantee el libro de casos clínicos como proyecto de gestión. Ahora el libro pasó de solamente tener un alcance nacional a tener un alcance latinoamericano. Así integramos a los autores panameños (del comité de casos clínicos) con revisores internacionales (FELSOCEM).

Luego de tener el respaldo de los autores del libro y de la FELSOCEM, el verdadero trabajo comenzó. El tiempo era nuestro principal adversario, las ocupaciones de cada uno se imponían y la entrega de los capítulos se iba viendo deteriorada. Con el fin de incentivar el trabajo, presentamos (editores) en la Asamblea General de la FELSOCEM en Iquique Chile el proyecto y sometimos el proyecto ahora con una visión que fuera la guía para los concursos de Casos clínicos de los congresos internacionales de la FELSOCEM, la asamblea lo aprobó por unanimidad.

Al regresar a Panamá nos volvimos a reunir con los autores y les comentamos lo que había sucedido y que el libro se había transformado en un manual. Esto causó un nuevo arranque de entusiasmo y nos comenzaron a llegar los capítulos ya redactados. Mi co-editor, al cual le agradezco todo el esfuerzo que puso en esta idea y dejo claro que si no fuera por su apoyo este proyecto hubiera quedado en un pensamiento más que en un hecho, ejerció presión sobre los miembros del comité pidiéndoles sus capítulos de manera que tuviéramos todo listo en corto tiempo.

Al recibir todos los capítulos y ya cuando veía mi sueño un poco más avanzado pasamos a la siguiente fase del libro: la revisión por los asesores. Les enviamos un machote a todos nuestros asesores los cuales lo revisaron e hicieron sus comentarios y correcciones pertinentes. Estas fueron entregadas a los autores para su consideración y modificación de los capítulos. Luego de un tiempo, los autores nos regresaron sus capítulos ya listos para la edición final.

Así comenzamos la última fase del libro: edición y publicación. Ya en estos momentos cuando el libro era casi una realidad la parte más difícil como editor vino. Revisar cada capítulo y darle forma en un solo contexto fue una labor gigantesca que no solo me sirvió para ver culminado este gran proyecto sino que fue una escuela práctica en la parte de edición y publicación de ciencia. Para poder hacerla, leímos varios libros que nos guiaron en como debíamos hacer esta tan exhaustiva labor. Michael Carrillo por encargo de Christian nos hizo la portada. Al verla quedé maravillado e inmediatamente la aprobamos para el libro. Por último fuimos a la imprenta con todo y esta realizó el editaje de forma final.

Así luego de varios años, un camino difícil, de caídas y levantadas, la idea que se transformó en libro nacional y luego en un manual internacional, se vio culminada. Hoy tengo la satisfacción de presentarles "Casos Clínicos: Semiología y publicación."

Casos Clínicos: Semiología y publicación es un libro que servirá de base para hacer un caso clínico adecuadamente pero lo más importante es que te ayudará a generar un artículo para publicarlo en una revista y presentarlo en congresos científicos. Este es un libro que todo estudiante de medicina y médico joven debe leer ya que guía al lector de una manera metodológica a adentrarse en el fantástico mundo de la clínica y la ciencia.

Al final nuestro objetivo, el que buscamos desde que empezamos el proyecto, es que como médicos generemos reportes de casos para así poder aumentar los conocimientos medico-científicos en nuestros países.

No quiero terminar estas palabras introductorias si antes agradecer profundamente a un grupo de personas que hicieron posible que este sueño que tuve hace unos años hoy sea una realidad. Primero que todo a Dios por darme la oportunidad de continuar con la idea y de poder vendérsela a otros, a mi familia y a Carolina por el apoyo recibido en cada fase y por siempre creer que se podía. A mi co-editor, Christian, por ser la fuerza motora de este libro y por levantarme cada vez que pensaba que no se iba a lograr. A los autores del libro, por ser los actores principales del proyecto, por seguir esta idea hasta el final, por dar de su tiempo y de sus conocimientos para que otros puedan aprender, este libro es de ustedes. A los asesores por creer en la docencia, en la ciencia y en la transformación y darnos el apoyo para continuar con esta idea. Por último, a todos los que de alguna u otra manera nos apoyaron en este largo camino. Quiero que sepan que este libro es un paso más en la creación de la cultura científica en nuestros países. Gracias.

Ricardo Correa Márquez
Editor

---

* *La frase de Gerard Pierd del principio es la que mueve mi vida y fue la que me dio fuerzas para la culminación de este proyecto.*

PARTE I:

CONCEPTOS INTRODUCTORIOS

1. GENERALIDADES DE CASOS CLÍNICOS

Karina Chiari y Rocío Díaz

:: INTRODUCCIÓN ::

:: RAZONES PARA ESCRIBIR UN BUEN CASO CLÍNICO ::

:: NIVELES DE EVIDENCIA ::

:: REFERENCIAS ::

El hombre es un ser con muchas características que lo hacen maravilloso: posee una compleja anatomía y fisiología, habilidad para comunicarse, inteligencia, imaginación, emociones... sin embargo, tal vez lo más sorprendente sea el hecho de que cada uno de nosotros es único, luego de una armoniosa interacción genética y ambiental. Los médicos tratamos pacientes, no enfermedades. Es por esto que lo que aprendemos en los libros de texto y en las aulas de clases no siempre es igual a lo que vemos en la práctica clínica, notando que un paciente enfermo no necesariamente padece de todos los síntomas y signos descritos en los libros, se nos hace imprescindible dejar por escrito casos clínicos, para que estudiantes de medicina puedan complementar el aprendizaje de los libros de texto, con pacientes de la vida diaria.

Un caso clínico es el reporte detallado de signos, síntomas, diagnóstico, tratamiento y evolución de un paciente individual. También puede incluir los perfiles demográficos y epidemiológicos del paciente. (1)

Algunos casos clínicos son ilustrativos de síndromes comunes; otros pueden ilustrar también algún síndrome de baja prevalencia pero de gran importancia, o pueden emplearse para la enseñanza de algún área de la medicina. (2)

Los casos clínicos tienen su propio papel en el progreso de la ciencia médica. Ellos permiten el descubrimiento de nuevas enfermedades, de efectos inesperados (adversos o beneficiosos) y desempeñan un papel importante en la educación médica. Siguen siendo una de las piedras angulares del progreso médico, ya que proporcionan nuevas ideas en medicina, y porque frecuentemente se hacen observaciones particulares importantes en el contexto del conocimiento ya existente de una enfermedad. (3)

El objetivo del reporte de un caso clínico es hacer una contribución al conocimiento médico, presentando aspectos nuevos o instructivos de una enfermedad determinada.

Se debe escoger un caso clínico siempre pensando en una necesidad mayor, es decir, si responde "sí" a cualquiera de las siguientes preguntas: ¿El mundo científico/médico le gustaría saber sobre este caso? ¿Debería saberlo? ¿Sería bueno compartirlo? ¿Tiene un enfoque nuevo y diferente?

Veamos aquí una lista de buenas razones para escribir casos clínicos (1) (2) (4) (5) (6) (7) (8) (9):

1. Condición o enfermedad nueva
2. Para presentar una etiología inusual
3. Para aclarar la patogénesis del síndrome o de la enfermedad
4. Condición rara, infrecuente y poco comunicada
5. Descripción de una variación posicional o cuantitativa de las estructuras anatómicas en el paciente.
6. Presentación inusual de una enfermedad común
7. Asociación inesperada entre síntomas o signos infrecuentes
8. Impacto de una enfermedad en la evolución de otra o que muestran una relación no descrita previamente entre dos enfermedades

9. Evolución inusual o evento inesperado en el curso de una observación o tratamiento
10. Impacto del tratamiento de una condición en otra
11. Complicaciones inesperadas de procedimientos o tratamientos (efectos colaterales no descritos)
12. Tratamientos o procedimientos diagnósticos nuevos y "únicos"
13. Casos que ilustran un nuevo principio o que refutan una teoría actual por lo que estimula a la investigación
14. Casos que presentan una observación diagnóstica o terapéutica que aclara una respuesta o condición clínica previamente mal entendida
15. Pacientes cuyo diagnóstico fue difícil establecer
16. Para describir errores diagnósticos, sus causas y consecuencias
17. Muestran alguna aplicación clínica importante
18. Representan aspectos psicosociales esenciales en el enfoque, manejo, o prevención del problema o enfermedad.

Como ven, cada una de las circunstancias de esta lista responde afirmativamente las preguntas de arriba. Además, es importante resaltar lo siguiente:

1. Los extremos son malos. No hay que buscar casos tan inusuales que desmotiven al lector porque probablemente nunca se van a encontrar con esa patología ni casos tan comunes que no llaman la atención. Una buena idea es revisar la literatura para ver qué tan común es el caso que quiere publicar y si alguien ya ha publicado un caso igual al suyo.
2. Los casos comunes sí se pueden publicar siempre y cuando tengan algo que los haga distintos como la forma de presentación, método diagnóstico diferente, tratamiento diferente, etc.
3. Es posible publicar un caso común con el interés de apoyar una observación previa, es decir, como si estuviera confirmando algo ya publicado para darle solidez (8).

Para la elaboración de un caso clínico, debe tener muy claro el mensaje didáctico que desea comunicar. La introducción, el desarrollo y la conclusión de cada caso deben reflejar el razonamiento que ha seguido el médico a lo largo de todo el proceso diagnóstico y terapéutico, sin olvidar que su redacción ha de ser amena para poder cumplir su función docente. (10) Para más información consulte el capítulo "Redacción Científica y Cómo Publicar un Caso Clínico".

Es importante señalar que existen niveles de evidencia que determinan la calidad de la información que se publica en medicina (grado de certeza y utilidad para la toma de decisiones) A continuación mostramos la clasificación según el "Center for Evidence-Based Medicine" (CEBM) (Ver Tabla N°1). Cabe también mencionar que existen otros tipos de clasificación de los niveles de evidencia.

Tabla N°1. Niveles de Evidencia del CEBM

Nivel de Evidencia	Tipo de Estudio
1a	Revisión sistemática de ensayos clínicos aleatorizados, con homogeneidad.
1b	Ensayo clínico aleatorizado con intervalo de confianza estrecho.
1c	Práctica clínica ("todos o ninguno") (Cuando todos los pacientes mueren antes de que un determinado tratamiento esté disponible, y con él algunos pacientes sobreviven, o bien cuando algunos pacientes morían antes de su disponibilidad, y con él no muere ninguno).
2a	Revisión sistemática de estudios de cohortes, con homogeneidad.
2b	Estudio de cohortes o ensayo clínico aleatorizado de baja calidad (seguimiento inferior al 80%).
2c	"Outcomes research" (estudios de cohortes de pacientes con el mismo diagnóstico en los que se relacionan los eventos que suceden con las medidas terapéuticas que reciben), estudios ecológicos
3a	Revisión sistemática de estudios caso-control, con homogeneidad.
3b	Estudio caso-control.
4	Serie de casos o estudios de cohortes (sin clara definición de los grupos comparados y/o sin medición objetiva de las exposiciones y eventos (preferentemente ciega) y/o sin identificar o controlar adecuadamente variables de confusión conocidas y/o sin seguimiento completo y suficientemente prolongado) y caso-control de baja calidad [sin clara definición de los grupos comparados y/o sin medición objetiva de las exposiciones y eventos (preferentemente ciega) y/o sin identificar o controlar adecuadamente variables de confusión conocidas].
5	Opinión de expertos sin valoración crítica explícita, o basados en la fisiología, "bench research" o "first principles" (adopción de determinada práctica clínica basada en principios fisiopatológicos).

Fuente: Primo J. Niveles de evidencia y grados de recomendación. Enfermedad Inflamatoria Intestinal al día 2003;2:39-42.

Se debe añadir un signo menos (-) para indicar que el nivel de evidencia no es concluyente si:
- Ensayo clínico aleatorizado con intervalo de confianza amplio y no estadísticamente significativo.
- Revisión sistemática con heterogeneidad estadísticamente significativa.

Así, en esta clasificación los casos clínicos ocupan un nivel de evidencia 5, esto significa que no se puede generalizar en base a un caso particular (9). Lo que más contribuye al conocimiento médico son las revisiones sistemáticas que poseen un nivel de evidencia 1a (11). Los casos clínicos son una manera atractiva de facilitar la educación médica continua pues anima a los estudiantes jóvenes a introducirse al campo de la investigación y publicación.

Referencias

1. Iles RL. Case Reports. In: Iles RL. Guidebook to Better Medical Writing. Iles publications; Washington DC, Island Press 1997. p. 144–147.
2. Reyes-Ortiz C. Llanos G. La Alegría de Publicar. El Informe de un Caso Clínico. Colombia Med 2002; 33(4): 198-199
3. Vandenbroucke JP. In defense of case reports and case series. Ann Intern Med 2001; 134(4):330-334.
4. Huston P, Squires BP. Case reports: Information for authors and peer reviewers. Canada's Medical Association Journal 1996; 154: 43-44.
5. Llanos G. La Alegría de Publicar. El título. Revista Colombia Médica 1997; 28(1): 50-51.
6. Pertuzé J. Criterios para publicar un caso clínico. Rev Chil Enf Respir 2006; 22: 105-107
7. McCarthy L, Reilly K. How to write a case report. Fam Med 2000; 32(3): 190-195
8. Ross P. Writing a case report. Radiation Therapist 2003; 12: 67-72
9. Green B, Johnson C. Writing patient case reports for peer-reviewed journals: secrets of the trade. Journal of Sports Chiropractic & Rehabilitation 2000; 14 (3): 51-59
10. Pertusa S. Iturralde J. Compartir los casos clínicos facilitan el aprendizaje continuo profesional. El Diario Médico 2006 Julio 16
11. Primo J. Niveles de evidencia y grados de recomendación. Enfermedad Inflamatoria Intestinal al día 2003; 2: 39-42.

2. El Reporte de Casos Clínicos

Carlos Alberto Tam

:: Generalidades ::

:: Limitaciones del reporte de caso ::

:: Estilos de presentación de reporte de casos ::
Reporte educacional
Reporte de diagnóstico
Reporte de tratamiento y manejo

:: Variedades de reporte de casos ::
Viñeta clínica
Imágenes con leyenda
Quiz clínico
Cartas al editor

:: Variedades de reporte de casos, basado en el método empleado ::
Diseño retrospectivo
Diseño prospectivo
Diseño de serie de tiempo

:: Otras clasificaciones ::
Tipo único
Tipo límite
Evolución inesperada

:: Referencias ::

GENERALIDADES

El Reporte de Casos es el tipo más sencillo de los estudios descriptivos. Se limita a describir cuidadosamente un caso o un grupo de casos (menos de 10 casos) observado (en las series de casos). Se caracteriza por su utilidad en la detección de casos raros o casos comunes con alguna característica especial y su importante función en generar hipótesis que sirvan de estímulo para estudios posteriores. Ejemplos: algún reporte de caso sobre información de un efecto colateral raro de una droga, la asociación poco frecuente entre dos enfermedades o la descripción de una enfermedad extraña. La descripción en detalle de un caso puede llevar al conocimiento profundo de algún aspecto básico, generalmente un mecanismo farmacodinámico o un aspecto fisiopatológico específico. Esto hace del Reporte de Casos una fuente útil de información sobre aspectos de las ciencias básicas que puede ser útil en las ciencias clínicas. (1)

La comunidad científica ha alcanzado un punto de maduración donde el Reporte de Casos, ya no se considera como una información simplemente anecdótica. Así, el propósito del Reporte de Casos es proveer no sólo datos, sino de información acerca de lo que ocurre en la práctica clínica. (2)

Antes de realizar investigaciones experimentales a gran escala, es importante documentar la evidencia de los casos. Esto puede ser completado, al publicar Reportes de Casos como primera línea de evidencia en la investigación clínica. Los Reportes de Casos son también esenciales para transmitir experiencias ocurridas en la práctica clínica de un médico a otro. (2)

LIMITACIONES DEL REPORTE DE CASO

A pesar de que los Reportes de Casos son considerados contribuciones valiosas a la literatura, debemos mantener siempre en mente que tienen ciertas limitaciones. Estas limitaciones son propiedades inherentes del mismo diseño e incluye las siguientes: pacientes son manejados en un ambiente no controlado, los Reportes de Casos no se pueden generalizar más allá del contexto del caso a una población más grande de pacientes, la presencia de algún factor de riesgo puede ser sólo coincidencia, no representan evidencia sólida para cambiar la práctica clínica y suelen reportarse sólo aquellos casos de terapia exitosa. (2)

ESTILOS DE PRESENTACIÓN DE REPORTE DE CASOS

Los estilos de presentación de los reportes de casos ayudan al escritor a facilitar la transmisión de la información al lector. Se puede presentar de muchas maneras, incluyendo reportes educacionales, reportes de diagnóstico, y reporte de tratamiento y manejo. (2)

1.   Reporte Educacional

Los Reportes de Casos Educacional son utilizados para proveer a los lectores, estrategias de manejo a pacientes y a la vez proporcionar una breve revisión de la literatura. Este estilo tiene la particularidad de no agregar nuevos conocimientos a la base general de información científica pero brinda una forma interesante de seguir la educación e ilustrar las manifestaciones típicas de una enfermedad para que puedan ser comparadas con las presentaciones atípicas. (2)

2.   Reporte de Diagnóstico

Este estilo de Reporte de Casos describe y discute los métodos diagnósticos y analíticos usados para evaluar al paciente. Estos casos presentan un diagnóstico que son raros y confusos. Esta forma de presentación se enfoca en como el paciente fue atendido, y reporta cualquier seguimiento en el caso, pero no discute el tratamiento dado al paciente.

Por ejemplo, se describe una paciente que presenta una historia de cefalea recurrente. La paciente es diagnosticada con un adenoma pituitario después de realizarle imágenes por resonancia magnética. El Reporte de Casos deberá incluir el proceso diagnóstico, las imágenes antes y después de la cirugía y la condición del paciente. (2)

3.   Reporte de Tratamiento y Manejo

Este estilo de presentación describe y discute el manejo completo del paciente. Identifica como el paciente es asistido y manejado, incluyendo todos los resultados clínicos. Provee al lector un entendimiento más profundo del caso. (2)

Variedades de reporte de casos

Atul Khasnis señala los siguientes tipos de Reporte de Casos: (3)

1.   Viñeta Clínica

Se refiere a los Reportes de Casos cuya estructura posee todos sus componentes: título, resumen del artículo, introducción, descripción del caso (resumen de la historia clínica, los hallazgos del examen físico, datos del laboratorio y una descripción del manejo y progreso del paciente), discusión y las referencias. Su objetivo es el de contribuir al conocimiento médico, presentando aspectos nuevos o instructivos de una enfermedad determinada. (4)

2.   Imagen clínica

Las imágenes en medicina clínica son imágenes clásicas de dolencias comunes. Las imágenes son partes importantes de mucho de lo que hacemos y aprendemos en medicina. La imagen clínica tiene la intención de capturar el significado visual de los hallazgos que los médicos experimentan. La leyenda de la imagen debe presentar información clínica relevante, incluyendo una descripción corta de la historia clínica del paciente, los hallazgos del laboratorio, la evolución clínica y la respuesta al tratamiento.(5)

3.   Quiz clínico

Esta variedad se caracteriza por tener preguntas relacionadas al caso clínico con el propósito de informar sobre características propias o variantes de las enfermedades o para hacer un diagnóstico diferencial. Debe incluir el título, el resumen del caso, las preguntas, y por último la discusión (6). Ejemplo: Una mujer de 59 años presenta historia de tres meses de tos seca y una historia de un mes de fiebre baja, artralgia y nódulos pretibiales que eran rojos y dolorosos. Al examen físico se confirmó una temperatura de 38.4°C, periartritis bilateral severa del tobillo y eritema nodoso prominente afectando las regiones más baja de los antebrazos alrededor de los codos.(6)

¿Cuál es su diagnóstico?
        a. Lupus eritematoso sistémico
        b. Artritis reumatoide
        c. Sarcoidosis:
        d. Linfoma
        e. Enfermedad de Lyme

La respuesta es sarcoidosis.

4. Cartas al editor

En las publicaciones médicas y científicas, la carta está generalmente escrita por uno o más autores y se dirige al editor de una revista. Este tipo de documento contribuye al intercambio rápido de ideas, opiniones, experiencias básicas/clínicas y descubrimientos científicos. (7)

En importantes revistas médicas como The Lancet y New England Journal of Medicine, las cartas cumplen una función particular, pues informan a la comunidad científica internacional los resultados de investigaciones clínicas o experimentales alcanzados en instituciones de "puntería" mundial en el campo de la biomedicina y sus ciencias afines.(7)

En la actualidad, un número cada vez mayor de revistas médicas han incorporado la sección "Cartas al Editor" a la estructura de la publicación. Esta sección habitualmente ocupa páginas numeradas de la revista, por lo cual dichas comunicaciones son registradas en los índices bibliográficos y pueden ser utilizadas, en caso necesario, como referencias bibliográficas, lo que cada día se aprecia con más frecuencia. (7)

Un editor asociado del Boletín Médico del Hospital Infantil de México considera que las cartas al editor pueden tener varios propósitos, entre ellos: (7)

- Emitir un juicio crítico acerca de un hecho médico de dominio público.
- Opinar acerca de algunos aspectos de la política editorial de la revista médica en cuestión.
- Ampliar, interpretar o explicar algunos aspectos de un trabajo de investigación publicado recientemente en la revista.
- Discutir los resultados de un estudio o señalar defectos metodológicos o de interpretación de los resultados de un trabajo, también recientemente publicado.
- Comunicar en forma breve los resultados de un estudio semejante a otro publicado en la revista.
- Comunicar un hallazgo clínico o experimental no descrito previamente en la literatura.

En el orden metodológico, el texto de una carta enviada al editor debe tener una extensión no mayor de una o dos cuartillas y acatar los requisitos para la presentación de manuscritos establecidos en la revista. Pueden incluir, aunque no es habitual, cuadros, figuras e incluso tablas. Estos elementos ilustrativos deberán ser revisados por el Comité Editorial con el mismo rigor que se exige para el resto de los artículos enviados por los autores. (7)

VARIEDADES DE REPORTE DE CASOS, BASADO EN EL MÉTODO EMPLEADO

Basado en el método empleado, hay tres variedades principales de reporte de casos para escoger, llamados diseño retrospectivo, diseño prospectivo, y diseño de serie de tiempo (2).

1.   Reporte de Casos Retrospectivo

Es el más común reportado en la literatura. Esta variedad se escribe después de haber atendido al paciente, sin ninguna investigación preparada anteriormente en el cuidado del paciente. Este tipo es el más simple para escribir en publicaciones y es un diseño excelente para los escritores que están comenzando. Frecuentemente, una de las fallas del diseño retrospectivo es que los autores a pesar de que hacen el mejor trabajo en el manejo de los casos, posiblemente no utilizan las mejores medidas para obtener un mejor resultado porque no lo saben. (2) Por ejemplo, ajustar una subluxación espinal parece ser una respuesta terapéutica favorable en la efusión del oído medio en uno o dos pacientes. Si la conexión entre esas dos entidades no ha sido divulgada, se puede hacer un reporte para publicarlo en beneficio de pacientes con patología similar. Como pueden notar, es un reporte que se hace en base a las experiencias diarias en la práctica clínica. (8)

2.   Reporte de Casos Prospectivo

Es menos común hacer este tipo de reporte porque requiere de una búsqueda en la literatura del tema que se está tratando con el propósito de conocer cuales son las mejores medidas a tomar en el manejo del paciente para obtener los mejores resultados. (2)

El Reporte de Casos Prospectivo difiere del Reporte de Casos Retrospectivo en que el autor planea el cuidado y manejo del paciente con tiempo. Por ejemplo, tenemos a un quiropráctico que frecuentemente atiende a un número de pacientes con capsulitis en la articulación glenohumeral. Para poder confeccionar este reporte, el doctor debe revisar primero la literatura para determinar las mejores medidas en el manejo del paciente y además aprender a como su plan clínico puede contribuir a la literatura. Por lo tanto, cuando llegue el siguiente caso de capsulitis en la articulación glenohumeral, ya el médico sabrá de antemano como evaluarlo y poner en práctica su plan de manejo específico, todo esto para obtener una mejor recuperación del paciente. (2)

3.   Reporte de Casos de Serie de Tiempo

Este diseño requiere la elaboración de una hipótesis probada a lo largo del tiempo y documentada con hallazgos clínicos válidos. Este tipo de diseño es también prospectivo y la información es obtenida en diferentes intervalos, antes, durante y después que el paciente haya sido dado de alta.

Cada parte del estudio es dividido en fases. Un mínimo de tres medidas deben tomarse de la condición del paciente durante cada fase del estudio para disminuir la posibilidad de tomar una medida inexacta. Tomando una serie de tres medidas también ayuda al autor a identificar el curso de la condición del paciente que algunas veces no puede ser evaluada con sólo una medida, típico en los diseños retrospectivos y prospectivos (2).

El diseño de serie de tiempo más simple es el Reporte de Caso AB, donde un mínimo de tres mediciones son tomadas antes del cuidado del paciente (Fase A) y mínimo de tres mediciones son tomadas durante el cuidado (Fase B). Se pueden tomar más mediciones para obtener mayor información y así evaluar mejor el caso. Muy importante recordar que antes de utilizar este tipo de diseño, los autores deben estar más familiarizado al revisar y consultar una variedad de referencias que discutan más a fondo sobre el tema. (2)

OTRAS CLASIFICACIONES

En función del grado de novedad de lo que se describe, algunos autores como Jenicek Milos, para quien el concepto de caso clínico es casi sinónimo de descripción, han establecido la siguiente clasificación (9):

* **Tipo único**
Al que no se había descrito con anterioridad o cuya descripción ha sido escasa o incompleta en la que el paciente aparece aquejado por signos no atribuibles a otra enfermedad o síndrome conocido.

* **Tipo límite**
Al que describe una variación importante respecto de un patrón habitual.

* **De evolución inesperada**
Al que describe un efecto terapéutico no previsto y que puede dar lugar a una investigación clínica.

Referencias

1. Solano R, Serón P. *Diseño de investigación clínica. Gestión e Investigación en Salud III, Facultad de Medicina Universidad de La Frontera.* 2007; 3-4. *Disponible en URL: http://www.med.ufro.cl/Recursos/GISIII/linkeddocuments/dise%f1os%20cuantitativos.pdf*

2. Green B, Claire J. *Writing Patient Case Reports for Peer-reviewed Journals: Secrets of the Trade. Journal of Sports Chiropractic and Rehabilitation.* 2000; 14(3):51-9. *Disponible en: URL: http://www.govchiro.com/Download/Writing%20Case%20Reports.pdf*

3. Khasnis A. *Selecting, Writing Case Reports (Publish or Perish). Michigan State University.* Disponible en: URL: *http://www.im.msu.edu/research/Case%20report.ppt*

4. Ross P. *Writing a Case Report. Radiation Therapist.* Spring 2003; 12(1):67-72. *Disponible en: URL: https://www.asrt.org/Media/PDF/TS03_Ross.pdf*

5. Author center help. *Instructions for Submitting Images in Clinical Medicine. N Engl J Med.* Disponible en URL: *http://authors.nejm.org/help/icm.asp#photos*

6. Turchin I, Nguyen K, Nénard H. *Cough, fever, joint pain and tender nodules: What is your call? Clinical quiz. CMAJ.* 2008 January 15; 178(2): 151–152. *Disponible en URL: http://www.pubmedcentral.nih.gov/articlerender.fcgi?artid=2175009*

7. Rodríguez R. *Las cartas al editor. Acimed.* 1998; 6(1). *Disponible en: URL: http://scielo.sld.cu/scielo.php?script=sci_arttext&pid=S1024-943519980000100001*

8. Mullin P. *CASE REPORT/CASE STUDY OUTLINE. Palmer College of Chiropractic.* Disponible en: URL: *http://chiro.org/cases/Mullin/Case_Report_Outline.doc*

9. Uribarri I. *La Descripción Científica y el Caso Clínico. Oftalmológica Santa Lucia.* 2006; 5(1):12-21. *Disponible en: URL: http://www.hospitalsantalucia.com.ar/osl/osl17/osl1_2006.pdf*

3. Búsqueda de Literatura

Stanley Wu Tai y Christian Ortega

INTRODUCCIÓN

Es importante recalcar que en este capítulo enfocaremos la búsqueda de literatura que se pueda realizar de manera gratuita a través de la Internet.

La búsqueda de la literatura médica, para la elaboración de un caso clínico es de primordial importancia, ya que con una buena documentación científica se puede elaborar un buen escrito científico. Su relevancia es dada por los siguientes motivos:

• Discernir la importancia de la elaboración del caso clínico.
• Zanjar las dudas y lagunas que presenta el investigador.
• Comparar la información obtenida versus la información que presenta la literatura científica.

Además se debe tomar en consideración algunos requisitos previos que debe tener todo buen investigador tales como son:

• Dominio del Inglés: el idioma común en la comunicación científica.
• Conocimientos básicos de informática: se debe tener conocimientos básicos en el manejo de procesador de texto (ejemplo: Microsoft Word), y utilización de exploradores de internet (ejemplo: Internet Explorer, Mozilla Firefox). Esto facilita el manejo de texto y en especial la búsqueda bibliográfica.

Es difícil hacer frente a la explosión de información médica-científica que existe. Cada año se publican más de 2,000,000 de artículos, en más de 20,000 revistas biomédicas. Esto se ha traducido en la aparición de servicios de indización y de suministro de resúmenes. Es probable que el número de revistas que existen en la actualidad, exclusivamente para resumir artículos, sea superior a 200. (1)

Health on the net

Debido al advenimiento del internet y las nuevas tecnologías existe mucha información en esta gran red, una persona sin previa docencia puede agobiarse y no saber qué tan confiable es esta información. Por tal motivo fue creado en 1995 el código Health on the net (HON). Fue creado en el Marco de la conferencia The Use of the Internet and World-Wide Web for Telematics in Healthcare en Suiza. (2) El principal motivo es "promover el uso confiable y efectivo de las nuevas tecnologías para la telemedicina en atención sanitaria alrededor del mundo". (3)

MOTORES DE BÚSQUEDA

Los motores de búsqueda son sistemas de búsquedas por palabras claves. En cambio los índices temáticos son sistemas de búsquedas por directorios o categorías jerarquizadas. (4) Ejemplos de motores de búsqueda: Google, Yahoo, MSN, entre otros.

Algunos programas informáticos permiten indicar relaciones entre términos de búsqueda para aumentar la especificidad de las referencias recuperadas. Por ejemplo:

- AND: deben encontrarse ambos términos;
- OR: cualquier término debe encontrarse;
- NOT: excluye las referencias que contienen el término.

ÍNDICES

Una de las grandes herramientas que existen es la compilación en un índice o mejor conocido la indización. La indización se define como la acción o efecto de indexar. (5) En otras palabras, es el proceso por el cual se recopilan los artículos de diversas revistas en un soporte informático que permite la localización de uno de esos artículos con la simple introducción de unas palabras. (6) Con este instrumento se ha facilitado la búsqueda bibliográfica. Existen diversos índices a nivel mundial entre las más importantes son:

- Biblioteca Nacional de Medicina (NLM) – Pubmed /Medline
- Biblioteca electrónica Científica (SciELO)
- Lantindex
- LILACS
- Scopus
- Journal Citation Reports (JCR)
- EMBASE
- Open Journal Access

NLM – PUBMED/MEDLINE

La NLM es la biblioteca biomédica más grande del mundo. Se encuentra localizada en Maryland, Estados Unidos de América (EE.UU.). La colección de NLM incluye más de 7,000,000 entre libros, revistas, imágenes, reportes técnicos, manuscritos, microfilmes, fotografías y otros trabajos médicos. (7)

Desde 1879, se ha publicado el "Index Medicus", el cual era un índice mensual de artículos de 5,000 revistas médicas. Ésta fue reemplazada desde diciembre de 2004, por el "Medical Literature Analysis and Retrieval System Online" (MEDLINE), que es la base de datos de artículos biomédicos y ciencias biológicas. (8)

MEDLINE

MEDLINE abarca el campo de la medicina, enfermería, farmacia, odontología, medicina veterinaria y salud pública. En la actualidad MEDLINE tiene grabado alrededor de 18,000,000 artículos que proviene de 5,000 publicaciones seleccionadas publicados en su mayoría de EE.UU. (9) Entre las ventajas que presenta el MEDLINE se encuentra:

- El acceso a más revista
- La utilización del Encabezado de temas Médicos (términos MeSH)
- Búsqueda de términos no pertenecientes al MeSH, tales como títulos, resúmenes y otros.

PUBMED

PUBMED es el motor de búsqueda gratuita del MEDLINE. PUBMED ofrece acceso a MEDLINE y OLDMEDLINE. Cubre la búsqueda de información médica, enfermería, y disciplinas aliadas a la salud.
Enlace: *http://www.pubmed.gov*

TÉRMINOS MeSH

Los términos MeSH son un vocabulario controlado de NLM que se utiliza para la indización de los artículos en MEDLINE y otras bases de datos. Contiene el encabezado de materias, subencabezamientos, definiciones, referencias cruzadas, sinónimos y listas de términos estrechamente relacionados. Contiene más de 33,000 términos ordenados en estructura jerárquica llamadas árboles, su revisión se realiza anualmente para asegurar que constituyan un fiel reflejo de la práctica y la terminología médica actual (10)
Enlace: *http://www.nlm.nih.gov/mesh/MBrowser.html*

PUBMED CENTRAL

Pubmed Central constituye un repositorio digital gratis de artículos completos de la literatura científica en el campo biomédico y de la ciencias de la vida. A igual que el Pubmed, es desarrollado por la NLM, pero su diferencia radica principalmente, que todo su contenido tiene un acceso totalmente gratuito. Consta alrededor de 1,500 000 artículos provenientes de 450 revistas. (11)
Enlace: *http://www.pubmedcentral.nih.gov/*

BIBLIOTECA VIRTUAL EN SALUD (BVS)

La BVS nace de la propuesta realizada en 1998 en el IV Congreso Panamericano de Información en Ciencias de la Salud, en San José, Costa Rica, la Organización Panamericana de la Salud (OPS) y Organización Mundial de la Salud (OMS) se comprometió a articular políticas y planes para desarrollar la BVS como una respuesta integrada a este desafío. Actualmente está coordinada por el Centro Latinoamericano y del Caribe de Información en Ciencia de la Salud de la OPS/OMS en Sao Paulo, Brasil. (12) Su calidad de su indización está garantizada por dos niveles:

*   Aplicación de pautas comunes en el diseño de estos portales definidos por el centro.
*   Establecimiento de criterios de selección en cada Centro
*   Coordinador Nacional de cada uno de los países que desarrollan la BVS.

La BVS permitirá acceder a cinco áreas: información científica, publicaciones electrónicas, herramientas de utilidad, localizador de información y otros componentes, dando acceso a bases de datos, catálogos colectivos, publicaciones electrónicas, noticias, herramientas de búsqueda, directorios, etc.
Enlace: *http://regional.bvsalud.org/php/index.php*

BIBLIOTECA CIENTÍFICA ELECTRÓNICA (SciELO)

SciELO es un una biblioteca electrónica desarrollada en 2002 por la Fundación para el Soporte de la Investigación del Estado de Sao Paulo (FAPESP) y del Consejo Nacional de Desarrollo Científico y Tecnológico (CNPq), en colaboración con el Centro Latinoamericano y del Caribe de Información en Ciencia de la Salud de la OPS/OMS. Inicialmente este proyecto era local de Brasil, pero en la actualidad existe SciELO Argentina, SciELO Chile, SciELO Colombia, SciELO Cuba, SciELO España, SciELO Portugal, SciELO Venezuela, SciELO Salud Pública, SciELO Ciencias Sociales. Y está en proceso de desarrollo SciELO México, SciELO Costa Rica, SciELO Paraguay y SciELO de la Revista Médicas de la Indias Occidental. (13)
Enlace: *http://www.scielo.org/php/index.php*

ACCESO ABIERTO (OPEN ACCESS OA)

El acceso abierto nace de la Iniciativa de Acceso Abierto de Budapest de 2001, organizado por Instituto de Sociedad Abierta (OSI). (14) Este pequeño grupo promovió el acceso gratuito por internet de artículos de investigación. Posterior a esto, ha crecido este movimiento; como el Principio de Bethseda y la Declaración de Berlín en el 2003. (14, 15)

Entre algunos enlaces abiertos (16):

* BioMed Central – The Open Access Publisher: *http://www.biomedcentral.com/*
* Scielo: *http://www.scielo.org/php/index.php*
* Pubmed Central: *http://www.pubmedcentral.nih.gov/*
* Public Library of Science: *http://www.publiclibraryofscience.org/*
* Directory of open access Journal: *http://www.doaj.org/*
* Health Internetwork: *http://www.who.int/hinari/en/*

GOOGLE ACADÉMICO

Google Académico es una herramienta novedosa, ya que te permite buscar bibliografía especializada de manera sencilla. Desde un solo sitio podrás realizar búsquedas en un gran número de disciplinas y fuentes como, por ejemplo: estudios revisados por especialistas, tesis, libros, resúmenes y artículos de fuentes como: editoriales académicas, sociedades profesionales, depósitos de impresiones preliminares, universidades y otras organizaciones académicas. Google Académico te ayuda a encontrar el material más relevante dentro del mundo de la investigación académica. (18)
Enlace: *http://scholar.google.com/*

Referencias

1. Fathalla M, Fathalla M. Guía práctica de investigación en salud. En: Fathalla M. editor. ¿Qué investigar?. Washington, D.C: Organización mundial de la Salud; 2008: 30
2. hon.ch, The Use of the Internet and World-Wide Web for Telematics in Healthcare [sede web]. Geneve; [actualización: 25 de Agosto de 2008; acceso 4 de octubre de 2008] Dirección disponible en: http://www.hon.ch/cgi-bin/about
3. hon.ch, About Health On the Net Foundation [sede web]. Geneve; [actualización: 25 de Agosto de 2008; acceso 4 de octubre de 2008]. Dirección disponible en: http://www.hon.ch/Global/
4. es.wikipedia.org, Motor de Búsqueda [sede web]. San Francisco [actualización: 3 de octubre de 2008; acceso 4 de octubre de 2008]. Dirección disponible en: http://es.wikipedia.org/wiki/Buscador
5. rae.es, Diccionario de la Lengua Española [sede web] Madrid [actualización: 28 de mayo de 2008; acceso 4 de octubre de 2008] Dirección disponible en: http://buscon.rae.es/drael/SrvltConsulta?TIPO_BUS=3&LEMA=indizaci%C3%B3n
6. Fernandez-Llimos F. El artículo científico. Pharm Care Esp 1999; 1: 2.
7. Nlm.nih.gov, The National Library of Medicine Fact Sheet [sede web] Betheseda, Maryland [actualización: 4 de octubre; acceso 4 de octubre de 2008] Dirección disponible en: http://www.nlm.nih.gov/pubs/factsheets/nlm.html
8. Nlm.nih.gov, FAQ: Index Medicus Chronolgy [sede web] Betheseda, Maryland [actualización: 4 de octubre; acceso 4 de octubre de 2008] Dirección disponible en: http://www.nlm.nih.gov/services/indexmedicus.html
9. Nlm.nih.gov, MEDLINE Fact Sheet[sede web] Betheseda, Maryland [actualización: 4 de octubre; acceso 4 de octubre de 2008] Dirección disponible en: http://www.nlm.nih.gov/pubs/factsheets/medline.html
10. Nlm.nih.gov, Medical Subject Heading (MESH) Fact Sheet [sede web] Betheseda, Maryland [actualización: 4 de octubre; acceso 4 de octubre de 2008] Dirección disponible en: http://www.nlm.nih.gov/pubs/factsheets/mesh.html
11. pubmedcentral.nih.gov, PMC Overview [sede web] Betheseda, Maryland [actualización: 4 de octubre; acceso 4 de octubre de 2008] Dirección disponible en: http://www.pubmedcentral.nih.gov/about/intro.html
12. Veiga J. La biblioteca virtual en salud (BVS): una apuesta por la difusión de la producción científica española y latinoamericana en colaboración con la OPS/OMS. Madrid, España. Rev. Esp. Salud Publica vol.75 no.4 Madrid July/Aug. 2001; Dirección disponible en: http://www.scielosp.org/scielo.php?script=sci_arttext&pid=S1135-57272001000400001
13. Scielo.org, Modelo SciELO: Sobre SciELO: Biblioteca Virtual en Salud. Sao Paulo [actualización: 5 de octubre de 2008; acceso 5 de octubre de 2008] Dirección disponible en: http://www.scielo.org/php/level.php?lang=es&component=44&item=1
14. Soros.org, Budapest open access initiative. New York [actualización: 5 de octubre de 2008; acceso 5 de octubre de 2008] Dirección disponible en: http://www.soros.org/openaccess/
15. Jonathan B Weitzman, Open Access links [sede web] London [actualización: 5 de octubre de 2008; accesada 5 de octubre de 2008] Dirección disponible en: http://www.biomedcentral.com/openaccess/www/?issue=10
16. Jonathan B Weitzman, Open Access links [sede web] London [actualización: 5 de octubre de 2008; accesada 5 de octubre de 2008] Dirección disponible en: http://www.biomedcentral.com/openaccess/links/
17. Who.nit/hinari/en/, WHO about HINARI [sede web] Geneva, Swiss [actualización: 5 de octubre; acceso 5 de octubre de 2008] Dirección disponible en: http://www.who.int/hinari/about/en/
18. scholar.google.com, Google [sede web] California, EE.UU. [actualización: 5 de noviembre; acceso 5 de noviembre de 2008] Dirección disponible en: http://scholar.google.com/intl/es/scholar/about.html

PARTE II:

ELEMENTOS BÁSICOS

4. GENERALIDADES DE LA HISTORIA CLÍNICA

Ricardo Correa

:: GENERALIDADES DE LA HISTORIA CLÍNICA ::

:: EXPEDIENTE CLÍNICO ::

:: HISTORIA CLÍNICA Y LA MEDICINA MODERNA ::

:: PROPIEDAD DE LA HISTORIA CLÍNICA ::

:: REQUISITOS DE UNA HISTORIA CLÍNICA ::

:: FUNCIONES DE LA HISTORIA CLÍNICA ::

:: OTRAS ACTIVIDADES QUE SE LLEVAN A CABO
EN LA HISTORIA CLÍNICA ::

:: REFERENCIAS ::

Para poder presentar un caso clínico es necesario tener los conocimientos básicos sobre lo que es una historia clínica, sus generalidades y todas sus implicaciones. En este capítulo daremos una breve perspectiva sobre la historia clínica.

GENERALIDADES DE LA HISTORIA CLÍNICA

La Historia Clínica, para efectos operativos, se define como: el conjunto de los formularios en lo cuales se registran en forma detallada y ordenadas todos los datos relativos a la Salud de una persona(1); La Historia Clínica comprende el conjunto de los documentos relativos a los procesos asistenciales de cada paciente, con la identificación de los médicos y de los demás profesionales que han intervenido en ellos, con objeto de obtener la máxima integración posible de la documentación clínica de cada paciente, al menos, en el ámbito de cada centro(2).

Entre otras definiciones contamos con La Ficha Clínica, la cual es el instrumento en que se registra la historia médica de una persona (3). La Historia Clínica es un documento único, ordenado y completo que debe reunir en forma clara y concisa toda la información concerniente a la salud de un paciente, su evolución y las atenciones recibidas (4). Por último, podemos decir que La Historia Clínica integra el acto médico y la cantidad y calidad de lo registrado es decisiva para determinar la adecuación a la lex artis. (5)

CONTENIDO DEL EXPEDIENTE CLÍNICO

El contenido de expediente clínico puede variar dependiendo de la edad del paciente y nosocomio (nivel de salud) donde recibe atención el paciente y de las diferentes regiones del país. Todo expediente clínico debe contener los siguientes componentes: (6)

- Datos Generales o Ficha Clínica.
- La autorización de ingreso.
- La información de urgencia.
- La anamnesis y la exploración física.
- La evolución.
- Las órdenes médicas.
- Las hojas de interconsultas.
- Los informes de exploraciones complementarias.
- El consentimiento informado.
- Laboratorios realizados
- El informe de anestesia.
- El informe de quirófano o de registro del parto.
- El informe de anatomía patológica.
- La evolución y planificación de cuidados de enfermería.
- La aplicación terapéutica de enfermería.
- El gráfico de constantes. (Curva febril, evacuaciones)
- El informe clínico de alta.

HISTORIA CLÍNICA Y LA MEDICINA MODERNA

No es indiferente para los actores sanitarios, especialmente el médico, la confección de una Ficha Clínica, sobre la base de la medicina fundada en la evidencia, con protocolos preestablecidos, más o menos rígidos o no, en la autonomía médica, o lo que llamamos la decisión clínica fundada en el paciente determinado. Cada individuo tiene sus propias características y su propia enfermedad, hay personas enfermas y no enfermedades en personas y por consiguiente hay una variabilidad y unos márgenes de los cuales los protocolos no podrían dar cuenta.

Tiene una triple importancia este asunto. El primero es que se privilegia la persona del paciente por sobre un modo administrativo o genérico de hacer medicina; el paciente puede tener mayores posibilidades diagnósticas y terapéuticas dependiendo de la mayor o menor libertad clínica del médico y por último, la existencia de protocolos rígidos pueden provocar mayor frecuencia de problemas éticos o controversias legales (6).

PROPIEDAD DE LA HISTORIA CLÍNICA

A pesar de existir una discusión sobre el tema de la autoría de la historia clínica, no es nuestro menester entrar en estos detalles. El autor de este capítulo considera que el paciente es dueño del contenido de la información que le concierne y que, consciente o inconscientemente, ha debido revelar en un pacto necesario y de su conveniencia a la atención sanitaria lo que, sin embargo, no le otorga un derecho de plena propiedad.

Es necesario mencionar que se debe distinguir, al menos, 4 actores en la confección de la Ficha Clínica: (6)

1. El paciente, portador de la información personal.
2. El médico tratante u otros agentes sanitarios que necesariamente deben intervenir.
3. El establecimiento hospitalario.
4. La sociedad.

Todos estos actores tienen derechos y obligaciones sobre la Ficha Clínica respecto de cada uno de nosotros.

1. El paciente, es dueño de la información contenida en la Ficha Clínica; tiene el derecho a conocerla en su integridad; tiene derecho a copia de la misma; tiene derecho a que se consagren determinadas materias al documento; a la veracidad de los acontecimientos; a que se registre su consentimiento o su oposición a determinadas acciones; y al secreto y autorización de sus datos.

2. El médico tratante, interviene en la confección de la Ficha Clínica y tiene derecho a registrar el diagnóstico, pronóstico e indicaciones terapéuticas y las observaciones que estime conveniente hacer; aún aquellos antecedentes que concuerdan con su paciente o con cualquier otro tercero. Sin embargo, el médico no tiene ningún derecho de propiedad sobre la Ficha Clínica de su paciente y el uso fuera o después del alta, requiere de la autorización del paciente.

3. El establecimiento hospitalario, tiene el deber de custodiar, mantener y resguardar el documento denominado Historia Clínica, con el objeto de usarlo en beneficio del paciente cuando éste requiera de tal información. El documento debe permanecer en el establecimiento bajo su custodia legal por razones de utilidad o beneficio público.

4. La sociedad, tiene derecho a que los establecimientos se encarguen de mantener las Fichas Clínicas y de resguardarlas debidamente, pues la salud no es un bien particular, es un bien que le importa a la sociedad en su conjunto. Razones de bien común aconsejan que la sociedad garantice la existencia de Fichas Clínicas al menos por una cantidad de años razonables del punto de vista de la salubridad pública.

REQUISITOS DE UNA HISTORIA CLÍNICA

- Veracidad: el usuario debe tener el derecho a que la confección de la Ficha clínica sea veraz, en caso contrario debería constituir delito de falsedad.
- Exactitud: tiempo, espacio y personas.
- Rigurosidad Técnica de los Registros: Criterios científicos y objetivos.
- Completitud: todos los datos o antecedentes que intervienen deben quedar registrados.
- Identificación de los Profesionales: todo profesional debe identificarse plenamente.
- Registro de toda Carencia: El profesional debe registrar toda carencia que afecte el tratamiento e incluso el diagnóstico

FUNCIONES DE LA HISTORIA CLÍNICA

La función principal de la historia clínica es la clínico-asistencial y deriva del motivo por el que se genera: la necesidad de tener agrupada toda la información sobre una persona, necesaria para el tratamiento o prevención de la enfermedad.(7)

OTRAS ACTIVIDADES QUE SE LLEVAN A CABO CON BASE EN LA HISTORIA CLÍNICA

- Docente: la formación práctica de los profesionales sanitarios pasa por el manejo de la historia clínica.
- Investigación clínica: los diferentes estudios clínicos están basados en la información recogida en la historia clínica, tanto retrospectivos como prospectivos; con la autorización del paciente en su caso y con constancia documental en la propia historia
- Judicial: a veces tanto el mismo proceso patológico como la actividad asistencial por él generada requieren la intervención judicial, siendo la historia clínica el elemento básico de investigación.
- Epidemiológica: los estudios epidemiológicos, además de la información que directamente se transmite a los respectivos centros, basan sus fuentes de datos en la historia clínica.
- Control de calidad: el análisis de la actividad asistencial y la propuesta de mejoras en la misma nace del estudio del grado de cumplimiento de objetivos reflejado en

la historia clínica.

- Gestión y administración: el control de la actividad sanitaria requiere tener una base de estudio y análisis de donde sacar conclusiones para la adecuada administración de recursos y planteamiento de planes y objetivos, ésta base de trabajo la proporciona la historia clínica.

Referencias

1. *Departamento de Registros Médicos: guía para su organización. O.P.S. 1999 pág. 19.*
2. *Ley 41/2002 de 14 de noviembre, básica reguladora de La Autonomía del Paciente y de Derechos y Obligaciones en materia de información y documentación Clínica. España.*
3. *Proyecto de Ley sobre Derechos y Deberes de las Personas en Salud, de 19.11.2002.*
4. *Manual del SOME – Ministerio de Salud. Chile. 1999*
5. *Hugo Rodríguez Almada. Los Aspectos Críticos de la Responsabilidad Médica y su Prevención. Revista Médica Uruguaya 2001.*
6. *Valderrama E. La Ficha Clínica. EDV. 2003.*
7. *Altisent Trota, R. «Cuestiones éticas en el uso de la historia clínica». En: La implantación de los derechos del paciente. León Sanz, P. Ediciones Universidad de Navarra, S.A. (EUNSA). Navarra. 2004.*

DEFINICIÓN

La ficha clínica puede ser considerada como la primera parte de la historia clínica, o sinónimo a historia clínica. Enfocaremos este capítulo a la primera definición.

Esta parte es considerada una de las más importantes porque aporta todos los datos sociodemográficos del paciente que no solamente ayudan al médico para tomar ciertas decisiones clínicas sino que también funge como eje fundamental en toda investigación médica.

COMPONENTES DE LA FICHA CLÍNICA (1)

Identificación del paciente: En esta parte se identifica al paciente en cuanto a su nombre y edad. Cabe la posibilidad de agregar más información como teléfono de su casa, a quién contactar en caso de urgencia.

De acuerdo a lo anterior, al momento de comenzar a escribir la historia clínica, se anota:

1. Fecha y hora: Es importante documentar la fecha y hora en la cual fue tomada la información del paciente para hacer referencia en evaluaciones posteriores.
2. Nombre completo del paciente: Esto sirve para identificar al paciente y a la historia clínica. En alguna excepcional circunstancia ha contribuido a facilitar el diagnóstico, como por ejemplo, paciente de 21 años quien había sido sometida a tres laparotomías exploradoras por cuadros peritoneales agudos, el apellido de la paciente era de origen armenio, dato que dirigió el diagnóstico a peritonitis periódica familiar, enfermedad rara pero con una distribución étnica singular en armenios, judíos y árabes
3. Edad: Este dato muchas veces nos permite una orientación diagnóstica, como por ejemplo, una ictericia que inicia entre los 5 y 20 años tiene una probabilidad del más del 90% de ser de origen parenquimatoso, en cambio, después de los 50 años, las probabilidades están a favor de obstrucción en más del 70% de los casos.
4. Cédula: Este dato nos brinda un mejor acceso a expedientes y registros clínicos en nuestras instituciones de salud y a no duplicar datos importantes.
5. Sexo
6. Ocupación: En lo que se refiere a la profesión, interrogaremos acerca de sus ocupaciones no sólo actuales, sino también anteriores, pues con cierta frecuencia producen enfermedades llamadas profesionales. Ejemplo de ellas son las neumoconiosis (enfermedades pulmonares provocadas por la inhalación de ciertos polvos) y silicosis, que se observan preferentemente en los obreros de minas. La ocupación debe mencionarse de acuerdo a la clasificación general que se aplique en su país.
7. Estado Civil: El estado civil según la Contraloría general de la República se clasifica en soltero(a), casado(a), viudo(a), unido(a).
8. Religión: Este dato es importante a considerar puesto que en nuestro país existen diversas religiones con creencias diferentes que pueden llegar a limitar el manejo del paciente. Ejemplo de esto, son religiones en donde es prohibido recibir transfusiones

5. Ficha Clínica

Ricardo Correa y Angélica Estrada

:: Definición ::

:: Componentes ::

:: Referencias ::

sanguíneas y esto debe considerarse en su manejo si es necesario alguna intervención quirúrgica.

9. Informante: en importante mencionar quien dio toda la información del paciente. En la mayoría de los casos es el mismo individuo pero en pacientes que no son capaces de aportar su historia, conviene señalar la fuente de dónde provino la información (ej.: la mamá, algún familiar con el que vive, un testigo).

10. Lugar de nacimiento: Tiene un valor no solamente por los enfermos que vienen de áreas endémicas, sino también que en determinadas zonas predominan algunas afecciones. Por ejemplo, un enfermo con gran esplenomegalia oriundo de un país mediterráneo, tiene probabilidad de padecer una talasemia.

11. Lugar de residencia actual: Se debe tener presente que hay regiones donde ciertas enfermedades y parasitosis son epidemiológicamente endémicas, como sucede con el paludismo, la malaria, la amebiasis

12. Fecha de ingreso: Este dato nos permite evaluar los días intrahospitalarios que lleva el paciente, además es un dato epidemiológico del hospital, ejemplo días/camas.

13. Sala y Cama Si es un paciente hospitalizado

14. Credibilidad: es un aspecto subjetivo del entrevistador en la ficha clínica. En este aspecto se menciona la percepción de la calidad de la información suministrada por el paciente y se clasifica en buena, media, o baja.

15. Nombre del médico que atiende al paciente

Eventualmente, se agrega:

• Teléfono o dirección: Permite el acceso del paciente en caso de que no se encuentre hospitalizado.
• A quién avisar en caso de necesidad.

Debe quedar claro que la ficha clínica es una parte vital de la historia clínica. En las presentaciones de casos clínicos debe ser esta ficha la primera diapositiva y no se debe colocar el nombre del paciente (solamente iniciales) ni la cedula (o seguro social) para mantener la confidencialidad y privacidad del paciente; sin embargo, en publicaciones (póster o revistas) la ficha clínica se omite y se introducen estos datos en la enfermedad actual.

Referencias:

1. *Universidad Pontifica Católica de Chile. Ficha Clínica. (URLhttp://escuela.med.puc.cl/paginas/Cursos/ tercero/IntegradoTercero/ApSemiologia/07_HriaClinica.html. citado el 18 de abril de 2008)*
2. *Martínez J. Historia Clínica. Cuad. Bioét. XVII, 2006.*
3. *Gomilla L, Haist S. Referencia de bolsillo para médicos. Mc Graw Hill. México. 10 edición 2004.*

6. Dolencia Principal y Enfermedad Actual

Angélica Estrada y Christian Ortega

Introducción

Todo médico es un detective. Va a pasar el resto de sus días de práctica en una investigación sin fin, por las causas de la enfermedad del paciente. Para esto necesita dos habilidades fundamentales: saber interrogar, y saber examinar.

Desde los inicios de la práctica de la medicina, la anamenesis ha sido la herramienta más útil para el diagnóstico y manejo de las enfermedades que afectan al ser humano. Es usual escuchar a docentes y a profesionales citar que la historia clínica brinda el diagnóstico en más del 80% de los casos. Pero esta cifra debe ser considerada siempre y cuando el paciente sea capaz de referirnos todos sus síntomas en detalles y de acuerdo a la evolución. Factores como la credibilidad del paciente, que no se exageren u omitan datos por miedo, desesperación, ignorancia, fatiga y dolor, o simplemente no se encuentra en un estado mental adecuado para comunicarnos la información referente a su enfermedad y se pueden incluir hallazgos no objetivos.

Sin una historia clínica cuidadosa, sin conocer la historia del paciente, la práctica médica deja de ser un arte o una ciencia. Este arte es adquirido con la experiencia, aprendido con el tiempo, con cada historia sucesiva del paciente y la cuidadosa información de lo que desprende de ella. (1) Es por ellos, que la única forma de hacer cada vez mejores historias clínicas y en menor tiempo es practicando constantemente.

Relación médico paciente

Antes de entrar de lleno en lo referente a enfermedad actual, es necesario establecer una buena relación médico-paciente, eso es un "rapport", que no es más que una relación de mutua confianza y respeto. Si el paciente siente una actitud de sinceridad, integridad, y calidez en el médico, él se sentirá libre de relatar todo lo pertinente a su estado de salud.

El paciente revelará sus sentimientos más profundos, sólo si él creyera que el médico los acepta incondicionalmente. La comunicación efectiva de estos sentimientos es la clave para establecer una relación médico-paciente ideal. (1) El clínico, por consiguiente, no debe tener al enfermo como puro objeto de estudio o de investigación y adoptar ante él una postura factual, fría y desapasionada. (2)

Dolencia principal y Enfermedad Actual

La dolencia principal es la primera causa de consulta. Se hace una descripción breve con las mismas palabras del paciente, y se debe incluir la duración del problema. Sin embargo, en la presentación y/o publicación de casos clínicos esta sección no se menciona.

La enfermedad actual es el centro de la historia clínica. Es el análisis de todos los síntomas importantes del paciente colocados en forma cronológica, y coherente de manera que la evolución de los síntomas sea clara. Aquí no se pone un registro de todos los síntomas del paciente, sino más bien, aquellos implicados en la dolencia principal.

La enfermedad actual consiste de tres partes: (1)

Inicio: Se registra el análisis de los síntomas cuando comenzó el proceso. Puede ser vital en determinar el probable sitio de origen y la naturaleza del proceso.

Curso: Esta sección se refiere al progreso y evolución de los síntomas, desde su inicio hasta el presente, registrándolo siempre en orden cronológico, y de ser posible, utilizar fechas precisas para identificar cambios en los síntomas y la aparición de otros. No se debe poner lo que dice el paciente textualmente, sino el análisis de los síntomas (relevancia clínica). La habilidad de hacer esto es lo que marca la excelencia en un médico. A medida que se avanza en la historia, se debe tratar cada nuevo síntoma de la misma forma y buscar si este nuevo síntoma es una mera característica adicional del original o una complicación o el resultado de un proceso completamente distinto.

Estado actual: Es el resumen del análisis de los síntomas actuales de paciente, y algunas veces, una dolencia principal extendida. Esta sección mantendrá la situación actual del paciente en clara perspectiva para aquellos que leerán la historia. No se debe registrar ningún dato de laboratorio dentro de la enfermedad actual a menos que sea particularmente importante en interpretar ciertos síntomas. Se debe evitar también poner diagnósticos previos, en cambio, se debe buscar siempre por síntomas, signos, secuelas o alguna otra característica de enfermedades anteriores. Se puede tocar temas privados y problemas personales de manera muy cuidadosa como sexualidad, drogas, alcoholismo, relaciones maritales, enfermedades venéreas, si éstas vienen al caso.

Resulta mucho más útil la elaboración de una historia clínica sin haber visto una ya realizada del mismo paciente teniendo un diagnóstico ya hecho por otro médico, puesto que se limita mucho en la búsqueda y podemos pasar por alto signos, síntomas o antecedentes que son vitales a considerar para el diagnóstico o para la detección de otras posibles patologías que tenga el paciente.

Primero debe comenzar la relación al reconocer la identidad del paciente, presentándose y asegurándose que el paciente esté listo para proceder con la entrevista. Procure llamar al paciente siempre por su nombre y asegure su disposición, privacía, comodidad y relajamiento. También es preciso eliminar barreras de comunicación (ruidos) o si el paciente es sordo asegurar que pueda leer sus labios.

El interrogatorio de la enfermedad actual usualmente se divide en tres partes: (3)
1. Causa principal por la consulta.
2. Relato espontáneo por parte del paciente de su enfermedad actual.
3. Nuevo interrogario, pero dirigido por el médico.

Para la obtención de la enfermedad actual se deben hacer dos tipos de entrevistas. Para lograr eficazmente esta entrevista debe tener en cuenta las siguientes habilidades:

1. Permitir al paciente hablar libremente sin controlar la dirección de la entrevista
- Silencio manteniendo la atención al paciente.
- Estimulación verbal (incluye el lenguaje corporal)
- Declaraciones neutrales ("Oh", "Si")

2. Se dirige al paciente hacia un tema particular que el paciente ha mencionado.
- Reflejo o eco (se alienta al paciente a elaborar la historia)
- Preguntas abiertas ("continúe", "dígame más acerca de...", "algo más")
- Resumen o parafraseo ("me ha dicho que...")

3. Expresar empatía y ayudar al manejo de las emociones.
- Nombramiento de la emoción, entendimiento, respeto y apoyo de las declaraciones del paciente.

ENTREVISTA CENTRADA EN EL PACIENTE (4)

El médico alienta al paciente a expresar lo que es más importante para él y facilita la narración del paciente. La integración de este método mejora la satisfacción, el cumplimiento, el conocimiento y la memoria del paciente. Considera las siguientes recomendaciones:

1. Utiliza una pregunta o frase abierta al iniciar la historia del padecimiento actual.
2. Si el paciente no habla libremente, utiliza las habilidades ya mencionadas.
3. Adquiere datos adicionales de fuentes no verbales, como la apariencia, postura o su entorno.
4. Facilita la descripción de los síntomas físicos y emocionales del paciente mediante resumen, parafraseos o preguntas abiertas.
5. Usa habilidades de búsqueda y manejo de emociones para poder desarrollar un contexto emocional.
6. Revisa la exactitud de la información.
7. Pide la colaboración del paciente para preguntas más específicas (entrevista centrada en el médico).

El médico sigue la exposición con los ojos y los oídos, valorando, entre otras cosas:

a) Las anomalías de voz (afonías) o de lenguaje (disartria, afasias).
b) El nivel intelectual del sujeto, cosa fácil atendiendo a su léxico y manera de presentar la información de la enfermedad.
c) La riqueza mímica es abundante en los neuróticos e hipertiroideos de tono vital alto, y muy pobre en los addisonianos, hipotiroideos y caquécticos.

Séneca en De moribus se refiere: "El habla es la imagen del alma; cual es la vida tal es el modo de hablar".

ENTREVISTA CENTRADA EN EL MÉDICO (4)

El médico se encarga de la interacción para adquirir detalles específicos aún no proporcionados por el paciente, por lo general para diagnosticar enfermedades. Esta entrevista brinda datos psicosociales y datos biomédicos acerca del paciente y la enfermedad que no hayan sido mencionados por el paciente. Los síntomas ya mencionados por el paciente suelen necesitar una explicación adicional, aquí se descubren muchas de las características de los síntomas, conociendo sus "características cardinales". (5)

Esta entrevista se debe enfocar en: definir las características cardinales de la dolencia principal del paciente y de otros síntomas que no ha mencionado, preguntar por síntomas relevantes fuera del sistema involucrado y preguntar por datos relevantes no sintomáticos.

Tabla N° 1 – Características cardinales de los síntomas. (6)

1. Localización e irradiación	a) Localización precisa b) Profundo o superficial c) Localizado o difuso
2. Calidad	a) Descripciones usuales b) Descripciones inusuales

3. Cuantificación	a) Forma de instauración
	b) Intensidad o gravedad
	c) Alteración o incapacidad
	d) Descripción numérica
	    i. Número de eventos
	    ii. Tamaño
	    iii. Volumen

4. Cronología	a) Momento de instauración de los síntomas e intervalos entre las recurrencias.
	b) Duración de los síntomas
	c) Periodicidad y frecuencia de los síntomas
	d) Curso de los síntomas
	    i. Corto plazo
	    ii. Largo plazo

5. Escenario	
6. Factores modificantes	a) Factores precipitantes y agravantes b) Factores paliativos
7. Síntomas asociados	

Es importante conocer cualquier dato acerca de medicamentos, diagnósticos, tratamientos, médicos y estancias hospitalarias relacionados con la enfermedad actual descrita.

Referencias

1.   Moreno J, La Historia Clínica [disertación]. Panamá: Universidad de Panamá; 2006.
2.   Antonio Surós Batló y Juan Surós Batló. Semiología médica y técnica exploratoria. Barcelona, España: Masson Editorial; 2001, p. 2-3.
3.   Sanguinetti L et al. Semiología, semiotécnica y Clínica Propedéutica. 2ed. Buenos Aires, Argentina: López Libreros Editores; 1997. p. 3.
4.   Henderson M, Tierney L, Historia del paciente: Método basado en la evidencia. 1 ed. México: McGraw-Hill Interamericana; 2005. p. 9-15.
5.   Bates B, Bickelye L, Hoekelman R. Bate's Guide to physical examination and history taking. 7 ed. Estados Unidos: Editorial Lippincott: 1999.
6.   Smith R, Pacient centered interviewing. 2 ed. Philadelphia, USA: Lipincott Williams and Wilkins; 2002. p. 1-3.

7. Antecedentes No Patológicos

Ricardo Correa

:: Definición ::

:: Componentes ::
Vivienda
Alimentación
Hábitos Higiénicos
Tipo Sanguíneo
Inmunizaciones

:: Ejemplos ::

:: Referencias ::

DEFINICIÓN

Los Antecedentes Personales no patológicos (APNP) integran en la historia clínica la alimentación, el tabaquismo, el alcoholismo, la adicción a drogas, entre otras cosas. En esta sección es muy importante conocer la duración de hábitos y costumbres. (1)

Otros autores concuerdan con que el objetivo de esta sección, es investigar la calidad de vida del paciente y sobre sus hábitos, interrogando sobre la vivienda, alimentación, higiene, inmunizaciones, deportes, etc. (2)

Como una definición aplicada y sencilla, los APNP tratan de investigar todos los datos posibles que nos determinen las condiciones de vida, nutricionales e higiénicas del paciente. La presencia o ausencia de buenos hábitos podrán ayudarnos en la determinación para el apoyo de diversas patologías. (3)

COMPONENTES (3)

I.   Servicios domiciliarios (vivienda)

La habitación y el ambiente donde vive y se desenvuelve el paciente son de suma importancia, ya que ahí pueden generarse enfermedades de tipo infectocontagioso, entre otras.

Ejemplo: fiebre reumática, gastroenteritis, sarampión, enfermedades respiratorias, etc.
La habitación será valorada de la siguiente manera:
*   Características de la vivienda (piso, techo, paredes)
*   Ventilación
*   Número de personas con las que vive
*   Servicios públicos: agua, luz, baño, etc.
*   Animales domésticos.
*   Número de habitaciones
*   Persona/habitación, Persona/vivienda
*   Depósito de basura

Pudiéndose resumir "posterior al interrogatorio" diciendo:
Casa habitación en buenas o malas condiciones de higiene y ventilación.

2.   Alimentación

La alimentación del paciente es importante ya que varias enfermedades tienen relación con el régimen alimenticio.

Ejemplo:
*   Número de comidas al día.
*   Frecuencia y cantidad con que consume, leche, carne, (especificar), huevos, verdura, fruta, pan, tortilla, café, azúcares, tipo de líquidos, grasas, etc.

- Mencionar comida habitual en cada una de las tomas.
- Posteriormente al interrogatorio completo sobre alimentación se puede resumir:
- Alimentación buena o mala en cantidad y/o calidad.
- Alimentación a base de lípidos, carbohidratos, proteínas.

3.   Hábitos Higiénicos

Los hábitos higiénicos del paciente indican su condición económica, social y de Salud.

Es indispensable preguntar:
- ¿Cuántas veces se baña?
- ¿Se cambia de ropa cada vez que se baña?
- ¿Cuántas veces se cambia de ropa?
- ¿El cambio de ropa es parcial o total?
- ¿Cuántas veces al día se lava los dientes? ¿Qué tipo de cepillo utiliza?
- ¿Usa dentífrico?
- ¿Algún auxiliar de limpieza bucal?
- ¿Hilo dental, enjuagues bucales?

4.   Tipo Sanguíneo

Es necesario que el paciente aporte su tipo sanguíneo, ya que esto agilizará y facilitará cualquier situación de emergencia.

5.   Inmunizaciones

Averiguar si el paciente ha sido vacunado durante la infancia. Se sabe que muchas enfermedades se desarrollan durante esta etapa. Si es así, anotar que el paciente cuenta con el cuadro completo de vacunación; si no, sólo se anotarán las vacunas que recibió o las enfermedades que padeció.

A continuación se enumera el cuadro básico de vacunación:
- Antipoliomelitis
- BCG (tuberculosis)
- Triple /difteria, tos ferina y tétanos)
- Antisarampionosa
- Antitetánica
- Antivariolosa
- Meningococo
- Rotavirus
- Otra vacuna

En los pacientes adultos debemos interrogar sobre: hepatitis, rubéola, BCG y tétanos.

En esta sección lo más importante es lo siguiente:
- Fuma: se coloca la cantidad de cigarrillo que fuma por día el paciente y por cuantos

años ha fumado o también se puede colocar el índice tabáquico. (si no fuma se coloca niega)

- Alcoholismo: se coloca la cantidad y tipo de alcohol que bebe por semana haciendo un promedio. Es muy frecuente encontrar en las historias clínicas en esta parte social, refiriéndose que el paciente bebe alcohol solamente durante fiestas.
- Drogas: se especifica el tipo de droga (incluyendo marihuana) que consume, por cuánto tiempo la ha consumido. (Si no es toxicómano se coloca niega)
- Escolaridad: se coloca la cantidad de años (importante) que ha ido a la escuela, adicionalmente que fase de la misma terminó. (Ejemplo: 9 grados es pre-media, 12 grados es media, técnico, profesional, postgrado, maestría, doctorado).
- Calzado: se refiere al tipo de zapato que utiliza el paciente, puede ser cerrado o abierto. Este acápite ayuda a enfocar la historia clínica y a diferenciar entre posibles enfermedades parasitarias y ayuda a establecer el estado socioeconómico del paciente.
- Vivienda: se especifica la construcción de la vivienda. Si es de cemento con zinc, o de barro, o de paja o de cartón, o de zinc, o de madera.
- Agua: se menciona si el paciente bebe agua potable, o de pozo, o de cisterna o de otra fuente.
- Deposición de excretas: se interroga sobre el sistema de evacuación, ya sea por medio de letrina, de baño de hueco, o de servicio higiénico.
- Estado Socioeconómico: esto es una variable difícil de medir, pero evaluando la vivienda, el calzado, el agua, la deposición de excreta y el ingreso por año del paciente, podemos determinar el estado socioeconómico del encuestado. El mismo se divide en extrema pobreza, pobreza, clase media, clase alta.

Vale la pena recalcar, siguiendo con las normas internacionales de Vancouver y las normas de presentación de casos en congresos, que al momento de hacer una publicación de un caso, ya sea impreso en revista o presentado, solamente se debe colocar en esta sección los APNP relevantes a la enfermedad del paciente y no mencionar todos.

EJEMPLOS

A continuación, se mencionan algunos ejemplos a seguir en el momento de llenar los APNP.

Ejemplo 1 (1)

Grado de escolaridad:	Lee.......... Escribe............
Vivienda	
Luz ....Agua	Alcantarillado..............
N° de persona con las que vive:	N° de habitaciones:
Hacinamiento.........	
Alimentación:	
Calidad:	Cantidad:

Frecuencia:	Predominio:
Intolerancia:	
Hábitos sociales	
Consumo de alcohol:	Cantidad:
Frecuencia:	Predominio:
Consumo de tabaco:	Cantidad:
Desde qué edad fuma:	Frecuencia:
Drogas:	Coca:
Emuntorios	
Ingestas:	Diuresis:
Vacunas (en niños):	
Sueño	Horas:
Deporte	Frecuencia:

Ejemplo 2: (4)

Tabaquismo:	
Alcoholismo:	
Toxicomanías:	
Tatuajes:	
Uso de medicamentos con y sin prescripción:	
Características de la vivienda:	
Escolaridad:	
Estado económico:	
Entretenimientos:	
Actividad física:	
Calidad de la dieta (balanceada o no balanceada):	
Consumo calórico real e ideal, en relación con el peso, talla, edad y actividad física del paciente:	
Relaciones interpersonales:	
Actitud ante la vida y su enfermedad:	

Ejemplo 3:

III. ANTECEDENTES PERSONALES NO PATOLÓGICOS			
No. de integrantes de la Familia en su domicilio	Tipo de habitación	Servicios Intradomiciliarios	Eliminación de excretas
	Concreto Lámina Madera	Agua Luz Drenaje	Baño Letrina Otro

Aseo corporal (días por semana)	Adicciones (cantidad por día)	Inmunizaciones (vacunas)	Vacunas (fecha de última aplicación)
	Tabaco Alcohol Café Drogas Medicamento	Completas Incompletas	Tétanos Hepatitis Tifoidea

Referencias

1. Historia Clínica. (Citada el 25 de abril de 2008. URL http://www.centrodeculturadigital.org/caracoles/modules.php?name=Content&pa=list_pages_categories&cid=8)
2. Aprendizaje sobre historia clínica (citada el 25 de abril de 2008 URL http://132.248.76.38/protesis/unidad_1_cuarto.pdf).
3. Antecedentes personales no patologicos. (citado el 25 de abril de 2008 URL http://paginas.tol.itesm.mx/Alumnos/A00742618/servicio.doc)
4. Formato de Historia Clínica. Universidad Autónoma de Nuevo León. Departamento de introducción a la clínica. México 2005: 3-4.
5. León A. Manual para el Examen Físico del normal y métodos de exploración. OPS 1996. Segunda edición.
6. Hillman R. Clinical Skills, McGraw-Hill Book Company. 1981.
7. Gomilla L, Haist S. Referencia de bolsillo para médicos. Mc Graw Hill. México. 10 edición, 2004.

8. ANTECEDENTES PATOLÓGICOS

Ricardo Ramírez e Irela Soto

:: DEFINICIÓN ::

:: PATOLOGÍAS DIAGNOSTICADAS PREVIAMENTE ::

:: INTERVENCIONES QUIRÚRGICAS ::

:: TRANSFUSIONES ::

:: ACCIDENTES TRAUMÁTICOS ::

:: HOSPITALIZACIONES ::

:: ALERGIAS ::

:: MEDICAMENTOS ::

:: REFERENCIAS ::

DEFINICIÓN

Los Antecedentes Personales Patológicos son todos aquellos datos de interés relacionados con el pasado del paciente, asociados de manera directa o indirecta al desarrollo o padecimiento de una patología sufrida con anterioridad por el mismo, y que de alguna manera pueden influir en el desarrollo del proceso investigativo para llegar al diagnóstico del actual cuadro clínico.

Esta parte de la historia clínica comprende: (1)

- Las explicaciones detalladas de cada una las patologías que ha padecido.
- La descripción de todas las intervenciones quirúrgicas que se le han realizado.
- La razón del porqué fue necesario transfundirlo (de haber sucedido) y los datos registrados en el banco de sangre de la institución en que haya(n) sido realizadas.
- El relato de todos los accidentes traumáticos que haya experimentado.
- La lista de cada una de las hospitalizaciones y la causa de éstas.
- El detalle de todas las alergias que padezca.
- El desglose de todos los medicamentos que utilice de manera ocasional o rutinaria.
- La comprobación de las inmunizaciones.

Cada una de estas partes debe ser explicada claramente, incluyendo fechas lo más exactas posibles, y apegándose en la medida de las probabilidades a la cronología de los eventos.

Si en el desarrollo de la Enfermedad Actual se mencionó alguna patología crónica padecida por el paciente, es en esta sección en donde se debe profundizar sobre el diagnóstico.

No se deben obviar datos importantes que a simple vista no parezcan necesarios mencionar, como traumatismos craneoencefálicos en pacientes investigados por síntomas gástricos. Esto es cierto en el caso de historias clínicas realizadas institucionalmente o con fines de docencia, no así en las presentaciones de casos clínicos, en las que muy probablemente el tiempo apremie y se debe dar una historia dirigida a la sintomatología.

PATOLOGÍAS DIAGNOSTICADAS PREVIAMENTE

Se deben destacar todas las patologías sufridas por el paciente de manera crónica o aguda, incluyendo las de origen infeccioso, sin importar si fueron padecidas en la infancia o hace poco tiempo. Se cuestiona acerca de la sintomatología que acompañó a la enfermedad, cómo fue diagnosticada y de qué manera fue manejada.

Entre las enfermedades de la infancia que se deben anotar están: sarampión ("alfombrilla"), rubéola ("peluza"), parotiditis ("paperas"), tosferina, varicela, poliomielitis, entre otras (varian muchos de acuerdo al area geográfica). (2)

También son importantes aquellas enfermedades de la edad adulta relacionadas con cardiopatías, neumopatías, hipertensión arterial, diabetes, hepatopatías, nefropatías, tumores y cánceres, epilepsia o enfermedades neurológicas. Por último se debe cuestionar por enfermedades de origen psiquiátrico. (3)

INTERVENCIONES QUIRÚRGICAS

Se señalan todas las cirugías que se le hayan practicado al paciente, ya sea que hayan ameritado hospitalización o se hayan realizado de manera ambulatoria. Se explican las razones por las que se realizaron, las complicaciones y resultados de la misma.

Se incluye desde extracciones de quiste de manera ambulatoria, procedimientos de drenaje de abscesos o hasta las cirugías que hayan requerido largas estadías en el hospital.

TRANSFUSIONES

En este apartado se describirán todas las trasfusiones que el paciente haya experimentado. Se debe destacar la razón por la que se realizó y el lugar en donde se llevó a cabo, esto permitirá tener información de antemano acerca de las patologías previas que ha padecido el paciente si el registro de la anterior transfusión se encuentra en la institución. Además de ser necesario se evita el papeleo para tener unidades para nuevas transfusiones listas.

ACCIDENTES TRAUMÁTICOS

Se señalarán todos los accidentes de importancia que haya experimentado el individuo, incluyendo caídas fuertes o accidentes automovilísticos o de cualquier otra índole que hayan causado algún tipo de daño pasajero o persistente en el paciente.

Es importante hacer hincapié en traumas craneoencefálicos, detallando la descripción de la sintomatología que padeció el paciente luego de éste. Es evidente que también se debe señalar la forma en que fueron tratadas las heridas resultantes de los accidentes mencionados en esta sección.

HOSPITALIZACIONES

Se realiza una reseña de todas las hospitalizaciones que haya experimentado el paciente, incluyendo la razón que la motivó y el tiempo que se encontró en el hospital. Se deben señalar todas y cada una, además se deben explicar, aunque ya hayan sido mencionadas en otro apartado de la historia clínica.

ALERGIAS

Pueden explicar de alguna manera el cuadro actual que presenta el paciente, pero más importante aún, es que puede establecer el manejo que se le dará a la patología si es que se trata de alguna alergia medicamentada o a sustancias necesarias para realizar algún procedimiento.

Se debe investigar sobre alergias a:

- Medicamentos: como a la penicilina o alguno de sus derivados, a otros medicamentos o algunos medios de contraste usados en radiología o sustancias necesarias para procedimientos como el yodo.
- Alimentos: mariscos, nueces, leche, algunos condimentos.
- Sustancias que entran en contacto con la piel: detergentes, jabones, productos químicos, látex.
- Sustancias que están en el ambiente: polen, polvo de ácaros, aire contaminado con productos químicos.
- Picaduras de insectos: abejas, avispas.

MEDICAMENTOS

Es necesario mencionar los medicamentos que el paciente toma de forma regular, desde cuándo y en qué dosis. También se señalan los medicamentos que el paciente recibió en los días o semanas anteriores y que tomaba de forma esporádica. Se debe detallar el nombre genérico y su concentración, la forma de administración y la frecuencia.

Ejemplos:

- Lisinopril 10 mg una tableta cada mañana.
- Amoxicilina 500 mg tres veces al día durante la semana pasada.

Referencias

1. *Gazitúa R. Apuntes de Semiología. Santiago: Pontificia Universidad de Chile, Escuela de Medicina. 2000. p. 10-11*
2. *Bates B. Propedéutica Médica. Cuarta Edición. México: Harla S.A.; 2002. p. 4-5.*
3. *Surós. Semiología Médica y Técnica Exploratoria. Octava Edición. México: Masson. 2002. p. 64.*

9. Antecedentes Familiares

Christian Ortega Loubon

:: Definición ::

:: Ejemplo ::

:: Referencias ::

DEFINICIÓN

Registro de las enfermedades presentes y pasadas de los padres, abuelos, hermanos, hermanas, hijos y otros miembros de la familia del paciente en cuestion. Los antecedentes familiares revelan el patrón de ciertas enfermedades en una familia y ayudan a determinar los factores de riesgo para éstas y otras enfermedades. (1)

La humanidad es un "pool" de genes que debemos estudiar en diversas generaciones. De ahí que la genética clínica, deba insistir en algunos puntos semiológicos para obtener datos que nos ayuden a identificar el carácter hereditario de una determinada enfermedad, o bien, que nos permitan establecer un pronóstico. (2)

En esta sección se debe incluir la edad, salud, edad y causa de muerte, de cada paciente inmediato, incluidos los padres, abuelos, hermanos, hijos, nietos. Se debe revisar cada uno de los siguientes trastornos y registrar su ausencia o presencia en la familia: (3,4)

- Hipertensión
- Enfermedad coronaria
- Infarto del miocardio
- Niveles altos de colesterol y triglicéridos
- Accidente vascular cerebral
- Diabetes
- Enfermedad tiroidea o renal
- Cáncer (especifique el tipo)
- Artritis
- Tuberculosis (detectar un contacto positivo o un contacto cercano "bacilífero")
- Asma o enfermedad pulmonar
- Cefalea
- Trastornos convulsivos
- Enfermedades mentales
- Suicidio
- Adicción a alcohol o drogas
- Alergias
- Hemofilia (5)
- Sífilis (abortos espontáneos y su número, y partos prematuros) (6)

Hay dos métodos para el registro de los antecedentes familiares: un diagrama (árbol genealógico) o un relato. (7)

EJEMPLOS (7)

INDICA AL:

Varón fallecido

Mujer fallecida

Varón vivo

Mujer viva

Relato

Padre muerto, 43 años, accidente automovilístico. Madre muerta, 67 años, apoplejía, venas varicosas, cefaleas.

Hermano, 63 años con hipertensión, el resto normal; hermano, 58 años, parece sano; hermana, murió en la lactancia, causa desconocida.

Esposo muerto, 54 años, ataque cardiaco.

Hija, 33 años, con cefaleas-migrañas, el resto normal; hijo, 31 años, con cefaleas; hijo, 27 años, sano.

No hay antecedente familiar de diabetes, tuberculosis, enfermedad cardiaca o renal, cáncer, anemia, epilepsia o enfermedades mentales.

La construcción y valoración de todo el esquema familiar constituyen la base de la investigación y del pronóstico genético, por cuanto nos permiten llegar a descubrir las formas de transmisión de una determinada enfermedad. (8)

Para la expresión gráfica, existe una serie de líneas y figuras. Son las siguientes: (8)

Símbolos de los individuos:

Varón	▢
Hembra	◯
Sexo indeterminado	◇
Embarazo	(○)
Gemelos bivitelinos o dicigotos	
Gemelos univitelinos o monocigotos	
Nacido muerto	⊕ ⊘
Mortalidad perinatal	⊘
Aborto	

Símbolos de relación:

Líneas de padres y de hermanos	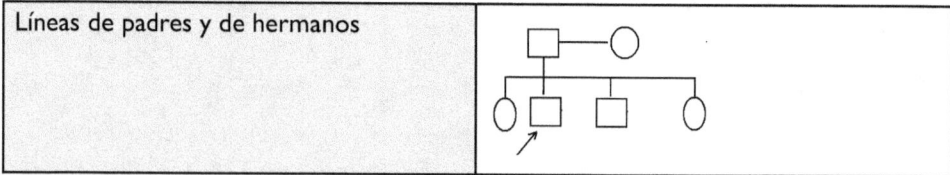

Se debe registrar los siguientes datos que tienen un interés extraordinario (8)

1. Edad de los padres en el momento de nacer el paciente
2. Orden del nacimiento de los hijos
3. Consanguinidad (hace más probable la mayor frecuencia de homocigotos de genes recesivos)
4. Aborto y mortinatalidad
5. Datos negativos tienen su gran valor en la genética clínica.

Al analizar el diagrama se puede reconocer la forma de transmisión de una determinada enfermedad: (8)

1. *Autosómica dominante:* la enfermedad aparece en todas las generaciones, las personas sanas no transmiten el carácter a sus hijos, y el enfermo transmite la enfermedad a la mitad de sus hijos sin que el sexo intervenga.
2. *Autosómica recesiva:* la enfermedad no aparece en todas las generaciones. De dos personas sanas, puede aparecer un hijo enfermo, sin distinción de sexo.
3. *Herencia recesiva ligada al sexo:* aparece con mayor frecuencia en varones. Las hijas transmiten la enfermedad sin sufrirla a la mitad de sus hijos varones.
4. *Herencia dominante ligada al sexo:* los varones enfermos transmiten la enfermedad a todas sus hijas, pero los hijos varones, nunca están enfermos. Por el contrario, si la mujer es la enferma, transmiten la enfermedad indistintamente a varones y hembras, como si fuera una enfermedad dominante no ligada al sexo. En este caso, se debe averiguar los antecedentes familiares en busca de un varón enfermo y ver cómo se transmitió la enfermedad en su descendencia.
5. *Herencia mitocondrial:* el DNA mitocondrial es transmitido de madre a todos los hijos (hombres y mujeres). Aquí la enfermedad es transmititda de igual forma. La madre enferma se la transmite a todos sus hijos sin distinguir genero. El padre no se la transmite a ninguno de sus hijos.
6. *Herencia poligénica:* son los que se presentan con mayor frecuencia en la práctica clínica. Ejemplo de esta transmisión son: talla, hipertensión, inteligencia, obesidad, etc. En este tipo de herencia no depende de un sólo gen individual y concreto, sino de una batería de genes.

La tabla N° I muestra varios ejemplos de enfermedades con sus patrones de transmisión.

Tabla N° I. (9) Diferentes trastornos y sus patrones de transmisión

Patrones de transmisión	Sistema	Enfermedad
Autosómica dominante	Nervioso	Enfermedad de Huntington
		Neurofibromatosis
		Distrofia miotónica
		Esclerosis tuberosa
	Urinario	Enfermedad renal poliquística
	Gastrointestinal	Poliposis colónica familiar
	Hematopoyético	Esferocitosis hereditaria
		Enfermedad de von Willebrand
	Esquelético	Síndrome de Marfán
		Síndrome de Ehlers-Danlos (algunas variantes)
		Osteogénesis imperfecta
		Acondroplasia
	Metabólico	Hipercolesterolemia familiar
		Porfiria intermitente aguda

Autosómia recesiva	Metabólico	Fibrosis quística
		Fenilcetonuria
		Galactosemia
		Homocistinuria
		Enfermedades por almacenamiento lisosomales
		Deficiencia de ₁ antitripsina
		Enfermedad de Wilson
		Hemocromatosis
		Enfermedades por almacenamiento de glucógeno.
	Hematopoyético	Anemia de células falciformes
		Talasemias
	Endocrino	Hiperplasia suprarrenal congénita
	Esquelético	Síndrome de Ehlers-Danlos (algunas variantes)
		Alcaptonuria
	Nervioso	Atrofias musculares neurogénicas
		Ataxia de Friedreich
		Atrofia muscular espinal
Recesivas ligadas al Cromosoma X	Musculoesquelético	Distrofia muscular de Duchenne
	Hematopoyético	Hemofilia A y B
		Enfermedad granulomatosa crónica
		Deficiencia de glucosa-6-fosfato-deshidrogenasa
	Inmunitario	Agammaglobulinemia
		Síndrome de Wiskott-Aldrich
	Metabólico	Diabetes insípida
		Síndrome de Lesch-Nyhan
Dominantes ligadas al Cromosoma X	Metabólico	Raquitismo resistente a la vitamina D
	Nervioso	Síndrome de cromosoma X frágil.

En la herencia mendeliana (dominante o recesiva) el rasgo aparece o no, según el individuo haya recibido el gen dominante de la pareja de genes recesivos. Por eso, esta transmisión es de tipo cualitativa.

Por el contrario, en la herencia poligénica, el rasgo aparece en mayor o menor cantidad (más talla o más hipertensión) según el número de genes recibidos. Por eso, esta transmisión es de tipo cuantitativa. Hay familiares muy hipertensos, otros menos, y otros normales. En efecto, la talla, la inteligencia, la obesidad, la hipertensión son ejemplos de tal tipo de transmisión.

Referencias

1. *Definición de antecedentes familiares. Diccionario de cáncer (Citado el 25 de mayo de 2008. Disponible en: http://www.cancer.gov/templates/db_alpha.aspx?lang=spanish&CdrID=302456).*
2. *Surós A, Surós J. Semiología médica y técnica exploratoria. 8ed. Barcelona: Masson; 2001. p 14.*
3. *Bickley L, Szilagyi P. Guía de exploración física e historia clínica. 8 ed. México: McGraw-Hill Interamericana; 2003. p. 6.*
4. *Chan P, Winkle P. History and Physicall Examination. 10 ed. Estados Unidos: Current clinical strategies publishing; 2005. p. 3.*
5. *Gomella, L. Manual para residente y el internado rotatorio. 6 ed. México: Editorial Médica Panamericana, SA; 1990. p. 22.*
6. *Sanguinetti, L. Semiología, semiotécnica y clínica propedéutica. 2 ed. Buenos Aires: López Librero Editores; 1997. p. 3.*
7. *Bickley L, Szilagyi P. Guía de exploración física e historia clínica. 8 ed. México: McGraw-Hill Interamericana; 2003. p. 16.*
8. *Surós A, Surós, J. Semiología médica y técnica exploratoria. 8ed. Barcelona: Masson; 2001. p. 15.*
9. *Kumar V, Abbas A, Fausto N. Patología estructural y funcional. 7ed. Madrid: Elsevier; 2005. p. 152-154.*

10. Interrogatorio por Aparatos y Sistemas

**Andrés Bernales, Claudia González
y Néstor Ureña**

:: Introducción ::

:: Cabeza ::

:: Ojos ::

:: Oídos ::

:: Nariz ::

:: Boca y Garganta ::

:: Cuello ::

:: Cardiorespiratorio ::

:: Músculo-Esquelético ::

:: Aparato Digestivo ::

:: Piel y Anexos Cutáneos ::

:: Neurológico ::

:: Urogenital ::

:: Referencias ::

INTRODUCCIÓN

Esta parte de la Historia Clínica es el último intento de recabar datos que no hayan sido expuestos en antecedentes personales patológicos y en la enfermedad actual, es decir la sintomatología en el momento de hacer el interrogatorio y se tratará de facilitar al paciente la proporción de datos si se le pregunta la sintomatología más frecuente de los distintos aparatos y sistemas. (1)

El interrogatorio por aparatos y sistemas (IPAS) básicamente cumple al menos tres objetivos:

1.   Revisa el estado de salud previo y actual de áreas y sistemas del cuerpo.
2.   Evita el omitir síntomas importantes relacionados con la enfermedad actual.
3.   Confirma los Antecedentes personales patológicos.

Es más fácil entender el IPAS al concentrarnos primero en su función y no en sus contenidos o en el método para realizarlo.

Su función es descubrir otro problema médico activo que puede o no estar influyendo en el problema actual o descubrir si hay alguna relación entre la enfermedad actual (EA) y una dolencia en un sistema, no declarada por el paciente hasta ahora.

Si se pregunta con gran detalle sobre cada uno de los posibles síntomas que puede padecer una persona se puede conseguir toda la información al hacer todas las preguntas, esto puede resultar extenuante para ambos, paciente y médico. En el otro extremo está el médico que cree que es algo que hay que cumplir y llenar, una carga sin mayor valor.

Al momento de realizar el IPAS este debe hacerse con un lenguaje popular o coloquial para que sea comprendido por el paciente, pero al momento de consignarse en la Historia Clínica debe ser en terminología médica. En caso de no encontrarse algo en el IPAS se antecederá al término médico la palabra Niega (Ejemplo: Niega Polifagia).

En esta parte del capítulo, presentaremos ejemplos de diferentes preguntas que se deben realizar en un IPAS como parte de una Historia Clínica y la terminología médica a utilizar para consignar los datos referidos por el paciente; además, los posibles diagnósticos diferenciales que se obtienen a base de las mismas, comenzando desde la cabeza hasta las extremidades.

CABEZA

En cuanto a lo concerniente a la cabeza se debe preguntar por: alopecia (caída del cabello), traumatismo, vértigo (sensación de que los objetos le dan vueltas) y cefalea (dolor de cabeza).

En caso de alopecia se pueden realizar las siguientes preguntas: ¿Ha notado que se le ha caído el cabello? ¿Es uniforme la caída o en un lugar en específico? ¿Desde cuándo lo notó? ¿Se le cae con facilidad?

Si el paciente refiere caída irreversible del cabello, se puede pensar en una Alopecia Androgénica, si la caída es transitoria se sospecha en una Alopecia Areata.

Con respecto al traumatismo cefálico: ¿Se golpeó la cabeza? ¿Fue por un accidente de alta energía o se cayó de sus pies? ¿Perdió la conciencia? ¿Dónde le ocurrió? etc.

En el vértigo se debe preguntar: ¿Siente que todo le da vueltas? ¿Lo relaciona con algún evento en particular? ¿Mejora con alguna posición? ¿Es continuo o intermitente? etc.

Se debe hacer énfasis en los síntomas relacionados con el vértigo para así poder clasificarlo en central o periférico.

En cefalea: ¿Le duele la cabeza? ¿Alguien de su familia sufre de migraña? ¿En qué parte de la cabeza le duele? ¿Es la primera vez que le pasa o es frecuentemente? ¿Cuánto le dura el dolor? ¿Lo relaciona con algún evento en especial? ¿Desaparece el dolor de manera espontánea o toma algo para el mismo? etc. (2)

OJOS

Se debe indagar sobre los principales síntomas del globo ocular como lo son el dolor, secreciones, ardor, prurito, agudeza visual, fotofobia, diplopía, enrojecimiento y pérdida de la visión.

Se debe realizar preguntas como: ¿Ve igual que antes? ¿Ha notado pérdida de su visión? ¿Desde cuánto empezó a notar pérdida en su visión? ¿Le han dicho que acerca o aleja mucho los papeles para leerlos? ¿Ve de ambos ojos o de uno? ¿Ve mejor ciertos colores? ¿Ve destellos o ciertos colores le molestan? ¿De qué color es la secreción? ¿Cuándo le apareció? ¿Huele mal? ¿La relaciona con algún otro síntoma? ¿Recibió algún golpe en ese ojo?.(1)

La visión lejana confusa es relacionada principalmente con miopía, cataratas nucleares y la diabetes. La visión próxima confusa es común con grandes dosis de ciclopéjicos, también en la acomodación anormal y presbicia, pero principalmente en la hipermetropía. (3) La pérdida súbita o paulatina de la visión de un ojo está relacionada con oclusión de la vena central, Neuritis óptica, Iritis agudo, Neuritis retrobulbar y Glaucoma agudo.

Con respecto a las secreciones son relacionadas con conjuntivitis en su mayoría, también secundarias a tóxicos o a traumas oculares.

OÍDOS

Es muy importante precisar el tiempo de evolución, la intensidad, factores condicionantes (traumatismos, manipulación con objetos-hisopos, ganchos-, baño en playas, ríos o piscinas, cuadros gripales, etc.), antecedentes (episodios anteriores), y síntomas asociados (2).

A medida que se le examina el pabellón auricular y se le realiza la otoscopia se le interroga primero preguntando abiertamente si ha tenido problemas en los oídos, y luego se profundiza en la presencia de otalgia (con o sin hipoacusia), cambios en la agudeza auditiva como que presente hipoacusia, si ésta fue súbita o gradual.

Si ha sufrido de lesiones en la oreja, prurito, infección, otorrea: secreciones, en las cuales es importante indagar en el tipo de secreción. Sangre (otorragia), pus, líquido cefalorraquídeo (otorraquia), lo cual resulta vital en el diagnóstico de una fractura en la base del cráneo; se debe precisar cantidad, color y olor. (3) Tínnitus o acúfenos son referidos como zumbidos en los oídos.

El oído juega un papel primordial ante la presencia de vértigos, y hacer un debido diagnóstico diferencial con los mareos.

Debemos iniciar con preguntas abiertas como ¿Ha tenido usted problemas para escuchar? ¿Desde cuándo? ¿Se lastimó? ¿Con qué? ¿Estuvo expuesto a ruidos muy altos antes de presentar la disminución en la audición? ¿Le duele el oído? ¿Le pica? ¿Le sale algo por el oído? ¿Cómo es? ¿Sangre, transparente, pus? ¿Ha estado resfriado recientemente? ¿Estuvo en la playa o en la piscina? ¿Ha tenido mareos? ¿Siente que todo le da vueltas?

NARIZ

Se puede encontrar: rinorrea, epistaxis, traumatismo y obstrucción nasal. La nariz puede tener alteraciones traumáticas se debe preguntar: ¿Cómo ocurrió? ¿En qué lugar de la nariz se lesionó? ¿Cuánto tiempo ha pasado? ¿Es abundante el sangrado?, en caso de perforaciones: ¿Se perforó la nariz accidentalmente o para colocarse alguna argolla? ¿Toma anticoagulantes?

Los huesos de la nariz se rompen más frecuentemente que otros huesos de la cara, la membrana mucosa que cubre la nariz suele desgarrarse causando una hemorragia.

Las úlceras y los agujeros (perforaciones) del tabique nasal pueden estar causados por una cirugía, una irritación repetida como la que se produce al limpiarse la nariz, las infecciones como la tuberculosis y la sífilis, y el consumo de cocaína aspirada por la nariz. Las personas que presentan pequeñas perforaciones en el tabique pueden emitir un sonido similar a un silbido mientras respiran. (4)

Después de los traumatismos en la nariz, se puede tener un dolor localizado, haciendo sospechar de fractura. (5)

En rinorrea es importante: ¿Qué color es la secreción? ¿Qué consistencia tiene? (seroso – acuoso, mucoso, pus), ¿Empeora en la tarde o en la mañana? ¿Empeora con los cambios bruscos de temperatura? ¿Hace cuánto tiempo? ¿Está asociado a dolor de cabeza, fiebre u otro síntoma? ¿Ha estado resfriado/a últimamente?

En la epistaxis preguntar por: ¿Secreta sangre por la nariz? ¿Toma anticoagulantes? ¿Sufre de hipertensión? ¿Tiene la nariz reseca? ¿Ocurre cuando está al sol? ¿Es abundante o escaso? ¿Se manipula frecuentemente la nariz? ¿Con qué frecuencia ocurre?

Es un síntoma muy común en los niños, sin mayor significado. La localización la mayoría de las veces es anterior.

En el adulto puede acompañar a la hipertensión arterial, cirrosis, o ser un síntoma de alteraciones hematopoyéticas. (4)

Debe hacerse diagnóstico diferencial con procesos hemorrágicos no localizados originariamente en fosas nasales, sino que se exteriorizan a través de las mismas, como por ejemplo: hemorragias digestivas altas, hemorragias pulmonares, varices esofágicas sangrantes. (6,7,8,9,10)

A veces aparece en ancianos favorecida por un área ateromatosa vascular subyacente.

Trastornos vasomotores rinosinusales: Los procesos como la alergia, el síndrome de hiperreactividad nasal u otro tipo de respuesta vasomotora nasosinusal puede desencadenar este cuadro.

La pubertad o el embarazo pueden desarrollar epistaxis debido a un aumento de vascularización de la mucosa de las fosas nasales. Otro proceso endocrino que puede desencadenarla es el feocromocitoma.

En la Obstrucción Nasal se interroga por: ¿Tiene dificultad para respirar? ¿Sufre de alergias? ¿Le molesta la respiración con alguna sustancia específica? ¿Siente alguna masa? ¿Desde cuándo tiene el problema?

BOCA Y GARGANTA

Se debe interrogar por ulceras, vesículas. Sobre las úlceras, es importante profundizar en la evolución, o en la posibilidad que sean a repetición, pues las úlceras en la lengua a repetición puede ser una lesión pre-cancerosa. (11)

Glosodinia (dolor en la lengua), glositis (inflamación lingual), macroglosia (lengua grande), anquiloglosia, disgeusia (disminución del gusto), halitosis (mal aliento), sialorrea (salivación excesiva), gingivorragia (sangrado de las encías), dentalgia, dentición, odontonecrosis, prótesis, odinofagia, disfagia. (5)

Ardor, dolor faríngeo, faringitis frecuentes, disfonía, afonía, el tiempo de evolución es importante en la disfonía, disfonía crónica está estrechamente relacionada con nódulos en la cuerda vocal (lo cual es benigno, causado por abuso de la voz) y con cáncer laríngeo, común en el fumador.

Pueden realizarse preguntas tales como: ¿Sufre de fuego labial?, ¿Le salen "sapitos" en la boca?, ¿Tiene mal aliento?, ¿Produce mucha saliva?, ¿Le sangran las encías?, ¿Le duelen los dientes?, ¿Ha perdido dientes? ¿Le salen dientes de más? ¿Usa chapa? ¿Pierde la voz? ¿Desde hace cuánto tiempo?

¿Le duele o le arde al tragar? ¿La molestia se da al tragar líquidos o sólidos? ¿Ha sufrido cambios en la estructura de la lengua? ¿Ha tenido dolor en los dientes? Es importante profundizar en sitio, intensidad, irradiación, si cambia con bebidas frías, calientes o al masticar.

CUELLO

Se debe cuestionar sobre: dolor, edema, adenopatías, limitación de movimientos, masas tumorales, aumento de vasos, ya sean venosos o arteriales.

Las siguientes preguntas se realizan para obtener la información anterior: ¿Tiene dificultad para mover el cuello? ¿Le duele al mover el cuello? ¿Ha sentido que le ha aparecido una masa en el cuello? ¿Le duele la masa? ¿La relaciona con alguna otra cosa? ¿La tiene desde que nació o apareció después? ¿Ha sentido que sus venas del cuello le aumentaron de tamaño? ¿Le aumenta cuando respira o cuando está acostado? ¿Desde cuándo lo notó o lo notó en alguna situación en especial? etc.(1)

La dificultad en el movimiento del cuello, puede indicar tortícolis; si existe algún cambio en la forma se puede pensar en escoliosis.(3) Con respecto a las masas en el cuello se debe preguntar específicamente en qué zonas del cuello se encuentran, ya que ayudan a un futuro diagnóstico como por ejemplo en línea media quiste del tirogloso, más posterior quistes branquiales o alguna adenopatía, ya sea de un proceso infeccioso o neoplásico o si éstas supuran o no.(12)

Con respecto a las pulsaciones a nivel del cuello, pueden ser arteriales o venosos, pero habitualmente son visibles los segundos. Las causas más frecuentes de ingurgitación yugular son: insuficiencia cardiaca derecha, tumores del mediastino anterior y superior, derrames pericárdicos y pericar¬ditis constrictiva.(12)

CARDIORESPIRATORIO

Hay que preguntar sobre los síntomas más importantes: Tos, Expectoración, Disnea, Hemoptisis, Cianosis, dolor torácico. Otros síntomas relacionados como trastornos de la voz, sibilancia, edema, acúfenos, fosfenos, diaforesis, lipotimia, síncope y alteraciones vasomotoras periféricas referidos por el paciente.

Es Importante registrar: Forma de aparición, intensidad, evolución (mejor, peor o igual) y frecuencia en todos estos síntomas.

Disnea: ¿Tiene dificultad al respirar? ¿La respiración es laboriosa y desagradable? ¿Tiene sensación de hambre de aire? ¿Siente usted una desagradable sensación al respirar?

Síntoma por excelencia de un corazón insuficiente. También constituye el síntoma principal de la Enfermedad Pulmonar Obstructiva Crónica (EPOC), aunque puede ser percibida de forma desigual por pacientes con el mismo grado de limitación al flujo aéreo (13). Suele aparecer en las fases más avanzadas de la enfermedad, se desarrolla de forma progresiva y con el tiempo puede llegar a limitar las actividades de la vida cotidiana. Las enfermedades pulmonares, articulares, el sedentarismo, la obesidad, la ansiedad o las enfermedades renales con sobrecarga de volumen pueden producir disnea de esfuerzo (14)

Tos y Expectoración: ¿Tiene tos? ¿Expulsa flemas? ¿Cómo son las flemas?

Tener en cuenta que más del 50% de los fumadores presentan tos productiva aproximadamente 10 años después de haber iniciado el consumo de tabaco. (14)

Un aumento del volumen o la purulencia del esputo pueden indicar la presencia de una infección respiratoria. La expectoración hemoptoica obliga a descartar otros diagnósticos, especialmente el carcinoma broncopulmonar. (14)

Hemoptisis: ¿Tose con sangre? ¿Con qué frecuencia ocurre? ¿Es abundante o escaso? ¿Qué aspecto y consistencia tiene? ¿De qué color es? ¿Sólo es sangre o con alguna otra secreción?

El médico sabe que el diagnóstico diferencial de la hemoptisis incluye más de 100 procesos patológicos diferentes, incluido el cáncer y la tuberculosis. Puesto que es fácil atribuir erróneamente un origen en las vías respiratorias bajas a un sangrado de la nasofaringe o el aparato digestivo, es muy importante esclarecer desde el principio cuál es el foco verdadero. El foco más común de pérdida hemática es la vía respiratoria. (14)

Dolor Torácico: ¿Le duele el pecho? ¿Cuál es su intensidad? ¿Tiene limitación de otras funciones? ¿Le permite respirar bien? ¿Mejora con alguna posición? ¿Cuál es la localización del dolor? ¿Describa con sus palabras cómo es el dolor? ¿Se irradia a otra parte?

El dolor precordial es quizás el que preocupa más al enfermo, por la deducción inmediata que hace de una posible cardiopatía, cuyo peligro no ignora.

Una historia de dolor torácico o disnea que aparece únicamente durante el desarrollo de la actividad es característica de las cardiopatías, mientras que lo contrario, es decir, la aparición de síntomas en reposo y su remisión con el esfuerzo, raramente ocurre en los enfermos con cardiopatía orgánica.

Los tejidos del cuello o pared torácica no escapan a la innumerable lista de causas de este tipo de dolor. Además, los órganos sub-diafragmáticos como estómago, duodeno, páncreas y vesícula, son estructuras que comúnmente causan dolor torácico, aunque no estén en el tórax. (13)

Palpitaciones: ¿Tiene usted golpes o tremulaciones en el pecho? ¿Siente que el corazón se le va a salir? ¿Es desencadenado por alguna situación? ¿Con qué frecuencia ocurre? ¿Aparece en las noches o en el día? ¿Su comienzo y/o terminación es gradual?

Pueden deberse a cambios en el ritmo o la frecuencia del corazón, o a la mayor potencia de sus contracciones.

En muchos casos, la percepción de los latidos depende simplemente de la ausencia de otros estímulos sensoriales competidores, como cuando una persona que yace en la cama no consigue dormirse.

Muchas veces, las palpitaciones son una manifestación de algún proceso psiquiátrico, siendo los más frecuentes la depresión y el ataque agudo de ansiedad.

Las palpitaciones pueden estar causadas prácticamente por cualquier arritmia cardíaca y también por otros trastornos cardíacos o no cardíacos.

Cualquier proceso aunado a niveles altos de catecolaminas puede producir palpitaciones.

MÚSCULO-ESQUELÉTICO

Cuestionar por síntomas como: Artralgia, Artritis, Edema, Limitación a los movimientos, Temblor, Parálisis, Parestesias, trastornos de la marcha, Dolor en las extremidades.

Preguntar acerca de dolor o rigidez en coyunturas o articulaciones?. ¿Se le han hinchado las articulaciones? ¿Tiene dolor en la espalda o cuello? ¿Ha tenido alguna erupción o brote en la piel? ¿Se le ha diagnosticado gota o artritis reumatoidea? ¿Sus dedos le duelen en el frío y se ponen azules?

En el caso de las molestias articulares, éstas deben caracterizarse acuciosamente, señalando si existe dolor, aumento de volumen, dificultad en la movilidad y predominio nocturno. Esto último orienta hacia un problema reumatológico. Los aumentos de volumen pueden ser rojos (inflamatorios) o blancos (no inflamatorios).

En cuanto a las molestias musculares y de tipo nervioso, se debe preguntar: ¿Tiene limitaciones al movimiento?, ¿Tiene temblor en alguna extremidad? ¿Tiene sensibilidad en las extremidades? ¿Le da calambres? ¿Le molesta alguna posición? ¿Las molestias mejoran con alguna posición? ¿Ha perdido fuerza en alguna extremidad? ¿Tiene debilidad en alguna extremidad? ¿Tiene problemas para caminar, escribir, etc.?

En edema: ¿Se le hinchan los pies? ¿Con qué frecuencia? ¿En algún momento del día?

Hay que cuestionar acerca de lesiones en la piel, cambio de coloración, traumatismo (en sospecha de fracturas).

Las molestias esqueléticas se deben describir de acuerdo al momento en que ocurren, por ejemplo al caminar. Debe consultarse también por fracturas anteriores. En las lesiones se debe evaluar el bloqueo de una articulación, los clicks o cracks (sonidos articulares). Averiguar si hay una lesión deportiva, presencia de osteoartritis u osteoporosis. Esto último especialmente en mujeres post-menopaúsicas.

Artralgias y artritis: ¿Le duele alguna articulación? ¿Tiene inflamada alguna articulación?. En el caso del dolor, se debe determinar sus características (amanece constantemente con dolor o se ubica a lo largo del día, el dolor lo despierta, etc.). En cuanto a la inflamación, en ella se observa un aumento del volumen articular, que debe palparse. En la rodilla se evalúa el choque rotuliano. En líquido puede ser hemático, seroso, purulento, etc.

La rigidez articular es un síntoma que el paciente puede indicar. En especial es importante la presencia de rigidez matinal, síntoma que orienta hacia el diagnóstico de artritis reumatoidea. Otro síntoma es la debilidad, que es la impotencia funcional de una articulación.

Aparato Digestivo

Iniciando en la boca y terminando en el ano. Es el interrogatorio con el que se tiene que iniciar por ser el más usual que el paciente refiere malestar.

Se cuestiona sobre náuseas (sensación o deseo de vomitar), Vómitos o emesis (expulsión a través de la boca del contenido gástrico siempre precedido de náuseas). Hematemesis (vomito de sangre roja o digerida parcialmente de color café), Odinofagia (dolor al deglutir), regurgitación (expulsión del contenido gástrico a través de la boca involuntariamente, sin estar precedido de náuseas), disfagia (sensación dolorosa al pasar los alimentos a través del esófago), dispepsia (digestión imperfecta o dolorosa caracterizada por molestias abdominales vagas, sensación de plenitud después de comer, eructos, náuseas y vómitos, y pérdida del apetito), pirosis, agruras o acedías (sensación dolorosa de quemadura retroesternal), flatulencia, meteorismo (exceso de aire o gases en el tracto gastrointestinal), prurito anal, borborigmos (ruidos peristálticos aumentados de intensidad y frecuencia que el paciente oye y siente), diarrea, melena (coloración negra del excremento que denota presencia de sangre digerida), hematoquezia (expulsión de sangre roja durante la defecación), acolia (coloración blanquecina del excremento) esteatorrea (defecación con gotas de grasas), constipación, cólico.(1,3)

Preguntas a realizar: en lo concerniente a las náuseas: ¿Siente náuseas o deseo de vomitar?, a los vómitos: ¿Sufre de vómitos? ¿Cuántas veces ha vomitado? ¿Cómo es el vómito? Con respecto a la hematemesis: ¿Vomita usted sangre?, odinofagia: ¿Le duele al tragar? ¿Le molesta más para sólidos o para líquidos?, regurgitación: ¿Usted devuelve lo que come sin tener nauseas?, disfagia: ¿Se le dificulta al pasar los alimentos?, pirosis ¿Siente usted acidez o ardor del estómago hacia la garganta después de comer?, prurito anal: ¿Le da comezón en el ano?, borborigmos: ¿Siente que le gruñen las tripas?, constipación, ¿Qué tan frecuente va al baño? ¿Ha cambiado sus hábitos de ir al baño últimamente? etc. (1)

Las nauseas y los vómitos son asociados a una gran cantidad de patologías relacionadas o no al sistema grastrointestinal como por ejemplo: hepatitis, apendicitis u otras obstrucciones intestinales, rinofaringitis, dengue, cáncer, etc. La hematemesis en úlceras gástricas, várices esofágicas, traumatismos; la disfagia en cánceres esofágicos o trastornos motores de la vía digestiva superior. La pirosis se observa en gastritis, esofagitis, etc; el prurito anal en parasitosis u otras infecciones de la zona perianal; La melena en úlceras gástricas, duodenales, etc. Los dolores tipo cólico en pacientes con apendicitis, en pacientes que menstrúan, etc.(1,3)

PIEL Y ANEXOS CUTÁNEOS

El examen de estas estructuras tiene un gran valor clínico, ya que la piel ha sido descrita como el espejo del organismo ya que es manifiesta de enfermedades locales como sistémicas. (12)

Es necesario evaluar toda la superficie del cuerpo para determinar la extensión y carácter de la afección. Las simples modificaciones del color rosado de la piel son más fácilmente observables en la cara, y las otras modificaciones del color de la piel por pigmentaciones patológicas se reconocen mejor en el resto del cuerpo.(3)

El médico puede darse cuenta de este problema antes de preguntar, en estos casos el médico usando la propedéutica ejecuta primero la exploración física y luego el interrogatorio.

Si existe una pigmentación asociada excesiva en pliegues cutáneos, membranas mucosas, uñas y cicatrices; se pregunta, según la coloración, por ejemplo si el paciente tiene una pigmentación amarilla; se pregunta: ¿Ingiere con mucha frecuencia zanahoria, mandarina o papaya? (1)

Las decoloraciones transitorias se pueden observar en el influjo emocional intenso, crisis hipertensas, saturninas, feocromocitomas, colapso o shock, y en infarto de miocardio es común observar un leve tinte cianótico en los labios. Las permanentes se pueden ver en anemias graves, endocarditis maligna, valvulopatías aórticas con insuficiencia cardíaca, hipertensión maligna, procesos neoplásicos. Las coloraciones de la piel pueden ser de varios tipos siendo de tipo rojiza la relacionada con hipertensión pletórica, policitemia vera, etilismo crónico o por una transparencia constitucional de la piel; también pueden haber crisis congestivas transitorias en cara, cuello y parta superior del tórax relacionadas con Síndrome Carcinoide, con Síndrome Climaterio, esfuerzos corporales violentos.

Una coloración azulada en piel puede indicar cianosis, ésta a su vez puede ser de tipo central o periférica

Dermatosis: Es un término general que se utiliza para describir cualquier anomalía cutánea o aparición de lesiones en la piel, las cuales pueden ser pápulas, máculas, pústulas, costras, granulomas, verrugas etc. ¿Le han aparecido lesiones en la piel? ¿Dónde están las lesiones? ¿Qué y cómo son las lesiones? ¿Cuándo le aparecieron? ¿Ha tomado algo para las mismas? (1)

Prurito: Se puede presentar como manifestación local o como parte de un proceso sistémico. Puede estar relacionado con piel seca observándose en ictiosis, diabetes, nefritis crónica, mixedema, avitaminosis A, etc. La anhidrosis también puede producir prurito, se observa cuando falta la secreción sudoral, como ocurre en la agenesia congénita de las glándulas sudoríparas, ictiosis, esclerodermia, Síndrome de Sjögren. Se debe cuestionar como por ejemplo:
¿Tiene comezón en su cuerpo? ¿En qué partes? ¿Desde cuándo?

Puede haber manifestaciones en piel de enfermedades sistémicas como por ejemplo: manchas que son congestivas y desaparecen a la vitropresión (roséola tifoidea), otras que persisten (manchas de pigmento o hemorrágicas) indelebles (herpes zóster, sífilis, discromías como secuelas de otros procesos). La presencia de dermografismo relacionada con piel "sensible", trastornos hipertiroideos, etc.

Anexos cutáneos: ¿Ha notado cambios en sus uñas? ¿Ha notado caída de cabello? ¿Ha notado aumento del vello en alguna parte del cuerpo? ¿Ha notado cambios de color en sus uñas? ¿Ha notado cambios de grosor en sus uñas? ¿Ha notado la presencia de surcos o agujeros en sus uñas?

Lunares: también llamados Nevos son lesiones cutáneas caracterizadas por un cambio en la pigmentación normal. En general constituyen lesiones benignas aunque en ocasiones pueden transformarse en melanomas, un cáncer de piel muy agresivo. Se pregunta si: ¿Tiene lunares o alguna, mancha que presente alguna coloración? ¿Ha notado algún cambio en ellos? ¿Le ha causado alguna molestia el lunar?

NEUROLÓGICO

El interrogatorio del aparato neurológico es sumamente complejo debe realizarse meticulosamente, evitando dejar detalles por fuera e incluyendo dentro de éste, otros aspectos que previamente se han interrogado en otros aparatos, además es importante recordar que el interrogatorio neurológico va de la mano en casi todo su curso con un examen físico completo de dicho aparato.

Estatus mental y función cortical, se explican en el capitulo 15.

Local: Trauma en la cabeza, cuello o espalda, enfermedad degenerativa del disco, disco herniado, lesiones en los huesos, infecciones, cefalea, dolor en el cuello, dolor en la espalda, ciática, hiperventilación.

¿Se ha lastimado la cabeza, el cuello, la espalda? ¿Cómo fue el trauma? ¿Ha sentido dolor o adormecimiento, dificultad para mover algún miembro o cualquier parte de su cuerpo? ¿Ha tenido fracturas? ¿Dolor en la parte posterior de la pierna?

Pares Craneales: ¿Ha tenido disminución o pérdida del olfato? ¿Visión doble? ¿Se le cae el párpado? ¿Se le duerme la cara? ¿Hay alguna parte de ésta que no puede mover? ¿Ha perdido el gusto? ¿Siente la boca constantemente seca? ¿No le salen lágrimas y tiene necesidad de usar lágrimas artificiales con frecuencia? ¿Ha tenido problemas con la audición? ¿Se marea? ¿Ha tenido pérdida del equilibrio? ¿Ha sentido que los objetos a su alrededor se mueven o que usted se está moviendo o girando? ¿Ha tenido problemas para tragar? ¿Ha tenido ronquera? (16)

En la ptosis palpebral es importante el predominio horario, hay que recordar a los pacientes con Miastenia Gravis en los cuales, esto se presenta al avanzar el día.
Motor: Consunción, debilidad, tremor, movimientos anormales, rigidez, problemas de

la marcha, ataxia, pérdida de balance, tics, parálisis, disquinesias, desmayo, lipotimia, movimientos epilépticos, pérdida de la movilidad voluntaria, paresia, parálisis, clonus.

¿Se siente inestable al caminar o torpe con sus manos? ¿Se ha caído en las últimas fechas? ¿Realiza movimientos involuntarios? ¿Se ha caído sobre sus propios pies?
Sensorial: Hormigueo, anestesias, hipoestesia, hiperestesia, parestesia, sensación de quemazón, trauma, fotofobia.
¿Ha dejado de sentir en alguna parte de su cuerpo? ¿Siente dolor con estímulos de baja intensidad? ¿Le molesta la luz? ¿Siente cosquilleo?

Autonómico: Cambios en la función vesical, cambios en la función intestinal, impotencia, otros problemas sexuales, cambios en la sudoración, secreción lacrimal.

¿Ha tenido la sensación de que podría perder súbitamente el control de su vejiga? ¿Tiene que apresurarse para ir al baño y vaciar su vejiga? ¿Alguna vez perdió el control de su vejiga? (16)

UROGENITAL

Se puede iniciar interrogando la parte urológica para luego pasar al respectivo aparato genital.

En cuanto a la orina es importante su aspecto, comenzando por el color, se le pregunta por ejemplo ¿Orina transparente? O ¿Qué color orina?

Acoluria es la orina desprovista del color normal de la orina, semejante al agua natural, en este caso se debe interrogar también por la ingesta de agua, opuesto ésta a la coluria u orina color coca cola muy frecuente en hiperbilirrubinemia.

Preguntar por el olor, si es más fuerte que de costumbre o si se ha alterado el olor normal de la orina. Algunas vitaminas u alimentos alteran el olor normal de la orina, lo mismo que la fenilcetonuria por ejemplo.

También es importante la presencia de piuria, hematuria y secreciones. Cambios en las características del calibre o fuerza del chorro de orina.

Incontinencia urinaria, ya sea continua (de día y de noche), de esfuerzo (al reír, toser, cargar peso), de urgencia (No le da tiempo a llegar al baño), mixta o paradójica (No puede orinar, sin embargo se le escapa la orina). (17)

Infecciones urinarias sobretodo si son a repetición, cálculos, dolor lumbar, edema, diuresis, tenesmo vesical, pujo vesical, retención urinaria.

La frecuencia de micción es un aspecto que debe ser cuestionado al paciente ¿Qué cantidad orina en todo el día? También la presencia de poliuria, polaquiuria, anuria, oliguria, con preguntas tales como: ¿Cuántas veces orina? y ¿Qué cantidad orina?.

La enuresis debe ser considerada, en mayores de 6 años es motivo de estudio.

La nicturia debe ser siempre vigilada en hombres mayores.

La presencia de disuria, dolor, ardor o molestias al orinar, micciones dolorosas debe tomarse en cuenta.

Genitales masculinos:

Se debe preguntar por la presencia de hernias, masas testiculares, hemorragias genitales el tipo de cirugía realizada.

Las enfermedades de tipo infecciosa en los genitales deben ser interrogadas, preguntar por secreciones o úlceras en el pene, dolor testicular, prurito en genitales, además de exposición a infección por VIH, precauciones contra ésta y otras enfermedades de transmisión sexual, cualquier enfermedad de transmisión sexual y su tratamiento.

También se debe cuestionar la vida sexual, época en que se inician y desarrollan las actividades sexuales ¿A qué edad tuvo su primera relación sexual?. Interés, orientación, función, satisfacción y problemas sexuales, potencia sexual, priapismo, onanismo (masturbación), eyaculación precoz, dispareunia, ginecomastia.

Genitales femeninos:

Importante cuestionar la Menarquía, edad de primera menstruación, amenorrea o ausencia de la menstruación. Puede ser primaria cuando no la ha presentado a los 16 años o secundaria tras presentarse ciclos menstruales, éstos se interrumpen por más de 3 meses. (18)

En cuanto a las características de la menstruación, si es normal: eumenorrea, oligomenorrea, metrorragia, dismenorrea, menorragia, ciclo menstrual (tiempo, duración, cantidad y periodicidad de los mismos), menopausia, dispareunia, sinusorragia ¿tiene sangrado vaginal durante el coito?

Tomar en cuenta infecciones vaginales, descarga vaginal (consistencia, color, olor) leucorrea, prurito en genitales, si ha tenido que usar óvulos.

¿Sufre de tensión pre-menstrual?, ¿Ha tenido alteraciones en la libido?

Presencia de dolor pélvico, dolor perineal, genial, inguinal o crural.

Referencias

1. Universidad de Colima México [Página de Internet] Centro Interactivo de Aprendizaje Multimedia de la Salud, Medicina Interrogatorio por Aparatos y Sistemas, Disponible en: URL ciam.ucol.mx/salud/ descargas/La%20Historia%20Clinica/Interrogatorio%20por%20aparatos%20y%20sistemas.doc.
2. III Encuentro red de Sociedades Científicas Médico Venezolanas [Página de Internet] Contenido del CD del III Encuentro de Sociedades Médico Venezolanas, 1998. Disponible en http://www. infomediconline.com/biblioteca/revistas/consocie/iiiencuentro/actoido.asp
3. Surós Batlló, A. Semiología Médica y Técnica Exploratoria, Barcelona: Masson. 2001 p.
4. Porter, Robert, Kaplan, Justin The Merck & Dohme Manual, de España, S.A. Madrid, España, 2005. Disponible en URL: http://www.msd.es/publicaciones/mmerck_hogar/seccion_19/seccion_19_213. html
5. Bates, B, Hoekelman, R Manual De Propedéutica Médica, México: Interamericana McGraw Hill. 1992 p(7-9)
6. Valles, H. Traumatismos nasales, dismorfias y epistaxis. In Traserra, J. Otorrinolaringología. Ed. Doyma, p(311-316).
7. Martínez Pérez, D; Cénjor, C. Epistaxis. Fracturas. Perforaciones. In Ramírez, R. Manual de otorrinolaringología. Madrid , Ed. McGraw- Hill Interamericana, 1998, Vol. 1, p(207-209).
8. Llavero Segovia, M. Manejo terapéutico de las epistaxis. Urgencias ORL. Madrid, Laboratorios Menarini, 1999, p(65-73).
9. Gicquel, P; Fontanel, JP. Epistaxis. In Vercken, S. Enciclopedia médico quirúrgica. Paris, Ed. Elsevier, 2000, Vol. 3, p(1-9).
10. Becker, W; Heinz Naumann, H; Pfaltz, C. Nariz, senos paranasales y cara. Otorrinolaringología. Barcelona, ediciones Doyma, 1986.
11. Otorrinolaringología. Manual CTO. 6ta edición. p(22-36).
12. Sanguinetti, L. Semiología, Semiotecnia y Clínica Propedéutica, Argentina Libreros López Editores 1975 p(106-109).
13. Wolkove, N, Dajczman E, Colacone A, Kreisman H. The relationship between pulmonary function and dyspnea in obstructive lung disease. Chest 1989; 96: p(1247-1251)
14. Burrows B, Niden AH, Barclay WR, KASIK JE. Chronic obstructive lung disease II. Relationship of clinical and physiologic findings to the severity of airways obstruction. Am Rev Respir Dis 1965; 91: p(665-678.)
15. The University of Toledo: Neurological History and Examination http://hsc.utoledo.edu/depts/ neurology/review.html
16. Gilroy, B, Basic Neurology, , 3ra Edición, Ed McGraw-Hill Professional, Estados Unidos 2001. p(13-15)
17. Urología. Manual CTO. 6ta edición. p 1.
18. Ginecología y Obstetricia. Manual CTO. 6ta edición. p 3

11. HISTORIA PEDIÁTRICA

Octavio Méndez, María Alejandra Díaz y Ricardo Correa

INTRODUCCIÓN

La historia clínica pediátrica es sumamente importante para la detección precoz de problemas relacionados con la salud y para la prevención de futuros problemas. (1) Es sumamente difícil de tomar por diversas causas, entre ellas, el hecho de que suele obtenerse de una persona distinta al paciente.

En esencia, la historia clínica pediátrica es una narración sobre el encuentro entre el médico, el padre y el niño que debe incluir la observación de la conducta y las interacciones de la familia.

Este capítulo pretende agregar los elementos que tiene la historia clínica pediátrica diferente en comparación con la historia clínica de un adulto que ya ha sido elaborada en otro capítulo de este libro.

El examen físico pediátrico es bastante similar al del adulto, pero es importante recordar que en el neonato se examinan varios elementos ajenos al examen físico de un adulto. En el examen del neonato es muy importante ir a buscar el diagnóstico porque el niño no se lo va a indicar. Entonces hay que tener mucha "sospecha clínica" y, para ello, hay que conocer a fondo la patología del recién nacido a partir de los hallazgos normales y sus variantes.

Uno de los puntos estratégicos esenciales en el examen de un niño es empezar y avanzar por donde se lo permite, es decir, aquel consejo de ir céfalo-caudal o caudo-cefálico, para no perder o descuidar un área de examen, no se aplica enteramente al examen pediátrico y, aunque el examinador debe tratar una dirección o método, puede pasar al siguiente eslabón o área para regresar, al final, a examinar esas áreas que el niño no permite, por ejemplo, la boca o los oídos, que suelen producir un rechazo inmediato. Pelearlo hasta examinarlo y entonces pasar a otra área del examen se constituye en una pérdida de tiempo y potencia el rechazo del niño al examen, en general." (Comentarios por el Dr. Pedro E. Vargas)

Otros consejos que se pueden dar para facilitar el examen físico de neonatos y lactantes son: auscultar al niño siempre en los brazos de la madre, procurar que el estetoscopio no este frío al colocarlo sobre el paciente, a la palpación abdominal ser paciente y si el niño está llorando esperar a que inhale (tómese su tiempo).

Entre algunos problemas a los que se debe estar siempre alerta al hacer una historia clínica pediátrica, podemos incluir las dificultades en el aprendizaje, enfermedades crónicas o discapacidades, y los problemas conductuales o del desarrollo, de lo cual detallaremos cómo se encuestan más adelante. (1)

Los padres muestran gran interés y preocupación por sus hijos. (2) Recordar que en este caso no siempre el paciente escoge al médico, esa responsabilidad reposará sobre los padres. Ellos estarán evaluando todas sus acciones, y son sumamente conscientes de lo que el médico piensa de ellos, por lo que hay que mantener una actitud cortés, cálida, amigable y sin prejuicios (1), además de mostrar interés, empatía y dedicación.

Algunos datos para acercarse a la familia y al paciente son los siguientes.(2)

• Preséntese.
• Preguntar como prefiere ser llamado el paciente.
• Evite la interposición de mesas o camillas entre la familia y usted.
• Establezca contacto ocular y comunicación con la familia.

Siempre recordar que los lactantes y algunos niños pequeños se sienten más seguros en los brazos de un padre, por lo que puede utilizarlo como técnica para tranquilizarlos.

En la historia clínica pediátrica al igual que en la de adultos, es sumamente importante preguntas como: "¿Por qué vino usted hoy?", "¿Qué es lo que más le preocupa?" y "¿Por qué le preocupa?", ya que no sólo le dirán que puede padecer el paciente al momento de la consulta, sino que puede adelantar información posterior. Por ejemplo, a un padre le preocupa un ganglio linfático cervical, porque tiene una tía que murió de Linfoma de Hodgkin y lo relaciona como un síntoma precoz.(1) La entrevista comienza con comentarios de los padres relacionados con las inquietudes que les llevaron a buscar la entrevista actual (motivo de la consulta). Siempre que sea posible, anote textualmente lo que dicen los padres o el paciente. Aclare si estas quejas tienen que ver con las preocupaciones de los padres, del paciente o de ambos.

ENTORNO

Siempre hay que mantener cómodos tanto al paciente como a los padres, procurando siempre mantener las líneas de comunicación abiertas y la privacidad al máximo. Sin embargo es importante que el consultorio no contradiga el consejo médico. Uno les habla a los padres, por ejemplo, de que los dulces favorecen las caries y que no es conveniente agregarle azúcar a la leche o el agua y, sin embargo, "premia" al niño, al salir de un consultorio, con una pastilla. Para lograr esto satisfactoriamente la comodidad del paciente y sus padres se podría sugerir lo siguiente:

• No permitir interrupciones constantes, mientras se realiza la historia clínica, ya que muestra un desinterés de parte del médico.
• Garantizar la privacidad.
• Tener comodidad dentro del consultorio.
• En caso de no tener una relación personal con la familia, mantener la formalidad con los nombres. (Sra. De González, Sr. Pérez).
• Al niño llamarlo por su nombre de pila.
• No atender a más de un niño a la vez y evitar tener varios en la misma habitación dentro de lo que sea posible.
• Siempre es importante tener juguetes para mantener entretenidos a los lactantes. "Es importante recordar que a los niños no los distrae ningún juguete cuando están bajo la lupa del médico. Los juguetes pueden ser un atractivo, mientras no haya una amenaza." (Comentarios por el Dr. Pedro E. Vargas)
• Pregúntele directamente al niño cuando sea adecuado.
• Recordar que el lenguaje corporal es el 70% de la comunicación, por lo que debe

vestirse de manera apropiada dentro del contexto social y cultural en el cual trabaja. Cualquiera que sea el vestido hay que transmitir una sensación de competencia.(1)

ENCUESTA PEDIÁTRICA

Cuando se obtiene la historia previa del paciente pediátrico, el médico debe solicitar información sobre los hechos médicos destacados desde la concepción hasta la aparición de la enfermedad actual. La cantidad de datos obtenidos puede variar, pero es necesario anotar problemas prenatales como: hemorragia, hipertensión, infección y también hay que describir el peso al nacer, el tipo de parto y los problemas neonatales, si los hubo. La información sobre nutrición puede revelar gran parte de la dinámica familiar y las percepciones y expectativas de los padres. "Es importante recalcar que no existen fechas fijas o cronológicas. Las variantes son las reglas. Es por ello que un niño no camina "a los 8 meses". Hay que conocer los rangos y conocer la última edad a la cual todavía se puede adquirir una habilidad o "milestone", normalmente." (Comentarios por el Dr. Pedro E. Vargas) Es por esto se debe preguntar detalladamente lo mencionado a continuación: (3)

I.   Antecedentes personales no patológicos:
  a.   antecedentes prenatales
  b.   antecedentes perinatales
  c.   desarrollo psicomotor
  d.   dentición
  e.   social educativo
  f.   alimentación
  g.   hábitat
  h.   higiene personal
  i.   inmunizaciones

a.   Prenatales
Madre, gesta, para, cesáreas, abortos, edad a la que se embarazó del paciente, semanas de gestación, número de controles prenatales, por quién, periodicidad, complicaciones durante el Embarazo: alimentación durante el mismo, traumatismos, medicamentos durante el embarazo, alcoholismo y tabaquismo.

b.   Perinatales
Características del trabajo de parto, duración del trabajo de parto, hubo complicaciones durante el parto, semanas de gestación, dónde fue atendida, número de productos, cómo fue obtenido el/los producto(s), si se utilizó fórceps, características del líquido amniótico y de la placenta. Respiró y lloró el producto al nacer, Puntuación de la escala Apgar. Ameritó maniobras de reanimación especiales, tales como: bolsa de oxígeno, ventilación asistida con mascarilla autoinflable (AMBU), intubación y/o medicamentos.
Perímetro cefálico, talla, peso al nacer, edad gestacional por exámen físico, dificultad respiratoria, cianosis, icteticia (¿cuánto tiempo después de nacer? ¿Ameritó fototerapía y cuánto tiempo? ¿Ameritó transfusión sanguínea?), anomalías congénitas, infección y los patrones de llanto, micción, sueño y defecación.

c. **Desarrollo Psicomotor:** (Ver anexo)

Esto es de suma importancia, ya que el pediatra debe estar alerta y ver cualquier atraso o anormalidad en el desarrollo para recomendarle a los padres medidas que ayuden a los niños a llegar a su completo potencial como adultos. Por ejemplo: un lactante a término de año y medio que todavía no diga palabras sueltas se debe buscar patologías de fondo como hipoacusia.

El desarrollo psicomotor lo dividimos en 3 tipos:

i. *Motor fino*

Prensión palmar, pinza fina, intenta alcanzar objetos, sostener un objeto con dos manos, transferir objetos de mano a mano, pasar páginas de un libro, hace torre de 2 cubos, hace torre de 6 cubos, hacer rayas, hacer una cruz, hacer un triángulo, hacer un cuadrado, hacer un rectángulo, hacer un rombo, escribir palabras.

ii. *Motor grueso*

Sostén cefálico (en decúbito prono y sentado), se sienta sin apoyo, junta las manos en la línea media, rodamiento (prono a supino y supino a prono), gateo, bipedestación con ayuda, bipedestación sólo, subir y bajar escaleras sin alternar los pies, brincar en dos pies, correr, subir y bajar alternando los pies, brincar en un pie.

iii. *Lenguaje*

Sonidos guturales, monosílabos, bisílabos, frases de 3 palabras, lenguaje fluido de más de 3 palabras, comprensión de cosas abstractas, pronunciación de la "R" y "S".

d. **Dentición**

Inicio de la dentición, ¿Cuándo inicia?, ¿Cuántas piezas dentarias tiene?, ¿Ha tenido caries previamente?, ¿Ha usado algún aparato de ortodoncia?

e. **Social adaptativo**

Sonrisa social, primera angustia de separación, segunda angustia de separación, juego en paralelo, juego en grupo, relación con sus compañeros y familiares.

f. **Alimentación**

Lactancia materna exclusiva: frecuencia y duración de las tomas; método de destete; Alimentación con fórmula: tipo, concentración, cantidad y frecuencia de las tomas, dificultades encontradas (regurgitación, cólicos, diarrea); vitaminas y suplementos de hierro y flúor: cantidad administrada, frecuencia y duración; Ablactacción: inicio, que alimentos y cantidad de éstos, integración a la dieta familiar, exceso o falta de alimentación del niño. Alimentación actual.

g. **Hábitat**

Condiciones de la habitación (ventanas, cuántas camas), tipo de construcción (techo, paredes y piso), ¿de cuántos cuartos consta?, ¿cuántas personas viven ahí?, ¿cuenta con electricidad, teléfono, servicios sanitarios?, ¿dónde está localizada?, ¿cómo botan la basura?, convivencia con animales o mascota.

h.   Higiene

¿Cada cuánto se baña?, ¿Cada cuánto se cambia de ropa? Lavado de dientes

i.   Inmunizaciones:

Esquema de inmunizaciones en Panamá:

Inmunizaciones ☐ No porta tarjeta	RN	2 m	4 m	6 m	12 – 18 m	4-6 años	12 años
BCG							
Hepatitis B							
Polio ☐ oral ☐ IM							
DPT ☐ whole ☐ acelular							
H. influenzae tipo b							
Rotavirus ☐ monovalente ☐ tetravalente							
MMR							
Varicela							
Influenza A y B							
Neumococo heptavalente							
Neumococo 23-valente							
Papilomavirus humano							
Hepatitis A							
Fiebre amarilla							
Meningococo divalente							

Reacciones post-vacunales: _____

Todos estos puntos son sumamente importantes en una historia clínica pediátrica, ya que pueden ayudar a orientar diagnósticos o pueden alertar al pediatra de ciertas patologías para el diagnóstico temprano y su tratamiento adecuado. Por ejemplo, un neonato que ameritó ventilación asistida con bolsa autoinflable por tiempo prolongado puede desarrollar problemas cognitivos.

2.   En los antecedentes personales patológicos es necesario mencionar enfermedades exantemáticas, otras enfermedades que ameritaron hospitalización (transfusiones, cirugías) y complicaciones de las enfermedades, todas con su tratamiento (si recuerda) y evolución. Por ejemplo, a los 3 años. Varicela que cursó con Neumonía, ameritó hospitalización 2 semanas, posteriormente evolución satisfactoria.

3.   Procedimientos de Detección: En todos los niños, éstos deben incluir: visión, audición, análisis de orina y hematocrito, así como el cribado neonatal de trastornos genéticos metabólicos, en Panamá las normas de la salud integral de la mujer recomienda el siguiente tamizaje: detección de hipotiroidismo congénito, galactosemia, fenilcetonuria, deficiencia de glucose-6-fosfato deshidrogenasa, hiperplasia adrenal congénita y hemoglobinopatía. (5)
Niños de alto riesgo: VIH, TBC, Anemia Falciforme.

4.   Alergias: alimentarios, medicamentosas, etc.

5.   Medicamentos actuales: incluir dosis y frecuencia

6.   Antecedentes familiares: debe incluir todo lo estipulado en una historia clínica de adulto, haciendo énfasis en consanguinidad de los padres.

7.   Historia Psicosocial: La historia psicosocial describe al niño en su entorno y en las relaciones presentes con la familia, el grupo de compañeros, la escuela y la comunidad. Debe incluir información sobre el entorno físico, el ambiente y el grado de aislamiento. Es importante determinar cómo pasan el día los niños, quién los cuida, qué les gusta hacer y cuáles son sus pasatiempos. Se debe investigar los elementos de estrés que existen para el niño, y de qué manera él y su familia se enfrentan con ellos y los resuelven. También hay que tener en cuenta las actitudes de los padres hacia la disciplina. Es conveniente que los padres describan el temperamento de sus hijos (apacible, alegre, perezoso), así como lo que consideran sus puntos fuertes.
Se debe evaluar además parámetros como: el sueño, lenguaje, disciplina, hábitos, escolaridad (tanto del niño como de los padres), sexualidad y personalidad.

8.   Antecedentes Genitourinarios: En la historia pediátrica es sumamente importante, ya que infecciones en niños pequeños (especialmente sexo masculino) pueden no sólo tener implicaciones a largo plazo, sino que también pueden hacer sospechar de anormalidades congénitas en el aparato genitourinario.

En niñas, en etapa escolar y adolescente, incluir: edad de inicio de telarca, edad de inicio de pubarca, edad de inicio de adrenarca, edad de Menarca, edad Ginecológica (Tiempo transcurrido entre la menarca y el momento de evaluación), ciclos menstruales: frecuencia, duración, cantidad (num. toallas promedio/día), dismenorrea Si/No.

En varones sería conveniente incluir: inicio de pubarca, inicio de adrenarca, edad de espermaquia,

Técnicas de entrevista

La mayoría de las entrevistas son directas y sencillas, pero a veces surgen dificultades. Algunas pueden evitarse cambiando el formato de la entrevista o adoptando estrategias particulares. La explicación de ciertos términos es esencial en todo momento.

Si el paciente ha sido atendido antes, el médico revisará su historia clínica antes de la consulta para refrescar la memoria sobre la salud y las enfermedades pasadas que puedan relacionarse con el motivo de la consulta actual.

Muchos padres sienten que la entrevista pediátrica implica un cuestionamiento de sus habilidades y por esta razón, pueden ponerse a la defensiva y dar respuestas ideales. El pediatra debe promover una relación de confianza, de esta manera facilita las cosas y permite que los padres expongan sus temores, frustraciones y organicen sus pensamientos.

Referencias

1. Hoekelman R, Adam H, Nelson N, Weitzman M, Wilson M et al. Atención Primaria en Pediatría. Boyle W, Hoekelman R. La Historia Pedriátrica. España: OCEANO/Mosby; 2003. p.63-73.
2. Lissauer T, Clayden G. Texto Ilustrado de Pediatría. España: Ediciones Harcout, S.A.; 2002. p.9-11.
3. Instituto mexicano de seguridad social. Hospital de Pediatría. Historia Clínica pediatrica. 2007.
4. Behrman R, Kliegman R, Jenson H. Nelson Textbook of Pediatrics. USA: Elsevier Science; 2004.
5. Turner R, Jara D, Lawson C, Thomas L, González GRevisión De Normas De Salud Integral De La Mujer. Panamá. 2007

ANEXO

PERFIL PARA EL DESARROLLO DEL NIÑO DE 0 – 6 AÑOS

Edad	Motor Grueso	Motor Fino	Cognoscitivo	Lenguaje	Socio-Afectivo	Hábitos de Salud y Nutrición
0-1 mes	R. Moro R. tónico asimétrico del cuello. Al intentar sentarse, caída de la cabeza hacia atrás.	Presión palmar	Fija la mirada en objeto brillante	Succión Llanto Cambio de actividad frente al sonido	Se calma al alzarlo y al hablarle	Se alimenta exclusivamente con leche materna.
1-2 meses	R. Moro Al intentar sentarlo mantiene la cabeza erecta Pataleo recíproco.	Aprieta involuntariamente un objeto. Sonajero pequeño que se le pone en la mano.	Sigue un objeto más allá de la línea media. Mota roja	Emite sonidos.	Presencia de sonrisa.	Se alimenta exclusivamente de leche materna.
2-3 meses	Al sentarlo mantiene la cabeza erecta unos segundos. Levanta la cabeza, apoyándose sobre los brazos.	Aprieta los objetos y luego los deja caer.	Mira el objeto que tiene en la mano	Responde con balbuceo en situaciones placentera.	Sonrisa espontánea.	Se alimenta exclusivamente de leche materna
3-4 meses	Cabeza erecta y fija si se mantiene sentado. Tendencia a rodar Boca abajo, eleva la cabeza con los brazos extendidos.	Mantiene las manos abiertas.	Sigue con la mirada una bola que se mueve. Mota roja o bola roja alrededor de su cara	Vocaliza "a", "e", "u"	Mira sus manos, juega con ellas y lleva a la boca	Se alimenta exclusivamente de leche materna.
4-5 meses	Sentado con apoyo, mantiene la cabeza firme Inicia volteo.	Acerca ambas manos al intentar agarrar un objeto en la línea media	Observa un objeto antes de meterlo a la boca.	Emite sonidos repetidamente G, K, M, P.	Se ríe a carcajadas cuando juega con otra persona.	Se alimenta exclusivamente de leche materna.

5-6 meses	Da vuelta de boca abajo a boca arriba. Si se le sienta se mantiene sentado con apoyo en posición trípode.	Coge el objeto que se le pone frente a él.	Sigue con la mirada, momentáneamente, los objetos que caen. Sonríe con su imagen frente al espejo.	Emite sonidos mientras juega solo.	Acaricia la cara de la madre.	Se alimenta exclusivamente con leche materna.
6-7 meses	Se sienta sin apoyo por breves minutos. Inicia reflejos de paracaídas.	Toma una bolita con el pulgar y otros dedos. Pasa objetos de una mano a la otra.	Recupera el objeto que se le cae de la mano.	Combina sílabas "ma-má", "ta-ta".	Disfruta jugando al escondido. Distingue rostro familiar.	Sostiene el pan y las galletas y las lleva a la boca. Empieza a masticar los alimentos.
7-8 meses	Se para brevemente, sostenido de las manos y salta activamente. Se sienta sólo. Inicia el gateo sobre manos, rodillas y pies	Agarra con los dedos.	Busca un objeto escondido frente a él.	Modulación y entonación en el habla.	Cambia de actitud cuando llegan extraños.	Come del plato con sus dedos.
8-9 meses	R. de paracaídas.	Toma el dulce con el pulgar y el índice.	Quita el pañal y toma la bola escondida ante su vista.	Suspende una actividad cuando se le dice "no".	Intercambia caricias con los padres	Demuestra preferencia o rechazo por algún alimento.
9-10 meses	Se para agarrado. Camina agarrado de las dos manos.	Recoge objetos pequeños con el índice y pulgar (pinza).	Hala el pañal para alcanzar el objeto.	Responde a órdenes simples acompañados de gestos	Repite una actividad al celebrar su actuación.	Intenta usar cuchara.
10-11 meses	Camina sostenido de una mano	Golpea un cubo contra otro.	Retiene un cubo en cada mano al darle un tercero.	Al escuchar la palabra "adiós" dice "adiós" con la mano	Se enoja cuando tratan de quitarle un objeto	Duerme 7 o más horas en la noche sin interrupción
11-12 meses	Dá pasos solo Se baja solo de la cama	Mete y saca objeto de una caja	Desenvuelve una bola envuelta en papel.	Dice algunas palabras cortas "mamá", "teté"	Acepta y entrega la bola.	Come de todo, le gusta sentarse a la mesa.
1 año – 1 año3m	Camina solo. (balanceándose) Camina, se agacha y se para.	Hace garabatos tomando el lápiz con toda la mano. Pasa una página de un libro a la vez.	Trabajo activo, con un objeto. Recupera objeto escondido. Cierra una caja, en imitación.	Señala objeto familiar cuando se le pide. Dice 2-5 palabras.	Juega solo.	Trata de usar cuchara. Capaz de tomar de la taza.

1a3m – 1a6m	Es capaz de subir y bajar de una silla. Camina solo con seguridad.	Recoge y coloca la pasita en un frasco. Imita trazos.	Imita torres de 2 a 4 cubos. Extrae pasitas de un frasco. Señala una parte de su cuerpo.	Indica su deseo nombrando un objeto. Obedece una orden.	Se disgusta cuando no se le da lo que quiere. Tira la pelota cuando se le pide. Ayuda a desvestirse.	Avisa cuando está mojado.
1a6m – 1a9m	Patea una pelota Camina rápido y corre. Sube las escaleras, sin alternar los pies y con ayuda.	Usa bien la taza. Inserta pieza en rompecabezas de pocas piezas.	Hace torre de 6 cubos Imita un tren empujando los cubos. Señala por lo menos 2 partes de su cuerpo.	Obedece 2 órdenes. Frase de 2 palabras. Dice 10 a 15 palabras.	Pide comida y bebida. Juega con un muñeco, lo abraza y acaricia.	Inicia el control de esfínter urinario.
1a9m – 2años	Camina bien en ambas direcciones. Corre.	Pasa las páginas una por una. Imita trazos circular y vertical. Abre y cierra un frasco.	Discrimina entre dos objetos. Intenta armar un rompecabezas de 2 piezas.	Forma oraciones de 3 palabras. Nombra y señala 5 objetos. Obedece 2 órdenes sencillas.	Juega al lado de otro niño. Imita tareas caseras. Pregunta por personas conocidas.	Muestra preferencia por algunos alimentos. Control de esfínter urinario
2años – 2½ años	Baja escalera con apoyo. Se para en un solo pie. Corre bien.	Alinea 2 ó 3 cubos como tren Ensarta cuentas grandes.	Identifica 4 partes del cuerpo. Torre de 8 cubos. Arma rompecabezas de 3 piezas.	Sigue dos órdenes consecutivas Uso del yo, mi, tú	Le agradan los coros, cantos y bailes. Reconoce su nombre cuando lo escucha.	Colabora cuando se baña. Avisa cuando quiere ir al baño.
2½ años – 3 años	Sube las escaleras alternando los pies. Se mantiene de pie con los talones juntos. Equilibrio en un solo pie.	Copia líneas y círculos. Se desabotona la camisa. Enrosca y desenrosca una tapa.	Encaja 3 formas geométricas. Coloca un cubo, arriba y debajo de un objeto.	Usa algunos plurales. Dice para que sirve el objeto que se le muestra.	Comienza a interactuar con el juego, dice su nombre.	Se lava y seca la cara y las manos. Avisa cuando quiere orinar y defecar.
3 años – 4 años	Salta en un pie dos o más veces. Marcha coordinadamente. Maneja un triciclo usando los pedales.	Imita una cruz. Agarra un lápiz correctamente.	Imita un puente con 3 cubos. Dice si un objeto es blando o duro. Dibuja la figura humana con 3 partes.	Concepto de mucho, poco, arriba, abajo. Construye oraciones de 5-7 palabras.	Dice su sexo Dice su nombre completo. Comparte juego.	Cepilla sus dientes. Come solo correctamente. Se peina solo.

4 años – 5 años	Salta hacia atrás por imitación. Trepa. Camina sobre una línea manteniendo equilibrio.	Toca con el pulgar los demás dedos. Recorta con tijeras. Copia una cruz.	Dibuja una figura humana con 4 partes. Agrupa objetos de acuerdo al color, tamaño y forma. Inicia el reconocimiento de su lado derecho e izquierdo con su cuerpo.	Emplea verbos en pasados. Canta y repite ritmos sencillos.	Gusta de juegos competitivos Dramatiza y expresa imaginación en el juego.	Se viste y desviste solo.
5 años – 6 años	Salta abriendo y cerrando las piernas.	Apaña con una mano una bolsita de arroz. Es capaz de copiar figuras como rombo, cuadrado y triángulo. Puede contar 7 a 10 objetos.	Dibuja una figura humana de 4 a 6 partes. Conoce los colores primarios. Se interesa por las causas y efectos de los fenómenos naturales. Reconoce su mano derecha e izquierda.	Usa los verbos en pasado, presente y futuro. Relata un cuento sencillo con consecuencia. Pronuncia correctamente las consonantes.	Selecciona amigos y juega. Participa en grupos y espera su turno.	Controla esfínter. Es independiente en las actividades de la vida diaria.

12. Historia y Examen Ginecológico

Ariel Francis Ng, Soledad Herrera y Fernando Márquez

Teniendo en cuenta las características del entorno en el que actualmente se desempeña el ejercicio médico vale la pena iniciar este contenido destacando la importancia de la realización de una historia clínica con énfasis ginecológica basada en el comportamiento ético, el respeto el calor humano y la empatía, con el fin de lograr el primer y más importante paso en la relación médico-paciente. (1)

Todos los pacientes, y en especial las mujeres, esperan de su médico comprensión, simpatía, acompañamiento y consuelo, una verdadera comunicación en el plano emocional. (1)

Contiene las siguientes partes: (1)

1. Antecedentes ginecológicos
2. Examen del abdomen y los senos
3. Examen ginecológico

ANTECEDENTES GINECO-OBSTÉTRICOS

1- Historia de las menstruaciones (2,3)

Edad de menarquia: En promedio es a los 12-13 años. Se toma en cuenta para evaluar una posible pubertad precoz o retraso de la pubertad junto con la telarquia y pubarquia. (4)

Fecha del último período menstrual: Se utiliza el primer día del último ciclo menstrual, ya que es lo más objetivo.

Número de días del ciclo y su regularidad: El ciclo menstrual puede variar de 21-35 días. Si dura más de 35 días es oligomenorrea y menos de 21 días se considera polimenorrea. Si el sangrado viene a intervalos irregulares se denomina metrorragia. (4)

Carácter del flujo menstrual: Cantidad, duración, presencia y tamaño de coágulos. Se considera normal un sangrado de 50 ml y con una duración de 4-6 días. Si este flujo es excesivo o abundante se le denomina metrorragia. Si hay flujo excesivo de sangre junto con intervalos regulares de sangrado, esto es meno-metrorragia. (5)

Dismenorrea: Características, duración, frecuencia, medidas que la alivian. Dolor asociado a la menstruación, localizado en abdomen bajo, pelvis, irradiado a espalda y caderas; y se acompaña de náuseas y vómitos.

Hemorragia intermenstrual: Intensidad, duración, cronología, asociado o no a ovulación. Síntomas premenstruales: Es el conjunto de síntomas cíclicos, capaces de interferir con la vida diaria y se asocian de forma consistente con el ciclo menstrual. Entre estos están cefaleas, aumento de peso, edema, sensibilidad dolorosa en las mamas, irritabilidad o cambios de humor, frecuencia, interferencia con las actividades cotidianas, medidas que lo alivian.

2- Antecedentes Sexuales

Inicio de Vida Sexual: Nos puede orientar desde cuando tiene relaciones sexuales, también sabremos si tiene o no mayor riesgo de padecer cáncer cérvico-uterino, infección por el virus de papiloma humano y otras patologías relacionadas al inicio de actividad sexual en edades tempranas.

Actividad sexual actual: Número de parejas sexuales, género de sus parejas. Sirve para determinar si la paciente está en riesgo de adquirir una enfermedad de transmisión sexual.

Métodos anticonceptivos: Actuales y previos, satisfacción con ellos.

Métodos de barrera para la prevención de enfermedades de transmisión sexual.

Antecedentes de enfermedades de transmisión sexual: considerar gonorrea, clamidia, chancro, granuloma inguinal, vaginosis bacteriana, linfogranuloma venéreo, sífilis, HIV, infección por virus del papiloma humano, herpes, tricomoniasis, ptiriasis, escabiasis.

Problemas relacionados a la penetración, falta de lubricación o falta de orgasmo. Considerar alteraciones anatómicas, traumas previos, deficiente reconstrucción anatómica, anormalidades hormonales.

3- Historial obstétrico

Aquí se debe incluir el número de gestaciones que ha tenido la paciente, los resultados. Tomar en cuenta si ocurrió un aborto y averiguar la causa y en qué período de la gestación ocurrió. Preguntar por complicaciones durante el embarazo como aumento excesivo de peso, trastornos hipertensivos del embarazo, diabetes gestacional, etc. Consignar el peso al nacer de los hijos, presencia o ausencia de anomalías e indagar por la posibilidad de algún problema relacionado a la fecundidad. (5)

Se recomienda el uso de las siglas G P C A para colocar el número de cada uno, dando información de forma concisa y fácil de encontrar.

G: Gravidez. Número total de embarazos.
P: Número de partos vaginales.
A: Número de abortos.
C: Número de cesáreas.

4- Historia de la Menopausia

Climaterio normal (5)

Se designa de esta forma al conjunto de manifestaciones objetivas y subjetivas que acompañan y que son expresiones de la declinación fisiológica, terminal e irreversible del ovario después de 25-30 años de actividad sexual. Dentro de este cuadro, una de las manifestaciones objetivas más conocidas es la cesación definitiva de la menstruación, es decir, la menopausia. Su comienzo y terminación son, generalmente, imprecisos, con una duración media de 12 años. Aun así, es importante conocer lo más exactamente posible la edad a la que ocurrió tal evento, o si lo experimenta actualmente.

Para situarlo cronológicamente, el climaterio se puede dividir en premenopáusico y posmenopáusico. Puede cesar para siempre la menstruación y sólo un tiempo después comenzar las manifestaciones climatéricas; se trata de la disociación climatérico-menopáusica, como ocurre en el síndrome de Sheehan o en la menopausia post-histerectomía más ooforectomía.

Síndrome climatérico (5)

En algunas mujeres (20-30%), el climaterio transcurre con un mínimo de molestias imprecisas, después de todo lo cual recobran su estado anterior, quedando como único elemento objetivo la amenorrea; en las restantes (70-80%) se manifiesta como un síndrome complejo integrado por:

- Anomalías menstruales: A veces preceden en pocos meses y en otras en un año o más a la instauración de la menopausia.
- Manifestaciones neurovegetativas: Se evidencian especialmente a nivel del sistema vasomotor, mediante "sofocaciones u oleadas de calor". Éstas aparecen excepcionalmente después de la menopausia; por lo general, se presentan precozmente, a veces acompañando las primeras alteraciones menstruales y aún precediéndolas, situándose exclusivamente en los días inmediatamente previos a la menstruación o durante ellas.

Consisten en una sensación de calor ascendente, que toma por lo general la mitad superior del tórax, pero pueden abarcar todo el cuerpo, y duran tan sólo de 30 segundos a 2 minutos, siendo seguidas casi siempre por transpiración profusa y eritrosis facial y, en ocasiones, sensación de frío. Suelen repetirse varias veces al día y, especialmente en la noche, apareciendo la mujer de pronto mojada de sudor, lo que la obliga a interrumpir el descanso nocturno. Todas las circunstancias que aumentan la pérdida de calor favorecen su aparición; así, por ejemplo, permanecer en ambientes poco ventilados, el reposo en cama, las emociones, etc. Son más intensas en verano y en los períodos digestivos. La constitución neuropsíquica parece influir en la gravedad de los fenómenos vasomotores, que son más acentuados en la mujer nerviosa y con deficiente equilibrio psicológico.

- Alteraciones psíquicas: Labilidad emocional, irritabilidad, insomnio, estados depresivos, posible alteración de la libido y del orgasmo, etc.

Es importante saber si estas pacientes se tratan con sustitución hormonal o de estrógenos, y los efectos secundarios que dicha terapia conlleva, tales como: sensibilidad dolorosa de las mamas, hemorragia vaginal, hinchazón, entre otros. (6)

También se debe preguntar si toman medidas de control anticonceptivo durante este periodo.

5- Otros datos de suma importancia son (3):

• Antecedente de resultados anormales en las pruebas de Papanicolaou: fecha, tratamiento.
• Procedimientos ginecológicos recientes.
• Técnicas u operaciones ginecológicas pasadas (ligadura de trompas, histerectomía, ooforectomía, laparoscopia, criocirugía, conización).

ENFERMEDAD ACTUAL

Dolor (5)

Los dolores genitales en la mujer son muy frecuentes y de etiología variada. Se determinarán los caracteres del dolor:

• *Fecha de aparición.* Relación con un posible parto, aborto, infección genital o perturbación emotiva.
• *Intensidad.* Variable de unas mujeres a otras, dependiendo del umbral de excitación, de la intensidad del estímulo, etc.
• *Localización e irradiación.* Difícil, por ser pobre la inervación de las vísceras profundas. Depende de la intensidad, de la rapidez en la conducción, de la experiencia dolorosa de la paciente, etc. Además, la posibilidad de un dolor reflejo o indirecto nos enmascara más la exacta localización del dolor, que varía según la zona afectada. Por ejemplo, los procesos del cuello, porción inferior del útero, uretra, trígono vesical y recto duelen en la parte inferior del sacro, irradiándose a miembros inferiores; mientras que los de fondo de útero, vejiga y porción interna de trompa duelen en la región abdominal, entre el ombligo y la ingles. No hay que olvidar que los procesos de columna también duelen en estas zonas.
• *Naturaleza.* En forma de cólicos, sensación de peso o progresivo. Depende del mecanismo de producción, que puede ser por:
  a) Contracción violenta de una víscera hueca.
  b) Distensión brusca de la cápsula de un órgano sólido.
  c) Compresión o distensión de los vasos sanguíneos.
  d) Anoxia del tejido muscular activo.
  e) Irritación nerviosa.
  f) Disminución del umbral de excitación.

• *Tipos de dolor uterino*

  a) Cólico: por contracciones enérgicas uterinas ante cuerpos extraños, como los fibromas submucosos, pólipos, restos placentarios, etc.
  b) Dolor gravitativo o de peso: por irritaciones de las terminaciones nerviosas, sea por diseminaciones linfáticas (cervicitis), por tracción (prolapsos) o por compresión (tumoraciones). La retroflexión y la congestión pelviana dan un dolor de este tipo.

Los tumores pélvicos no producen necesariamente dolor, a no ser que:

- Se cree un problema de espacio (compresión).
- Se cree un accidente interno (crecimiento del tumor mayor que la irrigación).
- Se produzca la torsión de un pedículo vascular.
- Se extienda a otras estructuras.

- *Ritmo.* Fecha de aparición en relación al ciclo.
- *Signos asociados.* Fiebre, metrorragias, flujos, trastornos urinarios, vómitos y diarreas.

Dolor pelviano ginecológico subagudo o crónico (5)

Entre sus causa cabe destacar:

- *Anexitis crónicas.* Unilaterales o bilaterales. El dolor se manifiesta en las fosas ilíacas; puede ser localizado (irradiación a la cara interna del muslo ipsilateral, vía nervio obturador) o difundir extensamente. Se exacerba, a veces, en el período premenstrual, con el ejercicio y el coito. El padecimiento ha aparecido después de un parto o aborto accidentados, o recién iniciada la actividad sexual.
- *Endometriosis.* En los casos típicos, el dolor sobreviene con la regla y se acentúa progresivamente hasta su terminación, existiendo también esta progresividad de una regla con la anterior. A veces, sin embargo, faltan estas características y ritmicidad. Suele ir asociada a otros procesos, como retroflexiones, fibromas, anexitis, etc.
- *Fibromioma uterino.* Es indoloro en sus comienzos; sólo duele cuando degenera malignamente, se torsiona el pedículo en los sub-serosos, se acumula sangre y secreciones en la cavidad uterina por detrás del punto de estenosis.
- *Cáncer de útero.* Puede ser asintomático hasta que el tumor o sus metástasis se extienden al tejido pelviano profundo, superficie peritoneal o afecta a huesos y nervios.
- *Prolapso uterino.* Si a mayor abundamiento va acompañado de cisto o rectocele, se produce un verdadero dolor sordo, continuo, en la región pelviana y sacra, con molestias durante la micción y defecación. En ocasiones, la sensación de peso o caída de los genitales es tan notoria que la mujer ni se atreve a separar sus piernas para que ello no ocurra.
- *Retroversión.* La retroversión móvil no duele; la retroversión fija postoperatoria o inflamatoria con congestión concomitante, puede producir una sensación dolorosa gravitatoria, con irradiación a la parte inferior de la espalda o a las piernas. Molestias semejantes (por congestión vascular y estasis que, de modo secundario, afectan las estructuras neurales de la pelvis) se encuentran en el retro-desplazamiento del útero.
- *Varicocele pelviano (o congestión pelviana).* La agudización de la formación varicosa de los plexos venosos utero-ováricos es motivo de dolores más o menos intensos. Se estima como síntoma casi privativo y patognomónico de esta afección el "dolor erótico", exaltación erótico-patológica que incita a la mujer al coito, no pudiendo ser satisfecha a causa del dolor agudo que éste le provoca, debido a la congestión de los

plexos periclitorídeos. Los factores etiopatogénicos más importantes son el coitus interruptus, la postura en pie prolongada, la sífilis hereditaria. Esta afección provoca menorragias, leucorrea inespecífica y, muchas veces, tenemos vesicorrectal. Casi nunca falta en este síndrome la dismenorrea o algia menstrual. No es un cuadro de intensidad y proporciones alarmantes. No hay mal estado general, ni alteraciones del hemograma, ni cuadro peritoneal. Existe regular defensa y algunas veces vómitos.

Glándulas mamarias (1)

Debe investigarse:
- Dolor
- Secreciones por el pezón
- Alteraciones en el aspecto
- Presencia de masas

El dolor mamario, llamado, mastodinia, es frecuente en adolescentes y mujeres jóvenes en los días precedentes a la menstruación.

El dolor que no es cíclico, o que está bien localizado, puede indicar tumor benigno.

El dolor no es síntoma actual frecuente en pacientes de carcinoma mamario, pero el antecedente de dolor intermitente, agudo o punzante en una mama, sin causa aparente, lo es.

Algias esenciales o psicalgias de origen genital (5)

Se trata de casos en los que el dolor no se acompaña de lesión orgánica alguna o, por lo menos, no hay proporción entre la intensidad de dicho dolor y la magnitud de la lesión encontrada. Estos dolores se observan con más frecuencia entre los 25-30 años. Su comienzo es, unas veces, brutal, y otras, insidiosos y progresivo; generalmente, después de un parto, aborto o shock emocional, exacerbándose en el período premenstrual, ovulación, coito y fatiga.

La topografía del dolor puede resumirse en un dolor dorsal (región sacra) y un dolor ventral (hipogastrio), ambos con irradiaciones superficiales por todo el abdomen, tórax, espalda y, sobre todo, cara anterior de los muslos; y profundas a nivel del fondo de saco de Douglas y fondo de saco vaginal posterior, que da lugar a dispareunias y a exacerbación por reacción de los órganos de la vecindad (disuria, polaquiuria, cistalgia, pujos, tenesmo rectal, etc.). Son motivo de estos dolores:

- Linfangitis y adenopatías reactivas. Secundarias a una discreta lesión genital, ya sean erosivas, ulcerativas o desgarros obstétricos infectados del cuello.
- Retracción de los ligamentos uterosacros. Condicionada por el coitus interruptus.
- Masturbación. Todo orgasmo con vagina vacía es motivo de molestias pelvianas.
- Secuelas inflamatorias y trastornos del sistema simpático pelviano de origen ortostático. Estos dolores aparecen algunas horas después de levantarse y se exacerban con la posición en pie. Los anclajes ligamentarios del útero son muy

laxos, y se le puede exteriorizar fácilmente. Aquí se podrían incluir los dolores ortopédicos de la mujer multípara. Las articulaciones pelvianas están muy relajadas y los músculos están en una continua tensión para compensar este defecto, lo que a la larga también se traduce por dolor.

- Algias psicógenas. Entran dentro de la ginecología psicosomática. Las neurosis son particularmente frecuentes. Los factores emocionales pueden acompañar a las lesiones orgánicas y modificar su sintomatología. Pueden aparecer al margen de toda lesión orgánica manifiesta, aunque hay que tener prudencia antes de afirmar que no existe tal lesión, pues nunca se puede estar seguro que no haya alguna lesión microscópica celular, linfángica, vascular o nerviosa.

EXAMEN FÍSICO (5)

Típicamente el examen físico ginecológico debe estar compuesto por un examen de las mamas, un examen abdominal y un examen completo de la pelvis.

Examen de mamas: (5,7)

Consideraciones Generales:

El tamaño mamario y areolar cambia con la edad, el embarazo y período de su ciclo menstrual.

El procedimiento descrito aquí también se puede utilizar para el auto-examen utilizando un espejo para la inspección.

Idealmente, debe realizarse una semana después de la menstruación y se le debe notificar brevemente al paciente lo que se va a hacer.

Inspección:

El examinador se debe colocar en frente del paciente y pedirle a éste que elimine toda ropa, prenda, joya y demás objetos que estén por encima de la cintura.

Inicialmente se deben observar ambas mamas para realizar comparaciones, luego se procede a examinar una mama a la vez.

Se le pide al paciente que relaje sus brazos y los coloque a ambos lados del tórax y se observan las mamas buscando lo siguiente:
1. Simetría aproximada
2. Retracción o hundimiento de la piel
3. Inflamación o decoloración
4. Patrón venoso
5. Efecto de piel de naranja en la piel

6. Areola: Pigmentación
7. Pezón:
    • Posición (generalmente debe apuntar hacia fuera y hacia abajo).
    • Tamaño
    • Forma
    • Ulceraciones
    • Descargas

Luego, observe el movimiento del tejido mamario durante las siguientes maniobras:
1. Al presionar las manos contra las caderas (buscando aumento de la tensión de los músculos pectorales).
2. Al levantar los brazos sobre la cabeza
3. Al inclinarse hacia delante: Observar si hay movimiento pendular, o asimetrías.

Evalúe tamaño mamario de acuerdo a la edad.

Palpación:

Con el paciente en decúbito supino, pídale al paciente que se descubra un seno y que coloque la mano de ese lado detrás de la cabeza.

1. Empiece a palpar a nivel de la articulación del esternón con la clavícula usando preferiblemente el segundo, tercero y cuarto dedo. Si hay heridas abiertas o secreciones visibles use guantes.
2. Presione el tejido mamario contra la pared del tórax con pequeños movimientos circulares, utilizando presión leve para evaluar capas superficiales y presión firme para capas profundas.
3. Palpe la mama en sentido vertical, siguiendo columnas que se sobreponen hasta llegar a la cola de la mama.
4. Palpe alrededor de la areola y la depresión debajo del pezón. Apriete el pezón gentilmente entre los dedos pulgar e índice y observe si hay salida de secreciones a través de éste.
5. Palpe en la axila buscando linfadenopatías.
6. Repita del lado contrario.

Examen pélvico (5, 7, 8)

Consideraciones generales

Se le debe informar al paciente brevemente lo que se va a realizar.

Se le pide a la paciente que cumpla con los siguientes requerimientos:
• Tener la vejiga vacía.
• Quitarse la ropa que cubra de la cintura hacia abajo y acostarse sobre la camilla de

examinación y cubrirse con unas pantaloneras y un paño para los muslos y el bajo vientre.

El examinador (sea hombre o mujer) debe estar acompañado por una chaperona y debe usar guantes no estériles en ambas manos.

Antes de empezar, se debe contar con el equipo necesario para realizar el examen pélvico, éste incluye:

- Espéculo
- Jaleas lubricantes
- Lámpara
- Porta objetos
- Instrumentos para realizar una citología exfoliativa y cultivos.
- Instrumentos para realizar biopsias tanto cervicales como endometriales.

Posicionamiento del paciente

La paciente guarda la posición dorsosacra o de litotomia, con los muslos bien flexionados sobre la pelvis, abducidos y en rotación externa, las piernas sobre los muslos y estas últimas apoyadas sobre los estribos. Dependiendo del tipo de estribos, sus piernas podrán quedar apoyadas en los talones o en la región poplítea. Las nalgas deben quedar justo en el borde libre de la mesa.

Examen de genitales externos

Se puede tocar primero la cara interna de los muslos para darle a conocer a la paciente que se está comenzando el examen.

Se debe observar el desarrollo de los caracteres sexuales secundarios, estimando el grado de desarrollo adiposo del monte de Venus y grandes labios, así como la cantidad y distribución del vello púbico, el desarrollo del clítoris y la desembocadura de la uretra.

Inspeccione la vulva buscando enrojecimiento, inflamación, lesiones, masas o infestaciones.

Examine los labios mayores, que pueden estar uni o bilateralmente infiltrados en caso de falla cardíaca, neuropatías o procesos infecciosos como una Bartholinitis.

Separe los labios mayores de los menores con los dedos pulgar e índice de la mano derecha y observe el aspecto, color, textura de la mucosa y configuración anatómica de las siguientes estructuras:

- Labios menores
- Clítoris
- Orificio uretral
- Introito vaginal
- Himen

- Cuerpo perineal
- Ano

Si se sospecha afección de las glándulas de Skene, se puede ordeñar la glándula presionando la superficie inferior de la uretra a través de la pared vaginal anterior. Estudie las secreciones con microscopio y cultivos.

Examen con espéculo

La inspección de la vagina y el cérvix siempre debe preceder a la palpación.

El espéculo debe ser calentado con agua de la pluma y no debe ser lubricado si se quieren obtener exfoliados cervicales y vaginales o si se desean realizar cultivos.

Hay que elegir un espéculo de tamaño adecuado. La punta de éste se aproxima al vestíbulo de la vulva en una posición oblicua. Con el dedo índice y medio de la otra mano se separan los labios menores. Se introduce el espéculo cerrado ejerciendo presión en contra del perineo y en el interior de la vagina se gira de la posición oblicua inicial al plano horizontal. Se debe tener cuidado de no pellizcar los labios menores ni traccionar pelos. Al llegar al fondo, se abren las hojas del espéculo. Este se debe ubicar de tal modo que el cuello uterino quede entre las hojas del mismo. A veces es necesario retirarlo un poco para luego reintroducirlo o cambiar su inclinación. Una vez que el cérvix está a la vista, se fija el espéculo.

Observe la vagina buscando lo siguiente:
- Secreciones: Deben ser estudiadas por tricomonas, candida, vaginosis, gonorrea y clamidia.
- Sangre
- Características de la mucosa:
    - Lesiones: Inflamatorias, neoplásicas, vasculares, pigmentadas
    - Edema
    - Color
- Anormalidades estructurales (Congénitas o adquiridas)

Observe el cérvix buscando lo siguiente:
- Sangrado que salga del canal cervical y que no esté asociado a la menstruación.
- Lesiones inflamatorias caracterizadas por secreciones mucopurulentas, eritema y ulceraciones superficiales.
- Pólipos que surjan de la superficie del cérvix y se proyecten hacia la vagina o que salgan del canal endocervical. Estos pueden ser neoplásicos o inflamatorios.
- Los carcinomas de cuello uterino pueden no cambiar la apariencia del cérvix o pueden parecerse a un proceso inflamatorio.

Obtenga muestras para cultivo y citología si está indicado.

Saque un poco el espéculo para liberar al cérvix, luego ciérrelo y sáquelo suavemente, mientras lo rota a la posición oblicua original. Asegúrese nuevamente de no lesionar las estructuras externas.

Tacto vaginal

Permite darse cuenta de la lisura, holgura y permeabilidad de la vagina así como el estado de los fondos de sacos vaginales (si están vacíos u ocupados) y las condiciones físicas del cérvix.

Situada la paciente en posición de litotomía se introducen, previamente lubricados, el dedo índice y luego medio de la mano dominante. La porción vaginal del útero es una especie de cono de unos 2 cm. de longitud, móvil, liso con consistencia parecida a la de la goma endurecida, en mujeres embarazadas se palpa como una masa gelatinosa. En su vértice, se palpa el orifico cervical externo de forma redondeada en las nulíparas y hendido transversalmente en las multíparas. En el cáncer de cuello uterino éste se palpa duro, rugoso, friable y de fácil sangrado.

Se pide a la paciente que puje para apreciar cualquier prolapso.

El fondo de saco de Douglas, limitado anteriormente entre el cuerpo del útero y la parte superior de la pared posterior de la vagina y posteriormente por la pared anterior del recto, se encuentra normalmente depresible, vacío e indoloro.

Examen Bimanual

Sigue y complementa el tacto vaginal. Es sumamente útil, ya que nos hace accesible el útero y los anexos. Una vez terminado el tacto vaginal y sin retirar los dedos de la vagina, éstos se giran de manera que la cara palmar de los mismos toquen la pared vaginal anterior y con la otra mano se comprime el abdomen a unos 10cm, por encima de la sínfisis del pubis. Luego de algunos movimientos superficiales, se dirigen las puntas de los dedos primero hacia el ombligo y luego hacia el sacro. La mano que está afuera es la que palpa, los dedos que están dentro de la vagina sirven de sostén para destacar resaltes. En caso de niñas pequeñas el examen bimanual se realiza introduciendo, cuidadosamente, el dedo meñique en el recto.

Examen abdominal (5)

Las tumoraciones más comunes de origen ginecológico son: el embarazo, el mioma uterino y el quiste de ovario.

El útero gestante es grande, globuloso y blando. Los signos ciertos de gestación se recogen de la siguiente manera; colocando la mano sobre el útero, a partir del sexto mes, y cuando el feto se mueve, un zarpazo suave y típico. La altura del fondo uterino es directamente proporcional al tiempo de embarazo y se correlaciona anatómicamente de la siguiente forma:

- Cuatro meses: Por encima de la sínfisis púbica.
- Cinco meses: Entre la sínfisis púbica y el ombligo
- Siete meses: Entre el ombligo y la apófisis xifoides

- Ocho meses: Rozando los arcos costales
- Nueve meses: Ligeramente más abajo

Los miomas uterinos se palpan como un tumor central, duro, indoloro y más o menos abollado y móvil, se facilita diferenciarlo del embarazo a través del tacto vaginal (cuello e istmo uterinos de consistencia normal). La tracción del cuello con una pinza arrastra el tumor, lo que lo diferencia de un quiste de ovario.

Los quistes de ovario ocupan la parte central del abdomen, al que abultan, con tendencia al desplazamiento hacia la fosa ilíaca ipsilateral. Se puede confundir con ascitis, y se diferencia por la percusión mate que no varía con los decúbitos

Referencias

1. Universidad de Manizales. Facultad de Medicina. Archivos Clínicos. 59-62. Disponible en: http://www.umanizales.edu.co/programs/medicina/publicaciones/Revista%20Medicina/cuatro/semiolo%20gineco.pdf
2. Fundación Santiago Dexeus Font, 2004-2006. Disponible en: URL: http://www.dexeus.com/caste/conte/pacien2.asp?Nivel=GC&Categoria=GRC001&Submenu=GRC1&codigo=MVIS&Idioma=ESP
3. Seidel H, Ball J. Manual Mosby de Exploración Física. Madrid: Elsevier. 2003: 596-97.
4. Morgan M, Siddighi S. National Medical Series: Obstetrics and Gynecolgy. 5ª ed. EE.UU: Lippincott Williams & Wilkins; 2005: 244-57.
5. Surós Battló A, Surós Battló J. Semiología médica y Técnica exploratoria. México: Salvat Editores; 2001: 590-618.
6. Morgan M, Siddighi S. National Medical Series: Ginecología y Obstetricia. México: McGraw-Hill Interamericana; 2006: 393-95.
7. Berek J. Berek's and Novak's Gynecology. 14ª ed. EE.UU: Lippincott Williams & Wilkins; 2006: 14-22.
8. Pontificia Universidad Católica de Chile. Escuela de Medicina. Manual de Semiología. Disponible en: http://escuela.med.puc.cl/Publ/ManualSemiologia/Ginecolo.html.

13. HISTORIA PSIQUIÁTRICA Y EXAMEN MENTAL

*Roxane Díaz, Gabriela González,
Daniel Velarde y Lucia Alleyne*

Dadas las especiales características del paciente psiquiátrico y lo particular de la semiología a evaluar en el examen mental, en este capítulo nos dedicamos específicamente al desarrollo de la entrevista psiquiátrica. En cuanto al interrogatorio por aparatos y sistemas lo podremos orientar hacia el área de la neurología, siempre alertas ante la posibilidad de síntomas psicógenos y, a la vez sin menospreciar las quejas del paciente. En cuanto al examen físico se debe realizar con especial énfasis en el componente neurológico, y en señales de enfermedades crónicas que puedan llevar a deterioro neurológico (hipertensión, diabetes). Tanto el interrogatorio por aparatos y sistemas como el examen físico tendrán la intención de descartar ambos: organicidad y enfermedades que pongan en peligro la vida del paciente. El examen físico deberá ser especialmente cuidadoso, ya que en muchas ocasiones será la única herramienta para el diagnóstico clínico de enfermedades orgánicas en pacientes psiquiátricos incapaces de dar una historia clínica precisa y/o completa.

DATOS PERSONALES

Nombre, edad (trastornos psicóticos en adultos jóvenes, demencias en ancianos, etc.), sexo, antecedentes étnicos y culturales, estado civil, ocupación, informante y credibilidad. Todos puntos importantes, ya que muestran tanto los factores positivos como los sistemas de apoyo, como los negativos o estresantes. (1) Además se han identificado verdaderos factores de riesgo y distribución demográfica de las enfermedades mentales, tales como: la mayor incidencia de trastornos psicóticos en adultos jóvenes (tercera década), el predominio del sexo femenino en trastornos de la personalidad tipo limítrofe, tendencias hereditarios en el trastorno bipolar, y familias con alta incidencia de esquizofrenia paranoide. (2)

MOTIVO DE CONSULTA PSIQUIÁTRICA

Responde a la pregunta: ¿Qué lo hace venir al hospital o a la consulta en el día de hoy? Va entre comillas. Esta oración nos permite la identificación de los síntomas y del problema que llevan a un diagnóstico. (3) En el paciente de salud mental es también una herramienta para determinar el grado de introspección (insigth, conciencia de enfermedad). (2, 3, 4, 5)

ENFERMEDAD PSIQUIÁTRICA ACTUAL

Se debe tratar de obtener una historia completa del problema o enfermedad actual: mirando si su iniciación fue brusca o gradual (importante para pensar ya sea, en síndromes orgánicos o funcionales), si hubo causas precipitantes como problemas interpersonales, sociales, económicos, laborales o familiares, enfermedades o pérdidas, duración de la enfermedad (importante para el diagnóstico y pronóstico), manifestaciones clínicas del problema o enfermedad actual, incluyendo cambios o anormalidades del comportamiento, trastornos afectivos (depresión, euforia, ansiedad, etc.), trastornos del sueño, del apetito, problemas perceptuales (alucinaciones, etc.), trastornos del pensamiento (ideas delirantes, etc.), cambios en la personalidad del individuo o de su funcionamiento. (1)

Hay que intentar precisar cuándo fue la última vez que el paciente se sintió medianamente estable y duración aproximada de este período asintomático. (6)

También debe indagarse sobre la personalidad previa a la aparición de la enfermedad, de qué forma se han visto afectadas sus actividades cotidianas y sus relaciones personales, en definitiva, valorar si ha habido o no ruptura en su psicobiografía. (6)

En el caso de que hubiera episodios anteriores, evaluar si fueron o no similares al actual. (6)

HISTORIA PSIQUIÁTRICA Y MÉDICA ANTERIOR

Es muy importante establecer si el paciente ha tenido problemas psiquiátricos anteriores y sus características, para aclarar si el problema actual es un episodio aislado o si es recurrente, y poder diagnosticar ciertas entidades como las enfermedades afectivas. Las respuestas a tratamientos anteriores también son valiosas para trazar el plan a seguir. Se debe incluir los pensamientos suicidas y los intentos que han ocurrido. (1,3, 7)

Siempre se debe averiguar e insistir acerca del consumo de alcohol o drogas. Esto es relevante porque el uso del alcohol puede producir o simular cualquier síndrome psiquiátrico y su abstinencia un cuadro delirante con manifestaciones diversas. Lo mismo puede decirse del uso de drogas tanto prescritas como auto-recetadas, por ejemplo, los narcóticos, barbitúricos, hipnóticos, sedantes y anfetaminas. También se debe preguntar por el uso excesivo de bebidas cafeinadas, pues éstas pueden precipitar ataques de pánico o producir un síndrome de ansiedad. Su abstinencia puede también causar varios síntomas, incluyendo cefaleas. El uso excesivo de tabaco puede alterar el metabolismo y por ende los niveles sanguíneos de ciertos psicotrópicos. (1)

Es necesario establecer la historia médica del paciente, especialmente de traumas de cráneo, convulsiones, trastornos metabólicos o endocrinos y deficiencias nutricionales, ya que éstos pueden producir cuadros psiquiátricos. Problemas cardiorespiratorios, hipertensión, trastornos renales, hepáticos e infecciosos (neumonía), también pueden afectar el funcionamiento del sistema nervioso central y presentar manifestaciones psiquiátricas. (1)

Antecedentes psiquiátricos familiares

Se debe tratar de esclarecer la presencia de trastornos psiquiátricos en los parientes cercanos, así como su respuesta al tratamiento, pues esto puede ayudar a clarificar el diagnóstico y a formular el tratamiento. Los factores genéticos están muy asociados a condiciones psiquiátricas. (1,2)

Historia personal y desarrollo

Consiste en obtener una historia de cada periodo de la vida, desde el nacimiento hasta la actualidad. Se suele dividir en tres grandes partes (1,6):

I. Período del desarrollo

a.	*Historia prenatal y perinatal:* Se analiza la situación familiar en que nació el paciente, si el embarazo fue deseado y planeado, el estado emocional de la madre durante el embarazo, si hubo patología materna o fetal durante la gestación, tipo de parto, condición del niño al nacer (si se puede, consignar el APGAR).

b.	*Primera infancia* (desde el nacimiento hasta los tres años): Se debe investigar sobre la calidad de la interacción madre-hijo durante el desarrollo psicomotor del niño (durante el aprendizaje del comer, control de esfínteres, etc.), y la existencia de problemas en esta área. Debe analizarse sobre el entorno familiar del infante, condiciones socioeconómicas, relación con sus padres y hermanos, etc. La personalidad emergente del niño es de crucial importancia, deben recopilarse datos además de su capacidad de concentración, de tolerancia a la frustración o de posponer gratificaciones, etc. En resumen, deben explorarse fundamentalmente las áreas de: Hábitos de alimentación, desarrollo temprano, síntomas de problemas de comportamiento, personalidad infantil, fantasías o sueños primeros o recurrentes.

c.	*Infancia media (de 3 a 11 años):* Se deben evaluar factores tan importantes como identificación del sexo, los castigos habituales en casa y las personas que ejercían la disciplina e influyeron en la formación de la conciencia temprana. Se deben consignar las primeras experiencias escolares, cómo le afectó la separación con la madre. Preguntar sobre las primeras amistades y relaciones personales. Dentro de la relación escolar se deben describir los patrones tempranos de asertividad, impulsividad, agresividad, pasividad, ansiedad o conducta antisocial. También es importante la historia del aprendizaje de la lectura y del desarrollo de otras habilidades intelectuales y motoras. Debe explorarse a la vez, la presencia de pesadillas, fobias, enuresis, masturbación excesiva.

2. Infancia Tardía

En esta etapa el individuo empieza a desarrollar la independencia de los padres mediante otras relaciones con amigos. Se deben establecer los valores de los grupos sociales del paciente y determinar si los padres eran o no figuras idealizadas. Debe explorarse la vida escolar del paciente, su participación en actividades de grupo, relaciones con compañeros y profesores. Debe preguntarse por pasatiempos (hobbies), áreas de interés, etc.

También es importante averiguar sobre el desarrollo de la identidad y de la vida sexual del sujeto. En resumen no se pueden pasar por alto las siguientes áreas: Relaciones sociales, historia escolar, desarrollo cognoscitivo y motor, problemas físicos y emocionales y sexualidad.

3. Edad adulta

Debe consignarse la historia ocupacional del paciente, la formación y prácticas requeridas, los conflictos relacionados con el trabajo, y las ambiciones y objetivos a largo plazo. Se debe explorar los sentimientos que tiene con respecto a su trabajo actual, las relaciones con compañeros, jefes o empleados, y describir la historia laboral (número y duración de los trabajos que ha tenido).

También es importante preguntarle por las relaciones de pareja, su historia marital, la religión que posee, sus actividades sociales, su situación vital actual, la historia legal, sexual y familiar, y finalmente sobre sus proyecciones futuras en todos los ámbitos, sus sueños y fantasías.

Historia y dinámica familiar

Abarca el nombre, la edad, la ocupación y situación económica, social y civil de cada uno de los miembros de la familia, los lazos afectivos y las relaciones del paciente con cada uno de ellos. Las crisis familiares y la reacción del paciente a éstas. (1)

EXAMEN MENTAL

El propósito de éste es tener una idea clara acerca de diferentes áreas mentales del paciente, su estado emocional y su capacidad o funcionamiento psíquico. (1)

Apariencia (1)

Física: es la descripción del paciente, por ejemplo: obesidad, hirsutismo, pueden hacer pensar en problemas nutricionales o metabólicos; si el vestido, higiene y arreglo personal son apropiados a la posición y circunstancias del paciente, ya el descuido puede hacer pensar en depresión, o el exceso de maquillaje y joyas, en hipomanía; si la expresión facial demuestra tristeza, preocupación o indiferencia.

Conducta hacia el entrevistador: actitud o reacción del individuo a la entrevista, si es cooperativo y expresivo (propio de las hipomanías, trastornos de la personalidad tipo borderline, o histriónico), hostil (maniacos, esquizofrénicos e intoxicados) o temeroso y suspicaz (esto hace sospechar ideas paranoides).

Conducta motora: si los movimientos del cuerpo y de las extremidades son inapropiados o están aumentados o disminuidos, ya que lo primero puede indicar manía, catatonia excitada y lo segundo, depresión o catatonia inhibida. La mirada fija en el espacio ("mirada perdida") o en el examinador, apariencia preocupada, movimientos bruscos de la cabeza o extremidades, pueden sugerir alucinaciones. Los movimientos estereotípicos e impulsivos pueden sugerir trastornos obsesivos. La presencia de posturas extrañas, temblor, movimientos involuntarios repetitivas atetoides o coreiformes, pueden hacer pensar en enfermedades neurológicas. Se deben buscar signos de síndromes de abstinencia como temblor. También se pueden observar conductas motoras propias de intoxicación por drogas de abuso o por psicofármacos: movimientos aumentados en estimulantes, disminuidos en sedantes y signos extrapiramidales en intoxicación por antipsicóticos típicos.

Pensamiento

El pensamiento es la función cognitiva más compleja y elaborada del psiquismo. Nos permite crear y comunicar ideas. Es una función dependiente de la conciencia que nos permite acceder a los procesos cognitivos superiores de simbolizar y conceptualizar, saber y comprender.

A.   Trastornos del origen del pensamiento:

*   *Pensamiento autístico:* el sujeto va deteriorando su capacidad comunicativa al perder los significados tornándose un pensamiento enigmático y sin sentido aparente, tiende a recurrir a significados subjetivos y propios que sólo él logra entender. (13)

*   *Pensamiento concreto:* cuando se pierde la capacidad de simbolizar. Es el pensamiento literal o unidimensional en el que no se captan los matices de metáfora ni elemento abstracto. (13)

B.   Trastornos del Contenido del pensamiento:

Los contenidos son las ideas que éste produce.

a.   *Ideas fijas:* Ideas reiteradas en formas persistentes y parásitas del flujo normal del pensamiento y, aunque dominan gran parte de la actividad consciente, no desadaptan ni modifican significativamente la personalidad.

b.   *Ideas sobrevaloradas:* Creencias irracionales que aunque son defendidas con firmeza, pueden llegar a ser rechazadas como falsas y que el paciente identifica como propias. (4) Se da una alta carga afectiva a ideas que parecen más importantes de lo que objetivamente son.

c.   *Ideas obsesivas:* Ideas, imágenes o impulsos reinciden y persisten en el campo de la conciencia, a pesar de la voluntad o deseo del sujeto de retirarlas del mismo. El sujeto las reconoce como absurdas, critica su persistencia y genera malestar o angustia. La presencia de ideas obsesivas conduce a cambios comportamentales (acto compulsivo), a fin de aliviar temporalmente la angustia.(13)

d.   *Ideas fóbicas:* ideas asociadas a temores irracionales que generan marcada angustia y limitan aspectos de la vida cotidiana, obligan al individuo a evitar o desplazar ciertos objetos o situaciones que inconsciente y simbólicamente le representan conflicto emocional no resuelto.

e.   *Ideas delirantes:* Creencias falsas, irracionales que no admiten discusión. (3, 4, 7). No tienen base en el contexto cultural del paciente, elemento clave para su correcta identificación. (7)

- Ideas delirantes características de la depresión:
Culpa o indignidad: Actos banales son considerados como pecaminosos o indignos, con reproches que llevan a la convicción de ser despreciable y pecador. (1)
Hipocondría: El temor de tener una enfermedad cristaliza en el convencimiento de padecerla.
Negación o nihilismo: Se niega el funcionamiento o existencia de los propios órganos, o que el mundo no existe. (1)
Minusvalía: falsa disminución de capacidades o exageración de los defectos llegando al autodesprecio.

-*Ideas delirantes características en la manía, esquizofrenia y los estados delirantes:*
Ideas de grandeza: Relacionadas con poder, riqueza, conocimiento o situación social.
Ideas de persecución: Son vividas como amenaza contra la vida o el convencimiento de recibir daño físico.
Ideas de referencia: los actos de las otras personas se refieren o hacen alusión al paciente, creyendo así que los comentarios, risas o miradas de los otros tienen significación personal. (1) Ejemplo: comentarios en la televisión o en la radio, o al ver a compañeros de trabajo conversando piensa que siempre se refieren a él, generalmente de forma negativa. (7)
Ideas de influencia: El sujeto se siente influido por fuerzas mágicas o naturales. Ejemplo: Cree que está siendo sometido a la brujería. (1)

C. Trastornos del curso del pensamiento:

Alteraciones por defecto:

- *Bradipsiquias:* Aumento significativo del tiempo de latencia entre el estímulo y la respuesta y un enlentecimiento paralelo en la progresión o fluidez del pensamiento y otras funciones psicológicas. Puede aparecer en estados de fatiga crónica, en las depresiones, catatonia, hematoma subdural y en las intoxicaciones con depresores del SNC.
- *Bloqueo del pensamiento:* Es el grado máximo de bradipsiquia, en el cual el curso o progresión del pensamiento se detiene sin que se pueda reanudar fácilmente. (13)

Alteraciones por exceso o aceleramiento:

- *Taquipsiquias:* acortamiento significativo del tiempo de latencia entre el estímulo y la respuesta y un aceleramiento paralelo en la progresión o fluidez del pensamiento y otras funciones psicológicas. Se puede ver en la manía e intoxicaciones con estimulantes del SNC.
- *Fuga de ideas:* Grado máximo de taquipsiquiaen el cual las ideas se precipitan una detrás de otras, perdiendo la directriz del pensamiento, desorganizándolo.

D. Trastornos de la forma del pensamiento:

La forma se refiere a la sucesión de ideas lógicas.

a. *Disgregación:* Las ideas en sí mismas y aisladas son lógicas y comprensibles, pero que en conjunto no tienen continuidad lógica, por lo tanto se hacen incomprensibles porque se pierde la directriz, se pierden las asociaciones normales y su construcción no es modificable por la voluntad. Generalmente no hay compromiso del estado de conciencia. (13)
- La ensalada de palabras es una variante de la disgregación, en la cual las ideas ya no se asocian por contenido y significado.
b. *Asociación por consonancia o asociación por sonidos:* ideas escogidas y asociadas por su sonido (rima) independientes del eje del discurso. (3, 4, 13)
c. *Incoherencia:* El pensamiento no se puede organizar de manera lógica ni

comprensible dado que cada idea aislada es ilógica e incomprensible en sí misma. Falta la idea directriz global, no hay conexión significativa lógica entre las diferentes palabras. Es frecuente en los síndromes confusionales y en la esquizofrenia. (13)

d.   *Perseverancia:* Hay marcada incapacidad o dificultad para cambiar de un tema a otro, deteniéndose reiteradamente en los mismos conceptos ya expresados, por lo que las repeticiones son lo llamativo. Es frecuente en epilepsias, neurosis obsesivas y algunas psicosis.

- *Pararespuestas:* Expresiones verbales que no tienen relación lógica con las preguntas hechas por el entrevistador. Pueden aparecer en esquizofrenia, cuadros demenciales. (13)

Percepción

Se debe consignar cualquier alteración sensoperceptiva, describiendo cuál es el sentido afectado y el contenido de la experiencia alucinatoria o ilusoria. (6)

Es importante evaluar las circunstancias que ocurren en la experiencia alucinatoria y el momento preciso en que ocurren, como por ejemplo si ocurren durante el día, cuando el paciente está totalmente consciente o si ocurren cuando está a punto de dormir o despertando (las alucinaciones hipnagógicas son de menor o ninguna importancia). (1)

Los trastornos sensoperceptivos pueden ser:

1. *Hiperpercepción:* mayor captación de las sensaciones. Hay un descenso en el umbral perceptivo, de forma que se percibe mayor número de sensaciones y con más intensidad. El sujeto tiende a aislarse, evita los ruidos, hace disminuir la intensidad luminosa, etc. (9)
2. *Hipopercepción:* menor captación de las sensaciones. El umbral perceptivo está más elevado, por lo que el número de percepciones y su intensidad es menor con respecto a una persona normal. (9)
3. *Abolición perceptiva:* no suele darse de forma completa si no es en los estados comatosos. (9)
4. *Agnosia:* falta de percepción localizada. El paciente no puede reconocer personas, objetos, sonidos, figuras u olores, aún cuando las modalidades sensoriales básicas están presentes. (9, 10)
5. *Ilusiones:* es una percepción errónea, una transformación subjetiva de un estímulo sensorial real. Por ejemplo, cuando se confunde a una persona con otra o un objeto con otro parecido. (4, 6)
6. *Pareidolia:* es una ilusión producto de una percepción falseada por la fantasía. Por ejemplo, cuando al mirar las nubes, nos parece ver en ellas figuras fantásticas.(9)
7. *Alucinaciones:* son percepciones sin objeto, ellas pueden carecer de un estímulo sensorial externo, si bien la persona que las padece está convencido de la realidad de dicha percepción que localiza en el espacio exterior a él. Pueden ser elementales (cuando corresponden a elementos perceptivos) o complejas (cuando abarcan percepciones completas ya en una sola esfera sensorial con palabras u objetos o en

varias, con la visión de un animal que se complementa con la alucinación del ruido que produce, etc). En cuanto a la esfera sensorial se clasifican en: visuales, auditivas, gustativas y olfatoria, táctiles o háficas, cenestésicas, motoras. Dependiendo de cómo se den, se pueden asociar a distintas patologías. (4, 6, 9) Las más comunes son las alucinaciones auditivas y táctiles, presentes en la esquizofrenia paranoide.

8. *Alucinosis*: existen percepciones sensoriales, generalmente auditivas, en ausencia de objeto igual que en las alucinaciones. Sin embargo, el paciente es capaz de saber que no son reales. (4) El paciente dirá, por ejemplo, "escucho voces, pero sé que están dentro de mi cabeza y no las produce nadie más". A diferencia de las alucinaciones auditivas de un esquizofrénico que podría decir "me están poniendo voces en la cabeza", quedando en evidencia que las reconoce como extrañas.

9. *Imagen eidética*: evocación de una memoria visual, de forma muy vívida y sin concurso de la voluntad. No es un fenómeno patológico. Se asocia a estados emocionales y suele aparecer en reposo, con los ojos cerrados. (4)

10. *Sinestesia*: es una alucinación o sensación desencadenada por otra sensación distinta (por ejemplo una sensación visual que se asocia con un olor). (4)

11. *Fenómeno de estela*: tras consumo de drogas alucinatorias (psicodélicas), se pueden percibir los objetos en movimiento como una sucesión discontinua de imágenes. (4)

12. *Autoscopia o fenómeno del doble*: es la visión de la imagen de uno mismo, frente a frente. Se acompaña con frecuencia de miedo. (4)

13. *Metamorfopsia*: son distorsiones en la percepción de la forma o el tamaño de los objetos. (4)

14. *Dismegalopsia*: Percepción de cambio en el peso de los objetos. (4)

15. *Polioplía*: la percepción de múltiples imágenes visuales, habitualmente en un hemicampo. (4)

Afectividad y Humor

La afectividad se define como la respuesta emocional del paciente en el momento presente, incluido la cantidad y el rango de conducta expresiva y es definida por las observaciones hechas por el entrevistador a lo largo de la entrevista. El humor es el estado de ánimo del paciente, como él lo siente. Debe haber una congruencia entre ambos. (6, 3, 11) Eutimia se refiere al humor normal.

Se debe observar los cambios afectivos en relación con el contenido del pensamiento, si están aumentados, disminuidos y principalmente si son apropiados o inapropiados (incongruentes entre el tema y la expresión emocional). (1,7)

Trastornos de la afectividad:

• *Disforia*: es una sensación que se trasmite al observador de irritabilidad, malestar, inquietud. Indica malestar.

• *Hipertimia*: se refiere a un ánimo exaltado, eufórico, puede cursar con hiperactividad. La manía sería un síndrome clínico caracterizado por hipertimia, aunque puede aparecer disforia. Cuantitativamente menor sería la hipomanía

• *Angustia*: es una emoción desagradable para el individuo que aparece tenso, atemorizado y alarmado con gran correlato vegetativo.

- *Anhedonia*: trastorno grave del afecto que implica la disminución severa o pérdida de la capacidad de encontrar placer en situaciones que normalmente debieran ser y antes han sido placenteras. (13)
- *Paratimia o inadecuación afectiva*: se caracteriza por una discordancia entre el sentimiento que se expresa verbalmente o el relato que hace y el sentimiento expresado. Por ejemplo, contar el fallecimiento de un familiar sonriendo, aunque exista un sentimiento de dolor por dicha pérdida. Frecuente en esquizofrenia. Es posible verlo también en menor escala en los trastornos de la personalidad, ya sea como verdadera inadecuación afectiva o como un recurso dentro de una conducta manipuladora.
- *Aplanamiento afectivo*: es una restricción de la capacidad de expresar sentimientos, existe una restricción de la mímica y los movimientos expresivos secundarios. Se considera dentro de los síntomas negativos de la esquizofrenia.
- *Alexitimia*: incapacidad de expresar y externalizar sentimientos y afectos, los cuales son habitualmente reprimidos. Más frecuente en las culturas "machistas".
- *Labilidad afectiva*: son cambios evidentes y frecuentes del afecto, originadas incluso por hechos poco relevantes. (13)

El estado emocional es muy importante para el diagnóstico diferencial, a veces el afecto inapropiado hace pensar en esquizofrenia, pero puede estar presente también en otras enfermedades como las afectivas. La euforia es común en la manía, pero puede existir en la esquizofrenia o en síndromes orgánicos, etc. El afecto puede estar deprimido o retardado en la depresión, pero también en la esquizofrenia, en los síndromes orgánicos, en la ansiedad, en los estados ansiosos (fobias, etc.). Pero también puede acompañar otras enfermedades: como las enfermedades afectivas, los trastornos obsesivos y los síndromes orgánicos. (1)

Cognición

Esta es una de las partes más importantes del examen del estado psíquico del paciente, frecuentemente olvidada por muchos médicos, a pesar de su gran utilidad para el diagnóstico de síndromes orgánicos y retardo mental. Se debe anotar el estado de conciencia del individuo y su habilidad de percibir el ambiente correctamente. El examen (del sensorio e intelecto) consiste en evaluar las siguientes funciones: (1)

1.   Orientación

La orientación del sujeto se verifica en cuatro aspectos primordiales (9):
- En relación con el tiempo, ya sea hora, día, fecha, año, etc.
- En relación con el lugar, y sea el que ocupa el paciente en la habitación, en relación a la casa, en relación a la ciudad, nación, etc.
- En relación con sí mismo (orientación autopsíquica), en virtud de la cual el sujeto se percata plenamente de quién es, de la vivencia subjetiva de su yo personal.
- En relación con las personas que le rodean, en virtud de la cual el sujeto se percata plenamente de quiénes son y quiénes están en su entorno.

Se debe distinguir entre orientación práctica y orientación absoluta, un individuo puede estar perdido en un sitio totalmente desconocido para él o no darle importancia a la fecha por no ser de utilidad para su sobrevivencia en ese momento. (1)

2.   Memoria

Se refiere a la habilidad para recordar experiencias pasadas. La atención es un factor importante en la formación de los recuerdos y la afectividad toma parte muy activa en la fijación y reproducción de los recuerdos. La memoria generalmente se divide en tres funciones: registro o fijación, que corresponde a la grabación del estímulo sensorial percibido; retención o conservación, donde la imagen grabada persiste de forma que puede ser actualizada a voluntad; recuerdo o evocación; y la identificación de los recuerdos, que es la que da la convicción al sujeto de que su recuerdo corresponde a la realidad. El déficit en cada función sugiere patologías diversas. (1, 9)

Los test clínicos usados para evaluar la memoria son (1):

- Repetición de números, generalmente seis hacia adelante y cuatro hacia atrás.
- Repetición de objetos, dos minutos después de mencionarlos.
- Repetición de una frase.
- Repetición de una historia de memoria lógica.
- Recordar eventos personales y remotos y eventos generales recientes.

Aunque los cuatro primeros no son de mucho valor, el quinto sí parece ser uno de los test de memoria más útiles para diferenciar enfermedad orgánica de funcional. (1)

Al paciente se le puede evaluar haciéndole responder las siguientes preguntas: ¿Cuál es el nombre de tu maestra de primer grado? (para memoria remota), ¿Qué comiste en la cena anoche? (para memoria reciente), Repite las siguientes palabras: pluma, silla, bandera, (para memoria inmediata) y después de pasados 5 minutos, el paciente deberá repetirlas. (3)

Entre los trastornos de la memoria figuran (9):

- *Hipermnesia*: aumento de la memoria. Puede haber una buena memoria para captar y fijar percepciones en todas o determinadas esferas o una facilidad para evocar recuerdos, lo que suele ocurrir en fases maniacas y febriles.
- *Hipomnesia*: disminución de la memoria. Puede ocurrir de forma lenta y progresiva, de forma secuente a un proceso de demenciación (senil, arterioscleroso, paralítico, etc), o una disminución subjetiva de la memoria, frecuente en neuróticos.
- *Amnesia*: pérdida de la memoria. Puede ser total o parcial en cuanto a intensidad. En realidad, cuando la pérdida de memoria es sólo parcial, debe hablarse en rigor de una hipomnesia. La pérdida total de la memoria debe referirse a la totalidad de los recuerdos, es decir, a todas las imágenes mnémicas correspondientes a las distintas esferas sensoriales. La pérdida parcial puede referirse a la pérdida en una de las esferas sensoriales (olfatoria, visual, auditiva, etc). Cuando la pérdida de la memoria es debida a una lesión neurológica focal, lo que hay en realidad es una incapacidad de

comprensión de los recuerdos que se poseen y su ecforización, y debe ser llamada agnosia. La amnesia puede ser:

- **Anterógrada:** cuando se refiere a la amnesia de fijación. Es la que corresponde a la falta de fijación de percepciones sensoriales a partir de un momento determinado. De manera que se pierde la capacidad de fijar nuevas huellas.
- **Retrógrada:** cuando se refiere a la de evocación. Frecuente en casos graves de traumatismos, después de crisis epilépticas.
- **Completa o retroanterógrada:** falta de memoria, tanto en el espacio de tiempo inmediatamente anterior al trauma como en el inmediato posterior. Se observa en casos de confusión mental intensa y en demencias grave.
- **Parcial o lacunar:** la pérdida se extiende a períodos más o menos extensos de la vida del sujeto.

- *Paramnesias* (falsas memorias): es normal el proceso de fijación, de almacenamiento de recuerdos y el de evocación, pero está alterado el proceso de identificación de los recuerdos. El sujeto tiene la sensación de que el recuerdo es real, o admite como falso un recuerdo real. También puede que le añada detalles. En esta categoría es donde se incluyen los déjà vu, que se refiere a la sensación de que lo que estamos viendo lo hemos visto ya en otras ocasiones de nuestra vida; y del déjà vecu, que es la sensación de haber vivido ya la situación de aquel momento, del ya oído o falso recuerdo de haber oído en otras ocasiones algo parecido a lo actual, etc.
- *Criptomnesia*: algo que es sobradamente conocido por el sujeto le parece como nuevo, teniendo la sensación de novedad a pesar de que hay el reconocimiento vago de algo conocido.
- *Ecmnesia*: los recuerdos pasados son tan vivos que el paciente los tiene como actuales.

3. *Atención y Concentración*

Estas funciones se refieren a la habilidad del individuo de enfocar un estímulo en su ambiente durante un período. (1)

Los tests clínicos usados para evaluar la atención son (1):

1. Sustraer sietes empezando de 100 o sustraer de 3 en 3 empezando de 100.
2. Decir al revés los días de la semana o los meses del año.
3. Deletrear palabras al revés.
4. Repetir series de números hacia adelante y hacia atrás.

Las fallas del paciente en estos tests, hacen pensar en problemas orgánicos aunque su valor y credibilidad no son muy altos.

Los trastornos pueden ser los siguientes (9):
- *Hiperprosexia*: sobreactividad atentiva. El paciente fija su atención simultáneamente sobre varias cosas, está como alerta. Se observa en hipomanías o manías.
- *Hipoprosexia*: atención reducida, retardada o debilitada. Se observa en procesos de

tipo melancólico.

• *Aprosexia*: la atención no puede fijarse, cuando el paciente no sabe cómo fijarla y se distrae constantemente.

• *Paraprosexia*: atención alterada de modo cualitativo, como ocurre en estados que la conciencia no está completamente lúcida.

4.   Inteligencia

La inteligencia ha sido definida como la facultad de adaptarse, juzgar y razonar bien. (I) Es una función compleja en la que intervienen, integrándolas, múltiples subfunciones, por lo cual resulta difícil de describir. (11) Adaptación, comprensión, o razonamiento llevan implicadas las nociones de aptitudes y capacidades. Las aptitudes son disposiciones para efectuar tareas particulares con mayor o menor eficacia. A partir de las aptitudes se desarrollan las capacidades para resolver tareas concretas o problemas abstractos. El desarrollo de las capacidades comprende factores adquiridos como la acumulación de conocimientos, por medio de la experiencia social y del aprendizaje. (I)

Las llamadas pruebas psicométricas de inteligencia tratan de establecer una medida empírica de las capacidades. Intentan valorar una serie de factores específicos para resolver un conjunto de problemas en comparación con sujetos de la misma edad y permiten la obtención del coeficiente intelectual (CI), que es el resultado de dividir la edad mental obtenida en las pruebas por la edad cronológica y multiplicarla por cien. (I)

Podemos definir de manera global, dos fenómenos anómalos (I):

1. *Retraso mental*: déficit de grado variable en los procesos del desarrollo. Hay un estancamiento en una edad mental determinada sin alcanzar niveles adecuados a pesar de influencias externas. Puede ser leve, moderado y profundo.

2. *Demencia*: en donde se observa un deterioro mental, que es la pérdida de las aptitudes y es un déficit de las funciones cognoscitivas, de aparición tardía, después que el individuo ha alcanzado un desarrollo intelectual adecuado, ocasionado por causas orgánicas o trastornos mentales.

5.   Información general

Se refiere a la cantidad de conocimientos y mide el contacto del paciente con el ambiente durante su vida. (I)

No hay tests bien estandarizados, pero se usan preguntas como las siguientes (I):

a.   Nombre los últimos cuatro presidentes.
b.   Nombre el gobernador, el alcalde, etc.
c.   Nombre cuatro ciudades importantes.
d.   Hable de acontecimientos recientes más importantes.
e.   Describa cuatro personajes importantes, por ejemplo Bolívar, Cristóbal Colón, etc.

Estos tests son de valor para alertar al médico acerca de la posibilidad de enfermedad orgánica. (1)

6.   Cálculo

Los trastornos de la atención, concentración e inteligencia afectan el cálculo. Los tests de cálculo generalmente consisten en sumar, restar, dividir, multiplicar y resolver problemas, por ejemplo: cuántas monedas de 5 hay en 1.35, o cual es el interés de $120.00 al 4% en 18 meses. Cuando hay una total falta de cálculo se le llama acalculia. (1)

7.   Abstracción (1)

Se refiere a la habilidad del paciente para hacer generalizaciones válidas, lo contrario se llama pensamiento concreto. Para evaluar la abstracción se le pide al paciente:

A.   Descubrir similaridades entre pares de objetos o conceptos por ejemplo:

*   Perro y elefante
*   Manzana y pera
*   Avión y barco

B.   Dar significado de un proverbio o refrán, por ejemplo: "Perro que ladra, no muerde", "Es mejor coger una gotera a tiempo", etc.

Estos tests no son de mucho valor por las diferencias de criterio entre distintos examinadores y porque son también afectados por otros trastornos cognoscitivos. Su utilidad para indicar organicidad es limitada, pero tienen importancia en la evaluación de desórdenes funcionales, si el clínico no los utiliza para medir abstracciones sino más bien para buscar respuestas extrañas o idiosincráticas indicadoras de desórdenes del pensamiento.

Lenguaje

Las alteraciones en la forma del lenguaje nos brindarán valiosa información contrastable con el contenido del pensamiento y el estado afectivo del paciente. Evaluaremos la espontaneidad, ritmo, cantidad, velocidad y volumen del lenguaje (2, 3, 4, 5)
Las principales alteraciones son:

1.   *Afasia*: es una alteración o pérdida del lenguaje. Suele indicar organicidad secundaria a una lesión neurológica total como las afasias de Wernicke y Broca. Se debe diferenciar del mutismo, en el que el paciente no habla porque no lo desea, ya sea por hipobulia (depresión) o por suspicacia (mutismo selectivo, esquizofrenia). Se deben evaluar aparte del lenguaje hablado niveles alternativos de lenguaje como el escrito y la gesticulación. (4, 5).
2.   *Disartria*: propia de trastornos orgánicos, la disartria es una alteración en la articulación del lenguaje que lo hace poco comprensible o incomprensible. Suele

presentarse en alteraciones metabólicas severas, así como en lesiones de la corteza cerebral e intoxicaciones. (4)

3. *Disprosodia*: lenguaje despersonalizado, sin ritmo ni inflexiones propias del lenguaje natural (el acento al final de una pregunta por ejemplo). Se observa en trastornos psicóticos crónicos (esquizofrénicos de larga data) o en ciertas lesiones neurológicas.(2, 4, 5)

4. *Logorrea*: forma de hablar coherente, pero abundante, llena de detalles y compulsiva. (2, 4, 5)

5. *Logoclonía*: repetición de una sóla sílaba. Presente en demencias. (4).

6. *Farfulleo*: habla errática, carente de ritmo, como sacudida por espasmos musculares. (4).

7. *Ecolalia*: repite palabras o frases articuladas por su interlocutor. Propio del retraso mental, esquizofrenia y demencias.(2, 4)

8. *Alexia*: incapacidad adquirida para la lectura, generalmente secundaria a lesiones centrales.

9. *Agrafia*: incapacidad adquirida para escribir, casi siempre de etiología orgánica.

Voluntad

La voluntad o conación se define como el conjunto de funciones que abarcan desde el impulso intencional hasta la realización práctica de la acción propuesta. (9)

Los trastornos de la voluntad son: (9)

1. *Hiperbulia*: aumento de la voluntad. Trae como consecuencia una mayor aptitud para la realización de las tendencias, y un aumento en la capacidad de inhibición de todo cuanto se oponga a su ejecución. Puede también referirse a una mayor cantidad de voliciones, pero casi siempre corresponde a la primera acepción explicada. Como consecuencia, el sujeto hiperbúlico tiene una "voluntad de hierro", una gran tenacidad en la consecución de sus fines, una capacidad extraordinaria de inhibir todo cuanto se oponga a su conación. En casos normales, esta hiperbulia no trasciende en forma desagradable para la sociedad. En casos anormales, da lugar a las personalidades fanáticas, paranoides, despóticas, etc.

2. *Hipobulia*: disminución de la voluntad.

3. *Abulia*: la voluntad disminuye tanto que parece no existir.

4. *Parabulia*: conduce a la realización de actos correspondientes a impulsos patológicos y, por tanto, fuera de la normalidad.

5. *Ataxia volitiva*: hay una disociación entre la afectividad, el impulso volitivo y la acción ejecutada. El paciente realiza cosas opuestas a las que quiere, distintas a las que proyecta.

6. *Negativismo*: el paciente da siempre respuestas negativas o incluso realiza actos contrarios a los solicitados. No se debe utilizar este término en sujetos que por razones delirantes o de tipo psicogenético, realizan actos contrarios a los ordenados.

7. *Obediencia automática*: consiste en la realización de actos inducidos desde el exterior (sin valorar el riesgo o las consecuencias), en aquellos sujetos con una sugestibilidad muy aumentada.

Juicio

Es la habilidad para hacer decisiones de manera lógica y responsable con respecto a nuestras actividades de nuestra vida diaria. Se puede evaluar haciendo preguntas como: ¿Qué harías si hueles humo en un teatro lleno de gente?, una buena respuesta sería: llamar a los bomberos o ir por ayuda, una mala respuesta podría ser, no hacer nada o encender un cigarrillo. Aunque algunos piensan de que el juicio se evalúa mejor evaluando la historia del paciente, que por medio de preguntas hipotéticas. (3, 11, 12)

Los trastornos de la conciencia, de la orientación, de la memoria, de la atención o concentración afectan el juicio. (1)

Introspección

Esta se refiere en general a la habilidad para ver y entender la conexión entre cosas o situaciones específicas. En psiquiatría clínica se utiliza para indicar la capacidad del paciente para darse cuenta de que está sufriendo una enfermedad y las implicaciones de ésta. En psicoterapia es la comprensión de la etiología psicodinámica de la enfermedad actual. No hay tests específicos para evaluar la introspección. (1, 6)

Las condiciones que alteran la introspección son, el estado de conciencia, la orientación, la memoria, la atención y la concentración. No hay evidencia de que la introspección ayude significativamente en el diagnóstico diferencial. (1)

Referencias

1. Toro R, Yepes L. *Psiquiatría. Fundamentos de Medicina.* 4ta edición. Medellín: Corporación para Investigación Biológica; 2004. p. 14-34.
2. Kay J, Tasman A. *Essentials of Psychiatry.* England: John Wiley & Sons; 2006. p. 35-38.
3. Brannon G. *History and Mental Status Examination.* Febrero 2008. Disponible en: URL: http://www.emedicine.com/med/topic3358.htm.
4. Vásquez, M. *Semiología Psiquiátrica.* 2002. Disponible en: URL: http:www.Trainmed.com
5. Semple D, Smyth R, editores. *Oxford Handbook of Psychiatry.* USA: Oxford University Press; 2005.
6. González P. *Historia Clínica Psiquiátrica.* Disponible en: http://www.monografias.com/trabajos11/hisclisiq/hisclisiq.shtml#ENTREV.
7. Kolevzon A, Katz C. *Psychiatric History Taking.* Third edition. USA: Current Clinical Strategies Publishing; 2004. p. 1-7.
8. *Historia Clínica Psiquiátrica.* Disponible en http://perso.wanadoo.es/psiquiatrico/material/res_ex_ment1.html
9. Surós A. *Semiología Médica y Técnica Exploratoria.* 8va edición. México D.F.: Masson;2001. p. 1128-1142.
10. Psichnet-UK. *Disorder Information Sheet.* Agosto 2003. Disponible en: http://www.psychnet-uk.com/dsm_iv/agnosia.htm.
11. Hahn R, Albers L, Reist C. *Current Clinical Strategies. Psychiatry.* Edición 2008. USA: Current Clinical Strategies Publising; 2008. p. 1-3.
12. Wikipedia.org. *U.S Mental Status Examination.* Agosto 2008. Disponible en: http://en.wikipedia.org/wiki/Mental_status_examination#Cognition.
13. Hernández Bayona, Guillermo. *Psicopatología Básica.* 4ª Edición. Bogotá: Editorial Pontificia Universidad Javeriana. 2006. p. 77-109.

14. EXAMEN FÍSICO

Graciela Dixon y Ricardo Correa

:: INTRODUCCIÓN ::

:: GENERALIDADES ::

:: PROCEDIMIENTOS BÁSICOS DEL EXAMEN FÍSICO ::
INSPECCIÓN
PALPACIÓN
PERCUSIÓN
AUSCULTACIÓN
OLFACCIÓN

:: EQUIPO NECESARIO ::

:: PREPARACIÓN PARA EXAMINAR ::

:: PUNTOS IMPORTANTES DEL EXAMEN FÍSICO GENERAL ::
POSICIÓN EN CAMA Y DE PIE
MARCHA O AMBULACIÓN
FACIES

:: SIGNOS VITALES ::
PRESIÓN ARTERIAL
FRECUENCIA CARDIACA
FRECUENCIA RESPIRATORIA
TEMPERATURA CORPORAL

:: EXAMEN FÍSICO SEGMENTARIO ::
CABEZA Y CUELLO:
CRÁNEO / CUERO CABELLUDO / CARA / OJOS / NARIZ Y SENOS PARANASALES /
BOCA / OÍDOS / CUELLO / EXAMEN DE GANGLIOS DE CABEZA Y CUELLO
TÓRAX:
MAMAS Y AXILAS / CAMPOS PULMONARES / CORAZÓN
COLUMNA
ABDOMEN
SISTEMA OSTEOMIOARTICULAR Y SISTEMA VASCULAR PERIFÉRICO
GENITALES

:: REFERENCIAS ::

INTRODUCCIÓN

El examen físico (EF) es una de las partes principales del caso clínico. El mismo se define como el examen del cuerpo para comprobar los signos generales de enfermedad.

Un buen examen físico nos ayuda a determinar no sólo la condición actual del paciente, sino posibles complicaciones y me dictamina en gran porcentaje el diagnóstico del mismo.

Es importante mencionar que en la presentación o publicación de un caso clínico el examen físico debe estar enfocado a la patología del paciente y sólo se debe mencionar las partes del examen físico relevante con la misma.

El EF son destrezas, que no se encuentran en la esfera cognoscitiva, sino en la conativa. Por más que se lea y se memorice, sólo se aprende a hacer un examen físico adecuado, haciéndolo, es decir, repitiéndolo innumerables veces en los enfermos y en los sanos; pero además, esto al inicio, no puede ser una tarea solitaria, sino que el que aprende necesita irremisiblemente la guía y la retroalimentación de un experto, tanto para la semiotécnica como para la semiografía. El semiodiagnóstico puede entonces buscarse en los libros. Este problema, es crucial tanto en el interrogatorio como en el examen físico; si se afirma que una tumoración en el cuello está producida por el tiroides y tiene nódulos, o si se afirma que el paciente tiene un soplo diastólico aórtico, sobre esto no puede haber dudas. Mientras existan dudas no podemos hablar de sus causas. Sería tan inútil como buscar al autor de un robo si se duda de que hubo un robo. (1)

GENERALIDADES (2)

*   ***Precedido y orientado por anamnesis***: la orientación que le proporciona la anamnesis permite dirigir el examen al órgano o región donde se ubica la lesión. Sólo basta la anamnesis para establecer una hipótesis diagnóstica.

*   ***Metódico***: ir siempre de lo más general a lo más particular (segmentario).

Permite:

a. *Completar estudio clínico*: el examen físico investiga los signos (ver, tocar regiones) y junto con la anamnesis permiten llegar a un diagnóstico correcto.
b. *Descubrir alteraciones*: no vistas por el paciente, y distinguir por ejemplo, úlceras que no duelen (características de cánceres) por lo tanto no pueden ser detectables por el paciente.
c. *Afianzar acción terapéutica*: el examinar al paciente, junto con hacerle la anamnesis, ya es una acción terapéutica porque inicia la relación médico-paciente → el paciente al saber que está recibiendo atención médica se alivia en cierto grado de su molestia (acción terapéutica).
d. *Reemplaza anamnesis*: En casos como cuando el paciente está inconciente.

Procedimientos básicos del Examen Físico (2-6)

Al momento del examen el explorador se colocará frente al paciente cuando el mismo se encuentre de pie o sentado; se colocará al lado derecho si está acostado, cuando el explorador es diestro y al lado contrario si es zurdo. Así mismo debe colocarse de espaldas a la luz para facilitar la visualización.

Se basan en la utilización de los sentidos (órganos de los sentidos)

Inspección: comienza con la observación del paciente desde el momento en que entra.

a. Se observan características como:
   - Forma de caminar del paciente.
   - Posición.
   - Expresión facial y gestos ¿moviliza músculos en forma armónica?
   - Color de la piel.
   - Localización, tamaño y límites de alteraciones como cambios de coloración, aumentos de volumen, etc.
b. En las estructuras observadas se debe observar su aspecto, simetría/asimetría, color, forma, tamaño y movilidad.
c. Ejemplo de descripción de una inspección: paciente ambulatorio, que viene por aumento de volumen facial de límites difusos, y que compromete región geniana, labial, mandibular y submandibular. La piel que lo cubre se ve enrojecida.

Palpación: sentir mediante el tacto.

a. Se debe hacer con pulpejos de los dedos en forma suave. Sintiendo distintas texturas.
b. Se debe emplear la mano desnuda (sin guantes) excepto cuando haya riesgo de contaminación.
c. Puede ser bimanual o monomanual; cuando se introduce uno o más dedos en orificios corporales se conoce como tacto.
d. Es importante caracterizar la sensibilidad (dolor y temperatura), consistencia, textura, humedad, forma, tamaño (corroborando los límites con la inspección) y movilidad de la estructura que se palpa.
e. Otras características que se pueden detectar son:
   - Turgor: capacidad de la piel de formar surco el presionar y que se pierda con el tiempo. Con la edad se pierde turgor y elasticidad → el surco demora más tiempo en desaparecer.
   - Crepitación: ruido como el pergamino. Se da cuando hay lesión quística. También cuando hay aire en los tejidos.
   - Fluctuación: cuando hay colección de líquido en tejidos. Si presiona en un lado el líquido se va al otro lado → se genera una onda por la fluctuación.
   - Renitencia: resistencia que ofrece un determinado volumen a la palpación. Las masas firmes son renitentes, firmes, no duras y no fluctuantes.

Percusión

a. Consiste en la apreciación de fenómenos acústicos o respuestas corporales que se generan al golpear la superficie del cuerpo. Se puede realizar con las manos (dedos) o con instrumentos como el martillo de reflejos por ejemplo.

b. Existen algunas variantes de esta técnica como la percusión digital (directamente sobre la zona explorada), la digito-digital (con un dedo interpuesto, más usada), puño percusión (en área lumbar, afecciones inflamatorias de los riñones).

c. Mediante la percusión se obtienen vibraciones audibles y palpables. Los tipos de sonidos obtenidos se pueden clasificar (de mayor a menor tono) en:
    -   Timpanismo: típico de los órganos huecos, más musical. Ej. burbuja gástrica, mejilla inflada.
    -   Hiperrresonancia: pulmón hiperinsuflado (enfisema, asma, etc).
    -   Resonancia: refleja la presencia de aire debajo de la superficie percutida. Ej. pulmón normal.
    -   Submatidez: hígado.
    -   Matidez: refleja la presencia de tejidos sólidos o de líquido debajo de la superficie explorada.

d. La percusión se emplea también para evaluar la vitalidad del ligamento periodontal y la calidad del hueso cuando se hacen osteotomías.

Auscultación

a. Consiste en la apreciación con la audición de los fenómenos acústicos producidos en diferentes partes del cuerpo especialmente la actividad cardiovascular, entrada y salida de aire y tránsito por el tubo digestivo.

b. Debe realizarse en un ámbito silencioso que le permita al examinador concentrarse.

c. Audición normal: 300 a 3000 Hz.

Olfacción

a. Consiste en la apreciación olfatoria de la presencia de olores característicos que pudiesen aportar claves para el diagnóstico de patologías específicas.

b. Puede orientarnos sobre la presencia de:
    -   Errores del metabolismo: olor a ratón en la fenilcetonuria.
    -   Enfermedades infecciosas: olor dulce en la difteria.
    -   Intoxicaciones: olor a almendras amargas en la intoxicación con cianuro.
    -   Aliento con olor frutal en la cetoacidosis diabética.

c. La olfacción es un recurso que se debe entrenar y aprovechar, no debemos tener asco de oler puesto que es parte de la exploración.

EQUIPO NECESARIO PARA EL EXAMEN FÍSICO (4-6)

Para realizar una exploración física adecuada y que cumpla sus objetivos es necesario, además de dominar la técnica y enfoque necesario, constar de equipo apropiado.

A continuación enumeramos los instrumentos que forman parte del equipo necesario para el examen físico general.

- Estetoscopio: auscultación.
- Esfingomanómetro: valoración de la presión arterial.
- Oftalmoscopio: examen del fondo de ojo.
- Linterna (luz blanca): valoración de la cavidad oral, reflejos oculares, etc.
- Cartilla de Rosenbaum: valoración de la agudeza visual.
- Otoscopio: examen del conducto auditivo externo y membrana timpánica.
- Diapasón: empleado el estudio de la función auditiva y la sensibilidad a la vibración. Generalmente se usan de 512 o 1024 Hz.
- Martillo de reflejos: evaluación de los reflejos osteotendinosos.
- Cinta métrica: medición del perímetro abdominal, cefálico, etc.

Además de los arriba listados, hay instrumentos que son necesarios para un examen más exhaustivo de las diferentes regiones, órganos y funciones.

Preparación para examinar (5)

Existe una serie de preguntas que debemos formularnos al primer vistazo del paciente antes de iniciar la anamnesis y exploración.

- ¿Luce el paciente cómodo o intranquilo?
- ¿Luce el paciente enfermo?
- ¿Luce el paciente bien nutrido?
- ¿Luce el paciente bien hidratado?

La observación de la apariencia general del paciente es importante, pues nos permitirá enfocar mejor nuestra evaluación.

El paciente debe sentirse cómodo en cuanto a:

- Temperatura
- Iluminación
- Posición del paciente.
- Posición del examinador: no debe intimidar al paciente.
- Consideración con el paciente pues es una persona que viene con un problema, hay que escucharlo.

Puntos importantes del Examen Físico General

Posición en cama y de pie

La postura, actitud o estancia se refiere a la posición que asume el individuo cuando está de pie, sentado o acostado. Se evalúa al paciente desde su entrada atendiendo a las características de la marcha y postura. Se evalúa la presencia de dificultad o dolor así como la amplitud o limitación en los movimientos.

a. *Posición en pie (actitud y postura)*
  - Normal o fisiológica: recta, sin pérdida de equilibrio.
  - Patológica: está condicionada a la presencia de dolor (posturas antiálgicas), afecciones óseas o articulares, problemas musculares y trastornos del sistema nervioso.
b. *Posición en cama o decúbito*
  - Normal: indiferente pero activa, puede ser:
    i. Decúbito lateral.
    ii. Decúbito dorsal o supino.
    iii. Decúbito ventral o prono.
  - Patológica u obligada por la patología
    i. Pasivo: observada en estados patológicos graves por lo general. En enfermedades del sistema nervioso con coma, infecciones como la fiebre tifoidea (estado estuporoso), shock, parálisis extensas o marcada hipotonía muscular.
    ii. Activo: los decúbitos activos forzados se observan en enfermedades que se acompañan de disnea, dolor, parálisis, contracturas musculares o retracciones tendinosas, trastornos articulares, etc.
    - Ortopnea: el paciente debe sentarse, tener respaldo o estar de pie para aliviar la dificultad respiratoria.
    - Decúbito supino forzado: peritonitis. Con las piernas recogidas cuando hay dolor abdominal.
    - Decúbito prono forzado: epigastralgia por úlcera péptica, mal de Pott
    - Decúbito lateral forzado: pleuritis exudativa, neumonía.
    - Genupectoral o plegaria mahometana: derrame pericárdico, hipertrofia cardiaca.

Marcha o ambulación

La marcha normal por lo general va acompañada del balanceo simétrico de los brazos. Los movimientos al caminar deben ser coordinados. El concepto de marcha se refiere a como camina el paciente, en cuanto a:

a. Regularidad.
b. Estabilidad.
c. Cinética: armonía al caminar (con braceo).
d. Deambulación patológica: ejemplos:
  - Parkinson: camina con la cabeza y el tronco inclinados hacia delante, ligera flexión de cadera y rodillas, dando pasos cortos.
  - Hemipléjico orgánico: camina con un pie normal y el otro dando vueltas – marcha del segador.
  - Hemipléjico espástico: lesión del tracto corticoespinal, arrastra un pie o hace movimientos de circunducción.
  - Atáxica (taloneante): se ve en el tabes dorsale.
  - Ataxia cerebelosa: de base ancha, hay gran inestabilidad incluso con los ojos abiertos.

- Estepaje: enfermedad de motoneurona inferior; en polineuritis o polineurorradiculitis (diabética, alcohólica, arsenical).

Facies - Expresión de la fisionomía

La expresión facial puede aportar datos importantes para el diagnóstico y su estudio es objetivo. Las distintas facies revelan el estado anímico del paciente, la presencia de intoxicación por alcohol u otras drogas, enfermedades como la esclerodermia (tirantez de la piel) y el lupus eritematoso sistémico (eritema en alas de mariposa). Las diferentes facies pueden además denotar condiciones como:

a. Febril: ojo lloroso y vidrioso, enrojecimiento de los pómulos y palidez del resto de la cara.
b. Adenoidea: boca abierta, expresión poco inteligente.
c. Dolorosa: aumento de los pliegues transversales de la frente, contracción de los músculos de la cara.
d. Parkinsoniana: disminución de la movilidad, mirada fija, piel grasosa, etc.
e. Caquéctica: destacan las prominencias óseas; denota mal estado nutricional.
f. Mixedematosa: edema periorbitario, piel reseca, cejas escasas lateralmente, etc.
g. Cara de máscara: en el Síndrome de Moebius; inexpresiva por parálisis facial bilateral congénita.

Es importante recordar que características como el contacto visual, entre otras pueden responder a aspectos culturales.

Signos vitales

Los signos vitales son medidas objetivas que nos ayudan a evaluar las funciones corporales más básicas. Son datos que no deben nunca faltar en un buen examen físico.

Presión arterial

a. La clasificación de los valores de presión arterial aceptada por convención, es la dada por el JNC (Joint National Committee) la cual ha sido modificada con los años.
b. Es importante recordar que usar un esfingomomanómetro inadecuado puede resultar en valores falsamente elevados (mango pequeño en persona obesa) o disminuidos. Otros aspectos técnicos importantes incluyen la apropiada colocación del manguito sobre la arteria braquial y la posición del brazo al momento de la medición.
c. La evaluación de la hipertensión arterial atiende además al efecto a órganos blancos (corazón, ojos, riñones, cerebro).

Frecuencia cardiaca y Pulso

a. No es lo mismo auscultar la frecuencia cardiaca que palpar el pulso arterial. Existen condiciones en que no todos los latidos cardiacos se traducen en el pulso, por ejemplo las extrasístoles ventriculares, etc.

b.   Arritmia sinusal respiratoria: es el fenómeno que ocurre debido al aumento del retorno venoso durante la inspiración que lleva a aumento de la frecuencia cardiaca en este periodo; en la espiración se da entonces la disminución de la frecuencia. No tiene significado patológico.

c.   El pulso es una onda que se produce por la expansión de la aorta en la sístole y que se propaga a las arterias. Puede ser evaluado en diversos sitios, están los pulsos temporales, carotídeo, axilar, humeral o braquial, cubital o ulnar, radial, femoral, poplíteo, tibial posterior y pedio o dorsal del pie. Más sobre la evaluación de los pulsos en la sección de exploración del sistema vascular periférico.

d.   Cuando los latidos son arrítmicos es preferible guiarse por la frecuencia cardiaca en lugar del pulso y no limitarse a contar los latidos por 15 segundos para luego multiplicar por 4, sino contar el minuto completo.

e.   La frecuencia cardiaca normal en reposo es de 60-100 latidos por minuto en el adulto.

f.   El ritmo del pulso también se evalúa. Puede detectarse lo que se conoce como déficit de pulsos cuando palpamos el pulso periférico y al tiempo que auscultamos la frecuencia cardiaca. Existe déficit de pulso si la frecuencia del pulso periférico es menor que la frecuencia cardiaca, y puede observarse en las disritmias cardiacas, de las cuales la más común es la fibrilación auricular.

Frecuencia respiratoria

a.   Se mide mediante la observación de los movimientos respiratorios. Se pueden visualizar o palpar los movimientos respiratorios, o auscultar la entrada y salida de aire. Al tiempo que se mide la frecuencia es conveniente observar las diferentes características de la respiración, entre ellas el tipo, amplitud y patrón.

b.   La frecuencia respiratoria normal en reposo en el adulto es de 12-20 ciclos por minuto.

Temperatura Corporal

a.   El objetivo de la medición de la temperatura corporal puede ser simplemente conocer la temperatura basal del individuo en un lugar, pero lo más frecuente es que se mida para detectar la presencia de hipertermia especialmente la fiebre de causa infecciosa, en cuyo caso constituye un importante parámetro diagnóstico.

b.   Se puede registrar con un termómetro como el clásico clínico de mercurio, uno electrónico o con un monitor asociado a un termostato en un catéter implantado en la arteria pulmonar o a un catéter Foley.

c.   La temperatura puede tomarse en diferentes sitios, entre ellos la boca, el recto y la axila. Otro sitio de uso creciente es la membrana timpánica que ofrece una alternativa preferible en algunos pacientes.

Examen Físico Segmentario (3,4,6,8)

Cabeza y Cuello

Cráneo

a. Debe ser evaluado en cuanto a su tamaño (normocéfalo, microcéfalo, macrocéfalo), forma (braquicéfalo, dodicocéfalo) y simetría.
b. Hay que palpar el cráneo en busca de depresiones o elevaciones.
c. En niños se mide el perímetro craneano.
d. Se debe palpar el área temporal para detectar cualquier engrosamiento o sensibilidad de las arterias temporales, los cuales pudieran estar asociadas a arteritis temporal. Evalúe la articulación temporomandibular.

Cuero Cabelludo

a. Se explora observando la inserción del cabello y la presencia de lesiones, parásitos, alopecia, zonas sensibles al tacto, etc. Importante también es notar y registrar las características del cabello en cuanto a distribución, textura, etc.

Cara

a. Hay que examinar los diferentes rasgos de la cara como son: las cejas, párpados, nariz, pliegues nasolabiales, pliegues de la frente, etc. Se evalúa la simetría, aumento de volumen, movimientos involuntarios y presencia de lesiones. Cuando se encuentra asimetría facial hay que verificar si compromete sólo la porción inferior o superior, etc.
b. Evaluar y registrar áreas dolorosas a la palpación.

Ojos

a. En cuanto a los ojos hay aspectos importantes a evaluar como la agudeza visual, campo visual, características de las conjuntivas y escleras, córnea, pupila, cristalino, movimientos extraoculares, fondo de ojo (retina, papila, vasos retinianos). Se evalúa el tamaño (exoftalmos, enoftalmos) y la tensión del globo ocular. Notar el uso de anteojos.
b. Se deben observar y anotar las características y anormalidades encontradas en las estructuras visibles del ojo como: la conjuntiva bulbar y palpebral (edema, hiperemia, etc.), esclera (ictericia, zonas irregulares, etc.), córnea (abrasiones, opacidades, etc.), iris (coloboma), pupila (tamaño, forma y simetría -anisocoria), aparato lagrimal, cristalino (cataratas).
c. Se evalúa también la función ocular en cuanto a:
    - Agudeza visual: se examina con y sin anteojos (de usarlos) empleando la cartilla de Snellen o de Rosenbaum.
    - Campo visual: campimería confrontacional y de contorno. Detectar hemianopsias, cuadrantanopsias, escotomas, amaurosis, etc.

- Movimientos extraoculares: movimientos conjugados, nistagmus, etc. Se evalúan los músculos extraoculares y los pares craneales III (recto superior, inferior y medial, oblicuo inferior), IV (oblicuo superior) y VI (recto externo).
- Reflejos oculares: foto-motor directo y consensual, acomodación y convergencia, corneal.
- Fondo de ojo: se examina mediante la oftalmoscopia. Observar el reflejo rojo del ojo, el cristalino y humor vítreo, papila o disco óptico, vasos retinianos, mácula, etc. Reportar la presencia de hipema, hipopión, relación arteriovenosa (entre los diámetros) alterada (lo normal es 2:3 o 4:5), edema papilar, hemorragias, cuerpos hialinos, etc.

Nariz y Senos paranasales

a. Se debe examinar la nariz en cuanto a su tamaño, forma, simetría, posición del tabique nasal, mucosa nasal, permeabilidad, olfato. Notar y registrar la presencia de deformidades, sensibilidad, cuerpos extraños, secreciones, aleteo nasal, lesiones.
b. Las estructuras internas se exploran con la ayuda de una fuente de luz (como un otoscopio) y en ocasiones con un espéculo nasal.
c. *Examen de los senos paranasales*: los senos frontal y maxilar se deben palpar en busca de sensibilidad y edema; además se puede realizar la transiluminación (en una habitación completamente oscura) para descartar obstrucción de los mismos.

Boca

a. *Se exploran las estructuras externas*: labios, comisuras labiales,
b. En la cavidad oral explorar: encías, dentadura, lengua (volumen, movilidad, color, humedad, lesiones, simetría), paladar duro y blando, faringe y amígdalas (hiperemia, pus). Observar la salivación, higiene, gusto, masticación, deglución y la presencia de halitosis, caries dentales, úlceras y otras lesiones.
c. También es importante explorar las glándulas salivares (parótidas, submaxilares y sublinguales) por agrandamiento y/o sensibilidad, así como sus orificios de drenaje; los músculos masticadores y la oclusión dental.

Oídos

a. Explorar el pabellón auricular por implantación, deformidades, lesiones cutáneas, posición, inflamación, secreciones, etc.
b. Para observar el conducto auditivo externo (CAE) y oído medio se tracciona el pabellón auricular en sentido posterosuperior y alejándolo de la cabeza, y se utiliza el otoscopio. Observar por hiperemia, secreciones, cuerpos extraños, cerumen, etc. Dolor a la movilización del pabellón sugiere otitis externa. Se palpa además la región mastoidea buscando sensibilidad la cual sugiere otitis media.
c. En la membrana timpánica normal se deben observar los detalles óseos, no deben haber perforaciones, se ve el reflejo luminoso y es de color gris perlado. Observar y anotar la presencia de abombamiento, retracción, hiperemia, pus en el CAE, etc.
d. Se evalúa la agudeza auditiva con las pruebas de susurro o *voz cuchicheada* y la del

reloj, que son sólo para sonidos de alta frecuencia. Ante disminución de la agudeza se realizan las pruebas de Webber (lateralización), Rinne (conducción ósea vs. aérea) y Schwabach (duración de la percepción ósea).

Cuello

a. Al examinar el cuello debemos observar a su simetría, alineación de la tráquea, presencia de masas o cicatrices, ingurgitación yugular, prominencia de las arterias carótidas.
b. Hemos de palpar el pulso carotídeo, los movimientos de los cartílagos tiroides y cricoides y el hueso hioides al tragar, la glándula tiroides (tamaño, forma, lóbulos, consistencia, sensibilidad, nódulos).
c. Cada explorador tiene su técnica de preferencia para la palpación del cuello, pero se sugiere hacerla con el paciente sentado, y el explorador situado por detrás y luego, por delante.
d. Para la exploración de la tiroides se hace ligera flexión del cuello para relajar el músculo esternocleidomastoideo. Se sugiere un abordaje posterior, empleando la técnica de Quervain que consiste en rodear el cuello con las manos, colocando los pulgares sobre la nuca y los 4 dedos sobre los lóbulos. Otras 2 técnicas que emplean un abordaje anterior son las maniobras de Lahey y la de Crile. En algunas circunstancias como la sospecha hiperfunción de la tiroides se recomienda auscultar la glándula.
e. Se evalúa también la movilidad (flexión, extensión, rotación) o rigidez del cuello.
f. Se deben observar y registrar hallazgos como: adenopatías, masas, retracciones musculares, etc.

Examen de los ganglios de la cabeza y el cuello

a. Es una parte muy importante del examen regional que con frecuencia se pasa por alto.
b. Los ganglios de la cabeza y el cuello están distribuidos por grupos ganglionares, de los cuales los más importantes son:
    - Preauriculares: delante del trago de la oreja.
    - Retroauriculares: sobre la apófisis mastoides.
    - Occipitales: en la base del cráneo.
    - Tonsilares o amigdalinos: en el ángulo de la mandíbula.
    - Submaxilares: a media distancia entre el ángulo de la mandíbula y el mentón.
    - Submentonianos: en la línea media detrás del mentón.
    - Cadena cervical superficial: sobre el esternocleidomastoideo.
    - Cadena cervical posterior: en el borde anterior del trapecio.
    - Cadena cervical profunda: embebida en el esternocleidomastoideo.
    - Supraclaviculares: en el ángulo entre el esternocleidomastoideo y la clavícula.
c. La descripción de los ganglios linfáticos palpables se hace en términos de localización, tamaño, forma, consistencia, movilidad y sensibilidad.
d. Existe controversia con respecto a si los ganglios normalmente son palpables o no. Por lo general se consideran benignos los nódulos palpables < 1 cm., de bordes definidos, móviles y no dolorosos, pero deben registrarse.

e. Las enfermedades malignas pueden producir ganglios palpables que típicamente no son dolorosos, fijos a los tejidos subyacentes, irregulares y de consistencia firme, gomosa o elástica, o nodular.

Tórax

Se debe evaluar el tórax en su aspecto anterior así como el posterior. Se examina su forma, simetría, color, prominencias óseas, sensibilidad, masas, ruidos pulmonares, ruidos cardiacos, frémitos, lesiones, deformidades (tórax en tonel, excavatum, carinatum, etc.), cicatrices y movilidad (expansión, simetría, uso musculatura accesoria, retracción o abombamiento de espacios intercostales).

Mamas y axilas

a. Se evalúa la simetría, textura, aumentos de volumen, presencia de masas, retracciones en la piel y en pezones, secreciones, cambios de coloración y sensibilidad.
b. Esta parte del examen físico se describe más ampliamente en el capítulo "Historia y Examen Ginecológico".

Campos pulmonares

a. Como parte del examen del tórax y el sistema respiratorio se evalúan aspectos como la frecuencia, el ritmo respiratorio y la amplitud o expansión de los movimientos respiratorios. La expansión debe ser igual en ambos hemitórax y la disminución en un lado debe hacernos sospechar de patología.
    -   Alteraciones de la frecuencia: hablamos de taquipnea cuando hay un aumento sostenido de la frecuencia por encima de 25 ciclos por segundo y bradipnea cuando es menor de 12. Podemos encontrar taquipnea como síntoma de defensa antidolorosa o en hepatomegalia o ascitis. La bradipnea puede indicar alteraciones neurológicas, electrolíticas, infecciones, entre otras.
    -   Patrones respiratorios:
        •   Hiperpnea: rápida y profunda. Se ve en el ejercicio, ansiedad, enfermedades metabólicas, etc.
        •   Respiración de Kussmaul: rápida, profunda y dificultosa. Asociada a acidosis metabólica.
        •   Hipopnea: anormalmente superficiales. Se ve en el dolor pleurítico, etc.
        •   Respiración de Cheyne-Stokes: secuencia crescendo-decrescendo seguida de un período de apnea, es regular. Se ve en gravemente enfermos, bajo los efectos de fármacos, etc.
        •   Biot: hay una secuencia desorganizada de respiraciones irregulares interrumpidas por periodos de apnea. Suele asociarse a aumento de la presión intracraneal, intoxicación por fármacos, etc.
b. La exploración debe incluir la palpación del tórax en busca de crépitos, sensibilidad, y para evaluar la intensidad de las vibraciones vocales, expansión del tórax, etc.
    -   Exploración de la expansión: se colocan las manos sobre las regiones posterolaterales con los pulgares al mismo nivel para evaluar, a nivel de las

bases, la separación y simetría que hay entre ellos. Se puede también explorar con las manos sobre los hombros en la maniobra de los vértices. También se puede hacer un abordaje anterior. La disminución en la expansibilidad puede indicar enfermedad pulmonar o pleural.

- Vibraciones vocales o frémito táctil: son ondas producidas en las cuerdas vocales que se transmiten a la pleura y pared del tórax donde las palpamos. Se evalúa cada hemitórax de arriba abajo y luego ambos para comparar, al tiempo que el paciente repite "treinta y tres". Una regla nemotécnica dice que las vibraciones vocales: "corren bien, vuelan mal y nadan peor", lo que nos facilita recordar que las mismas están disminuidas en patologías con atrapamiento de aire (asma, etc.) o acumulación de líquido (derrame pleural) y aumentadas cuando hay consolidación (neumonía).

- La crepitación es una sensación de burbujeo que se percibe cuando hay aire acumulado en el tejido subcutáneo (se palpa y se oye). Puede venir de una infección por un microorganismo productor de gas o la ruptura de un tramo del sistema respiratorio.

c. La exploración del sonido percutorio pulmonar se realiza por planos, primero en cada hemitórax y luego comparándolos entre sí. No se percuten las estructuras óseas.

- Se evalúa el recorrido o excursión diafragmática en el plano posterior, marcando el límite donde la resonancia pulmonar pasa a matidez, primero en inspiración y luego en espiración forzada. Normalmente la distancia es de 3-6 cm. (algo menor en el hemitórax derecho).

- La matidez reemplaza a la resonancia normal del pulmón cuando el aire es reemplazado por fluido o tejido sólido en el pulmón o cuando ocupa el espacio pleural. Ejemplos: neumonía lobar, efusión pleural, hemotórax, empiema, tumor, fibrosis, etc. La hiperresonancia se puede detectar cuando hay atrapamiento de aire como en el asma y enfisema. Hiperresonancia unilateral sugiere neumotórax o la presencia de una gran bula llena de aire.

d. La auscultación de los campos pulmonares involucra escuchar los ruidos respiratorios normales, ruidos adventicios y la resonancia vocal. Se ausculta desde el vértice hasta las bases, en la inspiración y espiración, comparando ambos lados. Los ruidos del lóbulo medio del pulmón derecho y la língula del izquierdo se auscultan mejor en los costados cerca de la axila. En el plano posterior se realiza en la región interescapulovertebral.

- Los ruidos respiratorios normales son vesiculares (sobre el tejido pulmonar), broncovesiculares (sobre bronquios principales) y bronquiales (sobre la tráquea).

- Los ruidos adventicios o agregados incluyen:
  - Crepitaciones: son discontinuas y de tono agudo, pueden ser finas o gruesas. Pueden deberse a alteraciones como: neumonía, fibrosis pulmonar, insuficiencia cardiaca congestiva, bronquitis y bronquiectasias.
  - Sibilancias: son continuos, musicales, como chirridos o silbidos, generalmente más altos en la espiración. Se producen por el paso rápido del aire por una vía estrecha como en el asma (broncoespasmo), EPOC y bronquitis. Cuando existe un cuerpo extraño por lo general es unilateral.
  - Roncus: son de tono bajo, continuos. Se producen por el paso de aire por una vía ocluida por la presencia de secreciones espesas, espasmo muscular

o neoformaciones.

- Frote o roce pleural: son secos, ásperos, en la inspiración y espiración. Se produce por el frote de las superficies pleurales entre sí debido a la inflamación y aumento de la fricción.
- Signo de Hamman o crepitación mediastínica: son sincrónicos con los latidos cardiacos y suelen ser más pronunciados al final de la espiración o cuando el paciente se inclina sobre el lado izquierdo. Se ve en el enfisema mediastínico (neumomedaistino).

e. La resonancia vocal tiende a cobrar importancia ante la presencia de cambios en el frémito táctil y matidez a la percusión.
- Broncofonia: mayor claridad y gravedad de los sonidos hablados.
- Pectoriloquia: broncofonía extrema en que los susurros se oyen claramente.
- Egofonía: aumenta la intensidad de la voz hablada y es de calidad nasal. Puede presentarse en procesos de consolidación.
- La resonancia vocal disminuye y pierde intensidad en procesos con bloqueo del árbol bronquial, como en el enfisema.

Corazón

a. La exploración cardiovascular del corazón es una de las partes del examen físico en que cobra mayor importancia la comodidad del paciente en términos del ambiente (temperatura, ruidos, etc.) y del examinador.
b. La posición inicial recomendada para la exploración es el decúbito supino con respaldo de 30°, la cabeza sobre una almohada y los brazos descansando a los lados. Posteriormente se hacen cambios de posición, para acercar estructuras a la pared torácica y evaluarlas con mayor precisión. Para evaluar soplos y frémitos se sugiere la posición sentada y para soplos de válvula mitral el decúbito lateral izquierdo.
c. Es importante observar y anotar si los hallazgos aparecen durante la sístole o diástole, si son continuos o si se modifican con la inspiración/espiración.
d. Mediante la inspección ubicamos el punto de máximo impulso o choque de la punta o latido apexiano
- En la mayoría de los adultos está situado en el 5° espacio intercostal izquierdo (EIC) sobre la línea mediaclavicular. En ancianos puede estar en el 6° EIC y en niños en el 4° EIC. También es prudente observar si el ritmo del mismo concuerda con la auscultación.
- Si bien los hallazgos están afectados por la forma y espesor de la pared torácica, en términos generales se considera que si el impulso es muy intenso (palpable o visiblemente) en el decúbito supino puede haber un trastorno al igual que si el impulso es muy débil o no detectable, particularmente en el decúbito lateral; esto último sugiere patología extra-cardiaca como derrame pleural o pericárdico. Si está desplazado u ocupa toda la sístole o está más ampliamente distribuido puede haber aumento del gasto cardiaco o hipertrofia ventricular izquierda.
e. La inspección de otros órganos y áreas como la piel y el lecho ungueal puede aportar información valiosa acerca de la función cardiovascular (cianosis, llenado capilar, etc.)

f. Por medio de la palpación evaluamos además del choque de la punta, la presencia de dolor o sensibilidad en el área precordial, otros: movimientos pulsátiles, vibraciones valvulares, frémitos, frotes pericárdicos palpables, etc.

-   Los frémitos en ocasiones (no siempre) representan soplos palpables. Indican turbulencia del flujo por las válvulas semilunares, hipertensión pulmonar o defectos del tabique interauricular.

-   Cuando palpamos el precordio debemos también palpar el pulso carotideo para describirlo en relación al ciclo cardiaco.

g. La percusión en la exploración cardiaca tiene un papel limitado. Puede emplearse para estimar el tamaño cardiaco, mediante la determinación de sus bordes, sin embargo es una técnica sujeta a error y distorsión debido a variantes como la curvatura del tórax, condición de los pulmones, adiposidad y muscularidad del paciente, etc.

h. La auscultación cardiaca debe realizarse sobre cada uno de los 5 focos auscultatorios tradicionales (aórtico, pulmonar, pulmonar accesorio, tricuspídeo y mitral), pero sin limitarse a ellos. Algunas de las regiones que es prudente auscultar son el cuello, área esternoclavicular, región epigástrica debajo del reborde costal izquierdo, etc., pero en general dependerá de los hallazgos.

-   En la auscultación se deben valorar aspectos como la frecuencia y ritmo de los latidos, las características de los ruidos en cada etapa del ciclo cardiaco y presencia de ruidos accesorios.

-   Los ruidos cardiacos se caracterizan por su tono, intensidad, duración y temporización en el ciclo cardiaco.

    •   La intensidad del primer ruido cardiaco (R1) depende de la presencia de bloqueos o alteraciones en el ritmo, de modo tal que ante calcificación de la válvula mitral, hipertensión pulmonar o sistémica, o aumento del tejido, líquido o grasa subyacente, la intensidad del R1 puede estar disminuida.

    •   El segundo ruido cardiaco (R2) tiene un tono más alto, duración más corta y mayor intensidad en la base y menor en el ápex, que el R1. El R2 tiene dos componentes, el A2 (aórtico) y el P2 (pulmonar), donde el P2 es secundario y a veces enmascarado por el A2; durante la inspiración el P2 se retarda lo que produce el desdoblamiento del R2, que no tiene significado patológico. La intensidad del R2 aumenta en hipertensión sistémica o pulmonar, estenosis mitral, insuficiencia cardiaca congestiva, etc. y disminuye en estados de shock, cuando las válvulas están inmóviles, estenosis aórtica o pulmonar, etc.

    •   Existen otros dos ruidos cuya presencia o ausencia no necesariamente tienen significado patológico y son el R3 (galope ventricular) y R4 (galope auricular). Se dice que el ritmo de los ruidos cardiacos cuando se ausculta un R3 es de Ken-tuc-ky, y cuando se ausculta un R4 semeja Ten-es-see. Cuando están ambos presentes se habla de galope de sumación.

    •   El desdoblamiento anormal de los ruidos cardiacos (R1 y R2)
        * Puede auscultarse desdoblamiento de los ruidos cardiacos en el bloqueo de rama derecha del Haz de His y en contracciones ventriculares prematuras. El desdoblamiento del R2 puede ser fijo, amplio o paradójico, cada uno con un significado patológico diferente.

-   Al auscultar el precordio pueden aparecer ruidos añadidos como: los soplos, roce pericárdico, clic sistólicos, galopes (ya descritos), etc.

- Los soplos son ruidos que aparecen en la auscultación y que en su mayoría son producidos por flujo turbulento. Deben ser caracterizados en términos de su intensidad, localización, momento del ciclo cardiaco en que se produce, duración, propagación, entre otros criterios. Se clasifican de acuerdo a los criterios mencionados.

    a. *Intensidad*: al momento de registrarlo se expresa el grado identificado sobre 6 (ej. soplo grado 2 → 2/6). También es importante si el soplo varía en intensidad de mayor a menor (decrescendo) o viceversa (crescendo) o si aumenta para luego disminuir (romboidal o crescendo-decrescendo).
        i.   Grado 1: poco audible, muy débil.
        ii. Grado 2: débil.
        iii. Grado 3: claramente audible, moderado.
        iv. Grado 4: intenso, puede asociarse a frémito.
        v.   Grado 5: muy intenso, con frémito palpable.
        vi. Grado 6: se oye aún sin el estetoscopio, frémito palpable.

    b. *Tiempo*: si ocurren en diástole o sístole. Los diastólicos son siempre por lesión orgánica del aparato valvular y los sistólicos pueden ser orgánicos o funcionales.

    c. *Duración*:
        i.   Holosistólico: ocupa toda la sístole, a veces enmascarando el R2.
        ii. Holodiastólico: ocupa toda la diástole.
        iii. Mesosistólico: comienza después del R1 y termina antes del R2.
        iv. Mesodiastólico: en el medio de la diástole.
        v.   Protosistólico y protodiastólico: al inicio de la sístole y la diástole, respectivamente.
        vi. Telesistólico: comienza tardío en la sístole, justo antes de oírse el R2.
        vii. Telediastólico o presistólico: ocurre tarde en la diástole, antes del R1 del ciclo siguiente.

    d. *Localización*: se refiere al foco o sitio donde se ausculta con mayor intensidad. Si bien pueden oírse en varios focos (plurifocales) se debe señalar en cuál se oye más.

    e. Se describen también las modificaciones que sufran los soplos con los cambios de *posición, la ventilación, ejercicio y tratamiento*.

- El roce pericárdico aparece cuando hay inflamación del saco pericárdico, es un sonido áspero que puede incluso llegar a apagar los ruidos cardiacos. Se escucha más claro cerca del ápex cardiaco.
- Clics eyectivos: de la válvula aórtica o de la pulmonar.
- Chasquido de apertura de la válvula mitral: se ausculta cerca del ápex y puede irradiarse a la base. No se afecta con la respiración, se puede confundir con el R2.

Columna

En este acápite del examen físico es importante observar y valorar las curvaturas cervical, dorsal y lumbar. Se evalúan los movimientos de flexión, rotación y extensión de la columna, así como su alineación y la presencia de deformidades, vicios o sensibilidad.

Abdomen

a. Para una correcta exploración y descripción de los hallazgos en el abdomen es necesario conocer su anatomía así como las divisiones del mismo (4 cuadrantes o 9 regiones) y las estructuras que corresponden a cada región.

b. El primer paso en la exploración del abdomen es la inspección. Durante la inspección es importante notar las características de la piel, patrones de retorno venoso, simetría, movimientos, etc. Se observan los músculos abdominales, mientras el paciente levanta la cabeza para determinar la presencia de hernias, masas o separación de los músculos.

c. Valoramos la forma del abdomen (plano, excavado, distendido, abombado, globuloso, en delantal), el aspecto del ombligo, así como el perímetro abdominal.

d. Un aspecto brillante y tenso sugiere ascitis. Este hallazgo se afianza con la percusión y ciertas maniobras.

e. También observamos la coloración anotando la presencia de eritema, equimosis, cicatrices, estrías, lesiones, circulación colateral, o patrones particulares como: el signo de Cullen o del Ojo Colombiano (decoloración azulada periumbilical) o el nódulo de Sister Mary Joseph (nódulo perlado periumbilical, sugestivo de linfoma intra-abdominal).

f. Una nemotécnica útil es la de las 9F de la distención abdominal: fat (grasa), fluid (líquido), fetus (feto), flatus (gases), fibroma, full bladder (vejiga llena), falso embarazo, fatal tumor (tumor fatal).

g. A la inspección sigue la auscultación, siempre antes de palpar para no alterar los ruidos hidroaéreos. Se valoran los ruidos abdominales en los 4 cuadrantes y la presencia de roces sobre el hígado o bazo. Con la campana del estetoscopio buscamos soplos en la región epigástrica, periumbilical, sobre la aorta y las arterias renales. El aumento de los ruidos hidroaéreos (normalmente son 5-35 por minuto) se ve en la gastroenteritis, primeras fases de la obstrucción intestinal, y cuando el paciente tiene hambre; disminuyen en la peritonitis y el íleo paralítico. Sólo se puede hablar de ausencia de ruidos hidroaéreos luego de auscultar por 5 minutos. Hablamos de borborigmos refiriéndonos a los ruidos largos de hiperperistalsis que se auscultan cuando el paciente tiene hambre.

h. Se percute el abdomen para determinar entre otras cosas los bordes del hígado y así constatar su extensión; cuando está 2-3 cm por debajo del reborde costal se dice que está aumentado de tamaño. Se evalúa el descenso hepático en inspiración sostenida mientras se percute. Se percuten los ángulos costovertebrales para determinar la sensibilidad renal. Además se busca la matidez esplénica y la cámara aérea del estómago. El timpanismo es el sonido predominante por la presencia de aire en el estómago y asas intestinales.

i. Al momento de la palpación se debe considerar lo siguiente: Se debe empezar siempre por un área que el paciente no refiera como dolorosa y siempre palpación superficial antes de la profunda. Buscamos organomegalias, masas y sensibilidad, entre otras cosas.

j. La palpación visceral puede ser con una o dos manos. Para la palpación bimanual hay varias técnicas: con los dedos índices en contacto, manos superpuestas, anteroposterior, maniobra del deslizamiento.

k. En la palpación superficial buscamos resistencia muscular, dolor/sensibilidad y masas.

l. En la palpación profunda buscamos el reborde hepático y la vesícula biliar debajo de él, en el borde lateral del músculo recto. Se busca el bazo en el reborde costal izquierdo (no palpable en condiciones normales) y los riñones (palpación en flancos y puño percusión sobre los ángulos costo-vertebrales buscando sensibilidad). Cuando encontramos masas debemos tratar de delimitarla para dar una dimensión estimada, establecer su consistencia, movilidad, etc.

m. Se buscan los reflejos abdominales con el martillo de reflejos (en cada cuadrante del abdomen).

n. Se evalúan también la zona sacra, glútea, inter-glútea y anal. Buscamos lesiones, hemorroides, edema, etc.

o. Existen algunas maniobras o técnicas especiales para la valoración de la ascitis, apendicitis, colecistitis, etc.
    -   Ascitis: matidez cambiante, timpanismo coronal, signo de la ola, etc.
    -   Apendicitis: signo de Rovsing y sensibilidad de rebote referida, signo del psoas, signo del obturador, signo de Blumberg, signo de McBurney, etc.
    -   Colecistitis: signo de Murphy, positivo cuando hay aumento agudo del dolor y detención súbita de la inspiración cuando se coloca un dedo bajo el reborde costal derecho en el margen lateral del músculo recto del abdomen.

Sistema osteomioarticular y Sistema Vascular Periférico

1- Sistema Osteomioarticular

a. En términos generales el sistema osteomioarticular debe explorarse en términos de su simetría y alineación, facilidad y amplitud de los movimientos, masa y tono muscular, fuerza muscular, características de las zonas articulares (estabilidad, signos inflamatorios), y la presencia de dolor, crepitación o deformidades. Se hace mediante la inspección, palpación y empleo de maniobras específicas por zona. El examen se hace por regiones:
    -   Articulación temporomanibular: rango de movimientos, palpación del espacio articular (chasquidos, dolor), fuerza de los músculos temporales.
    -   Columna cervical: alineación, rango de movimiento (flexión anterior, hiper-extensión, flexión lateral, rotación), fuerza los músculos esternocleidomastoideos y trapecios.
    -   Columna dorsal: inspección de la alineación de la columna (en adolescentes importante el hallazgo de escoliosis), palpamos apófisis vertebrales y músculos paravertebrales. Verificamos el rango de movimiento como en la columna cervical.
    -   Hombros: inspeccionamos el contorno de la cintura escapular, rango de

movimiento (encogerse de hombros, flexión, hiper-extensión, abducción, aducción, rotación interna y externa), comprobamos la fuerza muscular en cada rango de movimiento.

- Codos: evaluamos el contorno y ángulo de carga (5-15°) en flexión y extensión, comprobamos el rango de movimiento (flexión, extensión, pronación y supinación).

- Manos y muñecas: observamos el contorno, forma y posición, además del número de dedos. Comprobamos el rango de movimiento con las maniobras de flexión e hiper-extensión metacarpo-falángicas, oposición del pulgar, formación del puño, abducción y aducción de los dedos, flexión-extensión e hiperextensión de la muñeca, movimiento radial y cubital. Además, analizamos la fuerza muscular en el cierre de la mano, flexión e hiperextensión de la muñeca, y abducción aducción de los dedos (contra resistencia). Hay pruebas o maniobras específicas como la prueba de Phannel (parestesias al flexionar dorsos de las manos contra sí) y el signo de Tinel (parestesias al percutir la muñeca en distribución del nervio mediano) sugieren síndrome del Tunel del Carpo.

- Caderas: observamos la altura de los pliegues glúteos y palpamos para detectar la estabilidad, crepitaciones o dolor. Comprobamos el rango de movimiento mediante flexión-extensión, hiperextensión, aducción y abducción, rotación interna y externa. Valoramos la fuerza muscular. Hay maniobras como la prueba de Thomas (contractura en flexión) y la prueba de Trendelemburg (debilidad de músculos abductores).

- Piernas y rodillas: inspeccionamos las concavidades y palpamos la fosa poplítea, espacio articular, etc. Evaluamos los movimientos de flexión y extensión, y la fuerza muscular. Hay maniobras específicas para explorar estructuras específicas como la prueba del cajón (integridad de los ligamentos cruzados anterior y posterior), McMurray (rotura del menisco), Lachmann (integridad del ligamento cruzado anterior), signo del bombeo (exceso de líquido en la rodilla), etc. En cuanto a la alineación buscamos deformidades como el genu valgum (X) y genu varum (0)

- Pies y tobillos: observamos la alineación de las tibias, el tamaño y número de los dedos. Comprobamos el rango de movimiento dorsiflexión, flexión plantar, inversión y eversión, flexión y extensión de los dedos). Anótense deformidades como: el pie varo o pie valgo, hallux valgus, dedo en martillo, etc.

b. Además de los aspectos estructurales y funcionales descritos se exploran también los pulsos periféricos y se observa por la presencia de edema, várices u otras lesiones.

c. En cuanto al tono muscular, anotamos la presencia de flaccidez, contracturas, atrofia o hipertrofia.

d. La valoración de los reflejos osteotendinosos está descrita en el capítulo de examen neurológico.

e. Para el nivel de fuerza muscular se usa la siguiente escala:

Nivel de función muscular	Grado
Sin evidencia de contracción muscular	0
Vestigios de movimiento, fasciculaciones	I
Movimiento activos pero no contra gravedad	2
Movimientos activos contra la gravedad, pero sin resistencia	3
Movimientos activos contra la gravedad con cierta resistencia	4
Movimientos activos contra la gravedad y resistencia total	5

Sistema Vascular Periférico

a. Esta parte de la exploración incluye el sistema arterial como el venoso periférico, y comienza por la inspección, buscando pulsos visibles.
b. Los pulsos arteriales se evalúan generalmente por palpación, con la punta de los dedos y evitando utilizar el primer dedo (pulgar) puesto que el pulso del mismo puede ser un factor de confusión. Los pulsos de las arterias carótida, aorta y femoral deben auscultarse.
c. Para el registro de los hallazgos de los pulsos se usa la siguiente escala

Hallazgo	Grado
Pulso no palpable	0
Pulso débil, filiforme, fácilmente obliterado	I+
Pulso débil, no obliterable	2+
Pulso fácil de palpar, no obliterable	3+
Pulso fuerte, intenso	4+

d. Los pulsos arteriales se pueden palpar en los sitios en que grandes arterias están bastante superficiales, como es el caso de la temporal, carótida, axilar, braquial, cubital, radial, femoral, poplítea, tibial posterior y la dorsal del pie.
- Pulso temporal: se palpan ambas, deben ser sincrónicas; si se palpa frémito hay que auscultarlas.
- Pulso carotideo: es el que mejor refleja la función cardiaca. No deben palparse simultáneamente o presionar muy fuerte porque si se estimula el seno carotideo puede producirse bradicardia importante.
- Pulso radial: es el que más frecuentemente se estudia. Se colocan los 3 dedos medios en la cara ventral de la muñeca sobre la corredera bicipital.
- Pulso pedio: se utilizan 2 ó 3 dedos para evaluarlo, en el dorso del pie lateral al tendón del extensor propio del primer dedo. Se acentúa en la ateroesclerosis y puede no palparse hasta en un 10% de individuos normales.
- Pulso tibial posterior: se busca en el canal retro-maleolar interno.
- Pulso poplíteo: se encuentra mejor con el paciente en decúbito prono y la pierna ligeramente flexionada sobre el muslo.
- Pulso femoral: es fácil de encontrar, a nivel de la ingle. Usualmente es lleno y fuerte.

e. Aspectos a evaluar:
- Características de la pared arterial y resistencia a la palpación.
- Sincronismo
- Frecuencia y ritmo del pulso
- Amplitud y contorno del pulso.
- Hallazgos a la auscultación.
f. La exploración del sistema venoso periférico incluye el pulso venoso yugular, la presencia o no de ingurgitación yugular, el reflujo hepatoyugular de Rondot, presencia de várices y presencia de circulación colateral. Todas son alteraciones de lo normal.

Genitales

En esta parte del examen físico particularmente, es importante disminuir la ansiedad del paciente, recordando siempre que pueden ver nuestro rostro por lo que debemos cuidar las expresiones que hagamos, además de usar un lenguaje adecuado y evitar las bromas.

a. *Femeninos*: esta parte del examen físico se encuentra descrita en el capítulo de Historia ginecológica.
b. *Masculinos*: se evalúa la distribución del vello pubiano.
- A la inspección se observan las características de la piel del pene, el prepucio; características del glande (color, smegma, meato uretral externo, presencia de secreciones). Si el paciente no está circuncidado debemos retraer el prepucio para una completa exploración; ante la dificultad para retraer el prepucio no debemos forzarlo, puede tratarse de una fimosis, que puede asociarse además a balanitis (inflamación del prepucio). Hablamos de parafimosis ante la imposibilidad de regresar el prepucio retraído a su posición original, y es una situación que puede comprometer la circulación del glande en forma importante. Es importante observar y describir la localización del meato urinario externo, anotando la presencia de hipospadia o epispadia. En el escroto, observamos color, textura, simetría, así como la presencia de hernias o engrosamientos inusuales; ante una masa o colección líquida realizamos una transiluminación.
- Palpamos el glande y cuerpo buscando alteraciones en consistencia (induración) y sensibilidad. Presionamos ligeramente la uretra entre el pulgar y el índice buscando exudados. También exploramos los conductos inguinales buscando hernias directas e indirectas. Valoramos los testículos, el epidídimo y conductos deferentes en cuanto a su tamaño, sensibilidad, consistencia, secreciones, excrescencias, nódulos, etc. La asimetría en el saco escrotal es común dado que el cordón espermático izquierdo suele ser más largo por lo que el testículo correspondiente tiende a estar más bajo.
- Anotamos la presencia de erección prolongada del pene o priapismo, o cualquier otro hallazgo patológico o inusual.
- Nunca se deben dejar de lado los ganglios inguinales, su exploración es una importante herramienta dentro del examen físico.
- Por último, hacemos la provocación del reflejo cremastérico, goleando con un objeto romo la cara interna de cada músculo. La respuesta es elevación del testículo y escroto ipsilaterales.

Una alteración frecuente es la presencia de hernias, que pueden ser femorales (más frecuentes en mujeres) o inguinales (directas o indirectas). La hernia inguinal indirecta baja por el conducto por lo que es posible palparla con la punta del dedo introducido en el conducto inguinal; es el tipo más común. La hernia inguinal directa empuja contra el lateral del dedo explorador (no en la punta) y abomba hacia delante. En la hernia femoral o crural el conducto inguinal está vacío a la exploración.

Exploración anorrectal y prostática

a. Para la exploración rectal se prefiere que el paciente esté en decúbito lateral izquierdo con las caderas y rodillas flexionadas. También se puede hacer con el paciente de pie con las caderas flexionadas y el tronco apoyado en la mesa de exploración.
b. Se separan las nalgas del paciente para dejar ver el orificio anal. Anotamos cualquier cambio de coloración, presencia de secreciones, lesiones cutáneas, masas, etc.
c. Lubricamos el dedo índice y lo presionamos sobre la abertura anal, pedimos al paciente que puje ligeramente para relajar el esfínter e introducimos el dedo (hasta 6-10 cm.). Valoramos el tono del esfínter pidiendo al paciente que apriete alredor del dedo (la presión debe ser uniforme). Palpamos las paredes laterales y posterior del recto, luego giramos el dado para palpar la cara anterior. Las paredes deben ser lisas y regulares, cualquier masa, pólipo o irregularidad debe reportarse. Las hemorroides internas no deben palparse.
d. En los hombres podremos palpar la superficie posterior de la próstata cuando nos dirigimos a la pared anterior del recto. Se aprecia y describe su tamaño, consistencia, movilidad y sensibilidad. Normalmente debe ser lisa, dura, algo móvil y no dolorosa. Una consistencia gomosa o blanda pueden sugerir hipertrofia benigna, mientras que los nódulos duros o irregulares sugieren neoplasia, fibrosis crónica o cálculos prostáticos.
e. Ante la presencia de heces debemos describir sus características: color, consistencia, olor, presencia de sangre, pus u otros hallazgos.

Comentarios

Ningún sistema de nuestro organismo se puede evaluar de forma apropiada fuera del contexto de una exploración global; la satisfactoria realización de una exploración implica el adiestramiento en la mecánica de cada técnica y la capacidad para integrar e interpretar los hallazgos en relación con los sucesos que se reflejen.

Referencias

1. Rodríguez R. *La ciencia y el arte del examen físico. Ateneo [Revista en línea]* 2000; 1(1): 28-31. Disponible en: http://bvs.sld.cu/revistas/ate/vol1_1_00/ate05100.htm*
2. León A. *Manual para el examen del normal y métodos de exploración. Quebecor Impreandes 2001.*
3. Epstein O, Perkin G, De Bono D, Cookson J. *Clinical Examination. 2ª ed. Barcelona: Mosby; 1997.*
4. Seidel H, Ball J, Dains J, Benedict G. *Manual Mosby de Exploración Física. 5ª ed. Madrid: Elsevier; 2003.*
5. Llanio R., Perdomo G. *Propedéutica Clínica y Semiología Médica. La Habana: Editorial Ciencias Médicas; 2003.*
6. Bickley L, Szilagyi P. *Bates' Guide for Physical Exam and History Taking. 8 ed. Philadelphia: Lippincott Williams & Wilkins; 2002.*

15. Examen Neurológico

Christian Ortega y Alexis Mckenzie

PRINCIPIOS BÁSICOS DEL EXAMEN NEUROLÓGICO

Enfermedades neurológicas pueden ser frecuentemente diagnosticadas basadas en una cuidadosa historia clínica en combinación con el examen físico. Para reforzar que sea completo, el médico debe examinar a todos los pacientes de acuerdo al mismo esquema general, haciendo pequeñas variaciones cuando lo crea necesario. Uno puede examinar los componentes del sistema nervioso de dos formas: en una determinada secuencia (nervios craneales, reflejos, sistema motor, sistema sensitivo, etc.) o de acuerdo a la topografía (cabeza, miembros superiores, tronco, miembros inferiores).(1)

Como acabamos de dejar claro, el examen neurológico debe ser sistemático y completo.

FUNCIONES SUPERIORES

Muchas enfermedades neurológicas están asociadas con disturbios psiquiátricos en menor o mayor grado. El examen neurológico es completo únicamente cuando se examina cualquier anormalidad psicopatológica que pudiera estar presente.(2)

El examinador debe evaluar el estado de conciencia, la orientación, la concentración, la memoria, el estado afectivo, la habilidad cognitiva. Si las funciones mentales se perturban por una enfermedad neurológica de base, las manifestaciones progresan en una secuencia característica, independientemente de su etiología. Primero, la memoria a corto plazo y a largo plazo, la concentración y la atención se deterioran; el paciente se fatiga fácilmente y tiene dificultad en procesar nueva información o ejecutar tareas complejas. Después, el paciente, se vuelve progresivamente más desorientado, primero al tiempo, luego a lugar, y por último a persona.(2)

El mini-mental test es ampliamente usado para evaluar las funciones cognitivas.(3) (Ver tabla N° 1).

Tabla N° 1. Mini-Mental Test Modificado		
	Puntaje máximo	Puntaje del paciente
1. Orientación		
a) ¿Cuál es: (Año) (Hora) (Fecha) (Día) (Mes)?	5	
b) ¿Dónde estamos? (País) (Departamento) (Ciudad) (Hospital/Edificio) (Piso/Calle)	5	
2. Registro		

Mencione tres objetos o conceptos para el paciente (por ejemplo, anzuelo, zapato, verde) con un segundo de intervalo entre cada uno. Dígale al paciente que se le pedirá que los recuerde. Pídale que repita las tres palabras después de usted. Asigne un punto para cada respuesta correcta. Repítalas hasta que el sujeto haya aprendido las tres (hasta seis intentos).	5	
3. Atención y cálculo		
Serie de siete. Cuente hacia atrás desde 100 restando 7 Dé un punto para cada respuesta correcta. Pare después de cinco respuestas.	5	
-y-		
Deletree "mundo" (u otra palabra de cinco letras) hacia atrás. Dé un punto para cada letra en orden correcto.	5	
4. Memoria reciente		
Solicite al sujeto que repita los tres objetos mencionados arriba. Dé un punto para cada respuesta correcta.	5	
5. Lenguaje		
Señale un lápiz y un reloj. Pregúntele al sujeto "¿Cómo se llama esto?" para cada uno dé dos puntos.	2	
Solicite al sujeto que repita lo siguiente: "Nadie silba como silba Silvia." Otorgue un punto.	1	
Solicite al sujeto que siga una orden de tres etapas (por ejemplo: "tome este papel con la mano derecha, dóblelo por la mitad y póngalo en el piso") Dé tres puntos.	3	
6. Estado cognitivo		
Entréguele al sujeto la tarjeta que dice "Cierre los ojos". Dé un punto.	1	
Escriba una frase. Dé un punto	1	
Copie el siguiente dibujo. Dé un punto	1	
7. Escriba el puntaje total	35	
8. Entrevistador: Examine el nivel de conciencia. Codifique la respuesta: 1- Alerta 2- Somnolencia 3- Estupor		1 2 3

PARES CRANEALES (4)

La exploración de los pares craneales puede resumirse como sigue:

I	Olfato
II	Agudeza visual, campos visuales y fondo ocular
II, III	Reacciones pupilares
III, IV, VI	Movimientos extraoculares
V	Reflejos corneales, sensación facial y movimientos mandibulares

VII	Movimientos faciales
VIII	Audición
IX, X	Deglución, y elevación del paladar, reflejo nauseoso
V, VII, X, XII	Voz y lenguaje
XI	Movimientos de los hombros y cuello
XII	Simetría y posición de la lengua

Par craneal I: nervio olfatorio

Para valorar este par craneal se presenta al paciente olores familiares y no irritables, tales como: clavo, café, jabón o vainilla.

Par craneal II. Nervio óptico.

Revise la agudeza visual (use la cartilla de Snellen). Coloque al sujeto a 6m de la cartilla. Se expresa como una fracción en el que el numerador es fijo "20" y el denominador representa el renglón leído sin dificultad. La visión 20/20 significa que puede ver a 20 pies (6m), lo que debe ver a 20 pies. 20/10: puede ver a 20 pies lo que debería ver a 10 pies (tiene doble de la agudeza visual.) Mientras mayor sea el segundo número, peor es la visión.

En el fondo de ojo evalúe la retina, los vasos, y la papila óptica. La vena pulsa en el fondo de ojo, no la arteria. La relación vena/arteria es de 2/3.

Valore los campos por confrontación. Para ello colóquese al frente del paciente con los ojos al mismo nivel y a una distancia de 1 m. Haga que el paciente se tape el ojo derecho al tiempo usted se cubre su propio ojo, de modo que los no cubiertos están mirándose uno a uno. Extienda su brazo y acérquelo progresivamente hacia el centro haciendo un movimiento ondulante con los dedos. Haga que el paciente le diga cuándo es capaz de ver los dedos sin dejar de mirarle al ojo, y compare la respuesta del paciente con el momento en que usted los vio. Recuerde que el cuadrante nasal está limitado por la nariz (5).

Defectos en los campos visuales pueden ser: (6)

1. Ceguera del ojo izquierdo (lesión del nervio óptico izquierdo)
2. Hemianopsia bitemporal (lesión del quiasma óptico)
3. Hemianopsia homónima derecha (lesión de la cintilla óptica izquierda)
4. Defecto homónimo del cuadrante superior derecho (lesión de las fibras superiores de la radiación óptica izquierda)
5. Defecto homónimo del cuadrante inferior derecho (lesión de las fibras inferiores de la radiación óptica izquierda)
6. Hemianopsia homónima derecha (interrupción completa de las seis fibras de la radiación óptica izquierda)

Pares craneales III, IV y VI: motor ocular común, troclear y patético o abducens se evalúan conjuntamente.

Compare los tamaños y formas de las pupilas. Las pupilas normalmente miden entre 2-4mm. (7) Si las pupilas son desiguales se llama anisocoria. Observe las reacciones pupilares a la luz (constricción pupilar), la respuesta consensual (constricción pupilar del otro ojo), la de acomodación (debe haber aducción de ambos ojos acompañado por constricción pupilar).

Las pupilas tienen diferentes tamaños y reaccionan distinto dependiendo de dónde está la lesión. (Ver tabla N° 2).

Tabla N° 2.

Sitio de lesión	Características de la pupila
Pupilas diencefálicas	Pequeñas y reactivas
Pupilas mesencefálicas	Pupilas de tamaño intermedio y fijas
Pupilas tectales	Grandes, fijas, tienen hippus (como si palpitaran)
Pupilas uncal	Hay midriasis unilateral y no reactivas a la luz
Pupilas pontinas	Muy chiquitas (como un alfiler)
Pupilas metabólicas	Pequeñas y reactivas

Pupila de Marcus Gun: se da una dilatación paradójica en respuesta a la iluminación directa. (8)

Pupila de Argyll Robertson: (Sífilis mesencefálica) pupila no reactiva, no responde a la luz, pero sí a la convergencia.

Reconozca la presencia de ptosis.

Pruebe los movimientos extraoculares en las seis direcciones cardinales de la mirada, busque pérdida de los movimientos conjugados. Los movimientos oculares se evalúan dejando la cabeza quieta, y siguiendo el dedo del examinador con sus ojos.

El sexto par craneal es el que primero se afecta cuando hay aumento de la presión intracraneal.

Verifique la convergencia de los ojos e identifique la presencia de nistagmus, así como la dirección de la mirada en la que aparece, el plano en el que los movimientos se producen (horizontal, vertical, rotatorio o mixto) y la dirección de los componentes rápido y lento. El componente lento es el que desvía la mirada, mientras que el rápido es el que retorna al ojo a su posición original. Por convención, la dirección del nistagmus se da por la dirección del componente rápido.

El nistagmus se puede valorar pidiéndole al paciente que dirija la mirada lateralmente lo más que pueda (nistagmus fisiológico) en la región monocular. Si esto ocurre, el examinador debe llevar la mirada al campo binocular para ver si persiste el nistagmus en este campo visual. El nistagmus es patológico si persiste después de esta maniobra. El nistagmus de origen vestibular siempre tiene la misma dirección (hacia el lado contrario a la lesión) y se produce al tener la mirada fija en un punto (nistagmus espontáneo).

Par craneal V: trigémino.

Motor: pida al paciente que apriete la mandíbula. Valore la fuerza de contracción muscular.
Sensitivo: valore la sensibilidad dolorosa en frente, mejillas y mandíbula de ambos lados. Si encuentra alguna anormalidad, confírmela con la prueba de sensibilidad a la temperatura.

Después valore el tacto fino con una torunda de algodón. Pida al paciente que responda cada vez que toque su piel.

Valore también el reflejo corneal.

Par craneal VII: facial.

Examine la cara tanto en reposo como durante la conversación. Observe cualquier asimetría y detecte la presencia de tics y otro movimiento anormal.

Solicite al paciente que:
Eleve ambas cejas
Frunza el ceño.
Apriete ambos ojos para que usted pueda abrirlos. Valore la fuerza muscular al tratar de abrirlos.
Muestre los dientes superiores e inferiores.
Sonría
Infle ambas mejillas.
Evalúe el gusto, la salivación, y el lagrimeo

Las arrugas frontales y el cierre de los ojos sirven para diferenciar una lesión central de una periférica.(7,8)

Tabla N° 3. (7) Diferencias entre lesión central y periférica del nervio facial.

Lesión central	Lesión periférica
Se afecta solamente la parte inferior de la cara contra-lateral a la lesión	Se afecta TODA la cara ipsilateral a la lesión
Secundaria a daño hemisférico y contra-lateral a la lesión	Signo de Bell al cerrar los ojos, el del lado paralizado no cierra del todo y el ojo se desvía arriba y afuera.[10] (ver figura N° I)
Desviación bucal hacia el lado sano, no enseña los dientes del lado afectado, no puede silbar o soplar	Fenómeno de Negro: al ver hacia arriba el ojo del lado afectado se desvía más que el sano
Disminución del surco nasogeniano ipsilateral a la lesión	Alteración del gusto. DISGEUSIA
	Epífora, Disacusia

Figura N° 1. Signo de Bell (10)

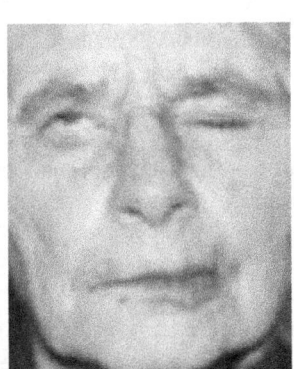

Par craneal VIII: vestíbulo-coclear.

Evalúe lateralización, compare la conducción aérea y ósea.

Tabla N° 4.(11) Diferencias en las pruebas en las sorderas conductivas y sensorineurales.

	Sordera conductiva	Sordera sensorineural
Prueba de lateralización (Weber)	El sonido se lateraliza hacia el oído afectado.	El sonido se lateraliza hacia el oído normal.
Conducción aérea y ósea (Rinné)	La conducción ósea dura más que la aérea.	La conducción aérea dura más que la ósea.

Lesiones vestibulares pueden evaluarse con las pruebas calóricas. Normalmente, la irrigación del conducto auditivo externo con agua tibia induce un nistagmus con el movimiento rápido hacia el oído irrigado. Por el contrario, si lo irriga con agua fría, el movimiento rápido se dirige hacia el oído opuesto.

Par craneal IX y X: glosofaríngeo y vago.

Compruebe la capacidad para identificar los gustos amargos y agrios.

Escuche la voz del paciente. ¿Es ronca o nasal? (Voz de carácter nasal en la parálisis del paladar.) ¿Tiene dificultad para la deglución?

Pida al paciente que diga "ahhhh" o que bostece mientras usted observa los movimientos del paladar blando y la faringe. Si hay debilidad de los músculos del velo del paladar, éstos hacen que el paladar se desvíe hacia el lado contralateral a la lesión.
Evalúe el reflejo nauseoso. Estimule con suavidad la parte posterior de la faringe.

Par craneal XI: espinal accesorio.

Desde atrás del paciente, busque atrofias y fasiculaciones en los músculos trapecios. Pida al sujeto que eleve ambos hombros contra sus manos. Verifique la fuerza y contracción de los trapecios.

Para evaluar el músculo esternocleidomastoideo, solicite al paciente que gire la cabeza a ambos lados contra la resistencia de su mano.

Par craneal XII: hipogloso.

Inspeccione la lengua del sujeto cuando descansa sobre el piso de la boca. Identifique la presencia de atrofia o fasiculaciones. Pida al paciente que protruya la lengua en busca de asimetría, atrofia o desviaciones de la línea media. Pida al paciente que mueva su lengua de un lado al otro y observe la simetría del movimiento. Indique al sujeto que empuje la lengua contra la cara interna de ambas mejillas, mientras percibe la fuerza desde afuera.

MARCHA

Integra la fuerza muscular, la función cerebelosa, propiocepción, función vestibular y la visión. Pida al paciente que camine por la habitación, gire y regrese. También que camine sobre las puntas, luego sobre los talones, y después con pasos de talón-punta en una línea recta (marcha en tándem (12)). Observe la postura, equilibrio, balanceo de los brazos y movimientos de las piernas. (13)

Los desórdenes más comunes de la marcha se muestran en la siguiente tabla. (14,15)

Tabla N° 5. Desórdenes más comunes de la marcha.

Desorden	Características	Causas
Hemiparesia espástica	El pie está en flexión plantar y hacia dentro. La pierna hemipléjica avanza más lentamente que la normal, describiendo un semicírculo. El brazo afectado permanece en flexión y aducción y no se balancea.	Interrupciones del haz corticoespinal de un lado.
Paresia espástica bilateral (marcha en tijeras)	Las caderas tienden a cruzarse una por delante de la otra.	Anoxia perinatal, enfermedades crónicas de la médula espinal como esclerosis múltiple.
Steppage o marcha equina	Cadera y rodilla se levantan excesivamente al levantar el pie, el pie vuelve al suelo con una "palmateada". El paciente no puede caminar sobre sus talones.	Compresión del nervio peroneal o poliomielitis (ahora raro).
Ataxia cerebelosa	De base ancha, con desviaciones laterales hacia el lado de la lesión cerebelar.	Degeneración cerebelar

Ataxia sensorial o tabética	Piernas muy separadas con un movimiento errático. Los pies se lanzan hacia adelante y hacia afuera, apoyando primero los talones y luego los dedos, se elevan mucho y caen bruscamente a cada paso dejando un pisoteo audible. Hay pérdida del sentido de posición y vibración.	Compresión medular de cordones posteriores. Tabes dorsal, Ataxia de Friederich, deficiencia de Vitamina B_{12}
Marcha distrófica (waddling)	El peso se cambia de lado a lado con una marcha de patos, debido a la debilidad de los músculos aductores de la cadera.	Dislocación congénita de la cadera, Distrofia muscular progresiva.
Marcha fastinante	La postura del paciente es inclinada y el cuerpo se mantiene rígido, los pasos son cortos y manteniendo ambos pies en el suelo todo el tiempo. Al caminar el cuerpo se inclina hacia adelante y los pasos se vuelven cada vez más rápidos.	Enfermedad de Parkinson.
Cojera antiálgica[16]	El paciente limita el tiempo de carga de peso sobre el miembro afectado para disminuir el dolor.	
Histérica	El paciente no levanta las piernas del suelo, las empuja una en frente de otra como si estuviera patinando. El paciente se hace caer al suelo (astasia-abasia)	

Hay que también valorar movimientos anormales de la marcha. Pueden ser en actividad o postural: (17)

Fasiculaciones: Movimientos ondulantes y erráticos que afectan a grupos musculares.

Fibrilación: sólo observable en la lengua

Temblores: pueden ser metabólicos, tóxicos o por disfunción funcional o estructural.

Temblores estructurales:
1. Temblor parkinsoniano: temblor fino, distal y de reposo. "contar monedas o hacer píldoras".
2. Temblor cerebeloso: temblor proximal, de acción perpendicular a la línea de movimiento y se exagera al final del mismo.
3. Hemibalismo: temblor violento que afecta un segmento o extremidad. Se da por lesión del núcleo subtalámico de Luys
4. Atetosis: movimientos reptantes: Lesión de núcleos basales.
5. Corea: movimientos involuntarios, rápidos, impredecibles, afección varios grupos musculares.
   a. Corea de Huntington: degeneración del núcleo caudal. Además desarrolla demencia.
   b. Corea de Sydenhan: Criterios mayores de Fiebre reumática.
6. Distonía: movimiento de fijación de una postura (focal o general).

Posturas grotescas y torcidas.(18)

Temblores funcionales:

1. Temblor senil: en personas mayores. Distal, postural, de acción.
2. Temblor familiar: temblores finos, de acción, distales, afectan a miembros de una misma familia.

Tics: movimiento estereotipado, generalmente el mismo grupo muscular, control voluntario posible, al relajarse reaparece.

Clonus: serie de contracciones rítmicas unifásicas (unidireccionales) y relajaciones de un grupo de músculos. Involucra sólo a un grupo agonistas de músculos, lo que los diferencia de los tremores, los cuales son difásicos (que involucra tanto a agonistas como antagonistas). (19)

Mioclonus se refiere a las contracciones arrítmicas que tienen un grupo de músculos, asincrónicas y asimétricas. Estas contracciones son bien rápidas en el tiempo.

COORDINACIÓN

Cerebelo coordina los movimientos, los corrige con precisión hasta llegar al punto deseado.

Dismetría es la incapacidad de lograr apuntar al objetivo.

Para valorar la coordinación, haga: (20,21,22)

1. Prueba de movimientos alternantes
2. Dedo-nariz
3. Talón-rodilla
4. Golpe rápido de los dedos.

FUERZA MUSCULAR

Solicite a la persona que realice un movimiento activo contra su resistencia o que resista su movimiento.

Tabla N° 6.(23) Grados de fuerza muscular

Escala de 0-5 del Brittish Medical of Research Council (MRC)	
M0	No hay contracción muscular
M1	Contracciones visibles no resultando en movimiento.
M2	Hay movimiento activo de las partes del cuerpo sólo cuando se elimina el efecto de la gravedad.
M3	Movimiento activo contra el efecto de la gravedad.
M4	Movimiento activo en contra de Resistencia moderada
M5	Movimiento activo contra la Resistencia completa.

Grados M3 Y M4 puede ser opcionalmente subdividido añadiendo signos + 0 -.

Sensibilidad

Evalúe sensibilidad al tacto, al dolor superficial, a la temperatura (no se hace a menos que el dolor superficial esté alterado), y la propiocepción que se evalúa a través de la sensibilidad profunda.

Propiocepción
Sentido de posición
Sentido de vibración

Trastornos del Lenguaje

Los desórdenes del habla pueden agruparse en tres categorías, aquellos que afectan la *voz* (Afonía y Disfonía), la *articulación* de las palabras (Disartia), y la *producción y comprensión* del lenguaje (*Afasia*).

Afonía (24,25)

Se refiere a la pérdida de la voz que acompaña enfermedades que afectan la laringe o su inervación. La disfonía es una anomalía en el volumen, la calidad o un tono monótono de la voz, pero con menor compromiso que en el caso de la afonía. Se produce por una enfermedad laríngea (infección viral o tumor de las cuerdas vocales), parálisis del nervio laríngeo recurrente, parálisis unilateral de cuerdas vocales (Par Craneal X), puede tener un origen psicológico y en raras ocasiones puede ser causada por una enfermedad muscular como la miastenia gravis.

Disartria (25,28)

Se refiere a un defecto en la articulación de la palabra hablada, sin compromiso del contenido. Los pacientes con disartria tienen un lenguaje con contenido normal y su escritura es libre de errores disfásicos. La producción de ciertas consonantes depende de partes específicas del aparato de fonación: P y B son sonidos labiales mientras que D y T son linguales.

La parálisis pseudobulbar es una debilidad de motoneurona superior que causa disartria espástica (suena como si el paciente estuviese tratando de sacar las palabras exprimiéndolas entre sus labios apretados). Las parálisis bulbares producen una voz nasal, mientras que la debilidad de los músculos faciales causa el habla de tipo farfullante.

Lesiones extrapiramidales pueden ser responsables de un lenguaje monótono, ya que causa bradiquinesia y rigidez muscular. Otras causas de disartria incluyen intoxicación alcohólica, y lesión cerebelosa. Éstas resultan en pérdida de la coordinación y un lenguaje lento, arrastrado y en ocasiones explosivo, o un lenguaje dividido en sílabas llamado rastreo.

Úlceras o enfermedades bucales pueden semejar una disartria. Cada una de estas causas debe ser considerada y examinada de manera apropiada.

Afasia (27)

Se refiere a un defecto en la producción o comprensión del lenguaje. Existen cinco tipos principales de afasia: receptiva (Afasia de Wernicke), expresiva (Afasia de Broca), global, nominal y conductiva.

- Afasia Receptiva (Posterior o de Wernicke): El paciente no entiende el lenguaje hablado (afasia auditiva) o escrito (alexia). El lenguaje es fluido, pero desorganizado. Ocurre con una lesión en el hemisferio dominante en la parte posterior del primer giro temporal (Área de Wernicke).
- Afasia Expresiva (Anterior o de Broca): El paciente entiende, pero no puede responder apropiadamente. El lenguaje no es fluido. Se da por lesión en la parte posterior del tercer giro frontal dominante (Área de Broca). Ciertos tipos de habla tienen patrones que pueden ser retenidos por estos pacientes. Por ejemplo: habla automática (el paciente recita palabras en serie como los días de la semana, meses del año), habla emocional (cuando el paciente se siente frustrado o molesto, insulta de manera fluida). Las afasias expresivas son formas de apraxia motora, lo que causa una inhabilidad para realizar acciones deliberadas, en la ausencia de parálisis.
- Afasia Global: El paciente no es capaz de hablar ni de entender ningún tipo de lenguaje. Se da como resultado de lesión conjunta en el área de Broca y en el área de Wernicke.
- Afasia Nominal: En todos los tipos de afasia hay cierta dificultad para nombrar objetos, pero existe un tipo específico de afasia nominal en la que el paciente puede no ser capaz de nombrar objetos, pero otros aspectos del lenguaje se mantienen normales. El paciente puede usar largas frases para tratar de sobrepasar el defecto en tratar de encontrar la palabra correcta (circunlocución). Ocurre luego de una lesión al área temporo-parietal posterior dominante.
- Afasia Conductiva: Aquí los pacientes repiten frases y nombran pobremente a los objetos, pero pueden seguir órdenes. Se cree que es causada por una lesión en el fascículo arqueado y/o en otras fibras que unen las áreas de Wernicke y de Broca.

Al evaluar la afasia detecte las omisiones o añadiduras de letras, sílabas o palabras, o el mal uso de las transposiciones de palabras. Las dudas, omisiones sustituciones inadecuadas de palabras, circunlocuciones o creación de nuevas palabras, o la alteración del ritmo o la secuencia de palabra, indican afasia. Ésta puede producirse por debilidad de los músculos faciales o de la lengua, o por lesiones neurológicas de las zonas cerebrales que controlan la conversación y el lenguaje.

Examen del Habla y Lenguaje (28)

Cuando el paciente haya mostrado durante la historia algún grado de dificultad de comunicación, deberá realizarse una valoración detallada de su capacidad de comunicación, tanto receptiva como de expresión. La voz del paciente debe tener inflexiones, debe ser clara y fuerte y poder subir el volumen. La conversación ha de ser fluida y bien articulada, expresando los pensamientos con claridad.

Calidad de la voz

Determine si existe alguna dificultad o incomodidad para articular los sonidos laríngeos. La disfonía se refiere a un compromiso menos severo del volumen, calidad o tono de voz. Por ejemplo, la persona puede tener ronquera o ser solamente capaz de susurrar.

Articulación

Las anomalías en la articulación comprenden la pronunciación imperfecta de palabras; la dificultad para articular un tono determinado; la verborrea, o las dudas en plena conversación, el tartamudeo y las repeticiones o la pronunciación lenta. La *disartria* se asocia con déficit motores de los labios, lengua, paladar o faringe. La disartria cerebelosa, en la que la coordinación es escasa y la conversación irregular, con una extraña separación entre sílabas (rastreo), se asocia con esclerosis múltiple.

Comprensión (28)

Al evaluar la comprensión deben realizarse preguntas cuya complejidad vaya aumentando, pero que a la vez, todas puedan ser respondidas con un simple sí o no. Se requiere de un número sustancial de preguntas cuyas respuestas positivas o negativas hayan sido aleatoriamente distribuidas, para evitar errores en la interpretación.

Repetición

Se empieza pidiéndole al paciente que repita palabras sencillas, luego frases de complejidad ascendente.

Nombrar Objetos

El déficit para nombrar objetos se encuentra virtualmente en todos los pacientes con afasia. Señale un grupo de objetos y pida al paciente que nombre cada uno de ellos. Deben usarse objetos comunes y no tan comunes en categorías mixtas, en vez de restringir la prueba a nombrar partes del cuerpo.

Lectura

La evaluación de la lectura debe tomar en cuenta la escolaridad del paciente. Se le pide al paciente que lea en alto, luego se prueba la comprensión haciendo preguntas cuyas respuestas son sí o no.

Escritura

La agrafia es un acompañante inevitable de la afasia. Se le pide al paciente que escriba palabras sencillas, luego frases, inicialmente escribiéndolas espontáneamente y luego en respuesta a un dictado. Una vez evaluado el contenido de las palabras, debe notarse si la escritura está aglomerada hacia un solo lado de la página, lo que sugiere la posibilidad de una lesión unilateral.

Fluidez

Se refiere a la velocidad de producción del habla, es decir cuánto habla un paciente en un período determinado. Por ende el habla no fluida contiene una menor cantidad de palabras. Típicamente el paciente hace un mayor esfuerzo del normal al hablar, lo que ocasiona que el habla sea disártrica y aumente la longitud de las frases. El resultado final es una pérdida del ritmo y melodía (*disprosodia*). En la *disfasia fluida* la producción está cerca o inclusive por encima de lo normal. La melodía tiende a ser retenida y la longitud de las frases es normal. A pesar de esto el paciente no puede producir palabras con un verdadero significado y el habla es incoherente. La fluidez verbal puede ser evaluada formalmente al pedirle al paciente que en un período de tiempo, nombre cuantos objetos pueda dentro de una determinada categoría.

Coherencia (28)

El paciente debe poder transmitir claramente sus intenciones y percepciones. No deben existir circunlocuciones ni perseverancias. Las palabras o frases que aparecen de una forma desordenada, ensalada de palabras, neologismos, asociación por sonido, ecolalia y las repeticiones de sonidos inhabituales se asocian con alteraciones psiquiátricas.

EVALUACIÓN DE LA COLUMNA VERTEBRAL (30,31)

Para evaluar cada nivel de la columna, se inicia con la inspección, seguida de la palpación buscando algún punto doloroso. Finalmente se evalúa el rango de movimientos y se determina si éstos están restringidos por el dolor.

La columna vertebral del adulto posee cuatro curvaturas: cervical, torácica, lumbar y sacra. Las curvaturas torácica y sacra son cóncavas anteriormente, mientras que la cervical y lumbar son cóncavas posteriormente. Al evaluar las curvaturas de la columna vertebral, el paciente debe permanecer de pie en posición anatómica. Se inspecciona el perfil de la columna vertebral por su cara lateral y luego por su cara posterior.

La cifosis se caracteriza por un aumento anormal en la curvatura torácica, por ende la columna vertebral se curva posteriormente.

La lordosis se caracteriza por una rotación anterior de la pelvis en la articulación de la cadera, produciendo un aumento anormal en la curvatura lumbar.

La escoliosis se caracteriza por una curvatura lateral anormal que se acompaña por rotación de las vértebras.

Columna Cervical

El examen de la columna cervical se realiza mejor con el paciente sentado. Debe inspeccionarse el cuello del paciente en sus aspectos anterior, lateral y posterior, observando la alineación de la cabeza y hombros, así como la simetría de los pliegues de la piel y los músculos.

Se palpa la parte posterior del cuello, la columna cervical y los músculos paravertebrales (trapecio y esternocleidomastoideo). Estos músculos deben presentar un buen tono y ser simétricos en cuanto a tamaño. La palpación no debe ser dolorosa ni debe haber espasmos musculares.

La rigidez cervical puede revelar una artritis, esguince o alguna otra patología. La desviación lateral y rotación de la cabeza sugiere torticolis, producida por la contracción del músculo esternocleidomastoideo.

El rango de movimientos en la columna cervical se evalúa pidiéndole al paciente que realice los movimientos que se muestran a continuación:

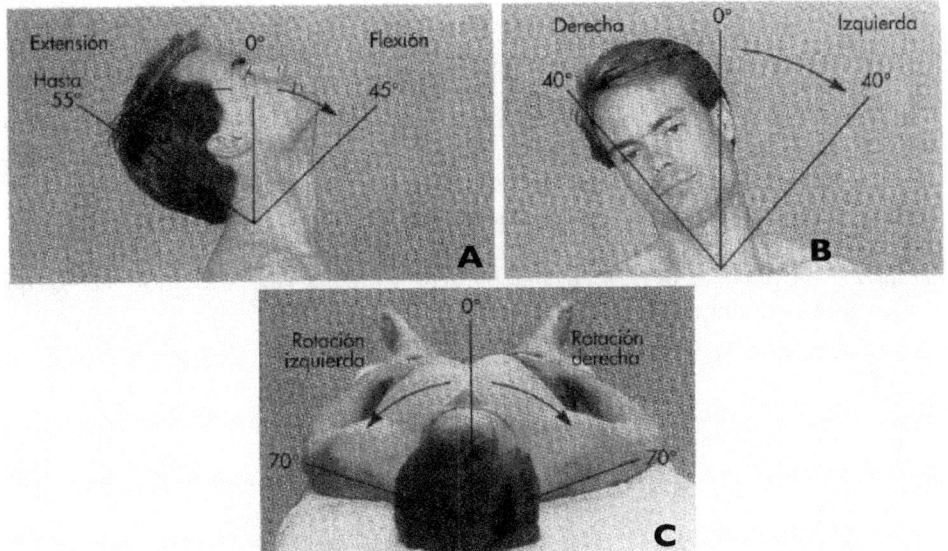

Figura N°2. Rango de movimiento de la columna cervical.
A, Flexión e Hiperextensión. B, Curvatura lateral. C, Rotación.

Debe notarse si algún movimiento desencadena dolor, ya sea local o en el miembro superior. Si el paciente presenta dolor o parestesias en el brazo al realizar estos movimientos, mientras el examinador le aplica una ligera presión sobre el vértice del cráneo, esto podría indicar que existe un grado crítico de estrechez en algún agujero intervertebral a nivel cervical.

Columna Dorsal y Lumbar

Los principales puntos de referencia en la espalda son las apófisis espinosas de las vértebras (C7 y DI suelen ser las más prominentes), las escápulas, crestas ilíacas y músculos para-vertebrales. Lo normal es que la cabeza quede alineada directamente por encima del surco glúteo y que las vértebras se encuentren en línea recta. Esto se evidencia al ver hombros y escápulas simétricos y por una altura similar de las crestas ilíacas. Las rodillas y los pies deberán estar alineados con el tronco y deben apuntar directamente hacia delante.

Se sienta al paciente con los brazos cruzados frente al pecho y se le pide que gire lo más que pueda, primero hacia un lado y luego hacia el lado contrario. El rango de movimiento se aprecia mejor al observar al paciente desde arriba. Luego se mide la expansión torácica. Debe notarse un movimiento de al menos 5cm, suficiente para evaluar la movilidad de la articulación costo-vertebral.

Con el paciente de pie, palpe las apófisis vertebrales y los músculos para-vertebrales. Se percute la sensibilidad dolorosa de la columna, golpeando primero cada apófisis con un dedo y percutiendo después a cada lado de la columna a lo largo de los músculos paravertebrales con la superficie cubital de su puño. No deben registrarse espasmos musculares ni dolor con la palpación ni con la percusión.

Pida al paciente que se doble lentamente hacia delante hasta tocarse los dedos de los pies, mientras usted le observa desde atrás. Inspeccione las curvaturas inesperadas de la columna. La espalda del paciente deberá ser simétrica y plana, mientras que la curvatura lumbar cóncava se hace convexa al flexionar hacia delante.

El rango de movimiento se valora pidiéndole al paciente que realice los movimientos que se muestran a continuación:

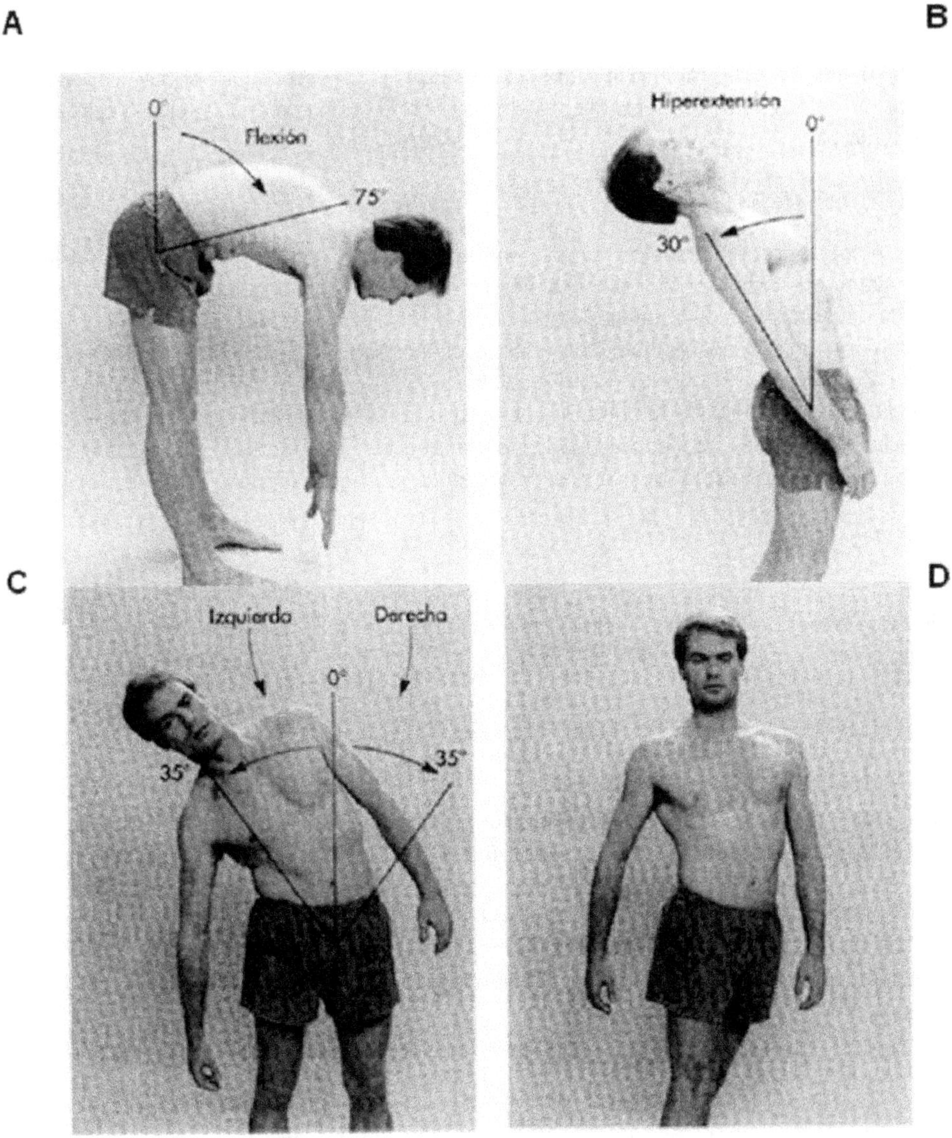

A

B

C

D

Figura N°3. Rango de movimiento de las columnas dorsal y lumbar.
A, Flexión. B, Hiper-extensión. C, Curvatura lateral. D, Rotación del tronco superior.

Articulación Sacro-Ilíaca (30,31,32)

Al evaluar la columna vertebral hay que evaluar además las articulaciones sacro-ilíacas. Se palpan las articulaciones, que se encuentran debajo de los hoyuelos en la piel que se aprecian en la región lumbar. Para evaluar si se produce dolor al mover la articulación, primero se presiona firmemente sobre la línea media del sacro con el paciente en posición de pronación. Luego con el paciente en supinación se flexiona forzadamente una cadera, mientras la otra se mantiene extendida.

Pruebas de estiramiento nervioso

Las pruebas de estiramiento nervioso se realizan para determinar si hay evidencia de irritación en alguna raíz nerviosa, usualmente como consecuencia del prolapso de un disco lumbar.

Levantamiento recto de la pierna

Con el paciente en posición supina, se flexiona la cadera con la pierna extendida. Normalmente debe ser posible una flexión de 80-90°. La restricción del movimiento puede ocurrir con padecimientos de la columna vertebral y de la cadera. Ante la presencia de la irritación radicular a nivel L4 o inferior, el levantamiento recto de la pierna produce dolor debido al estiramiento del nervio ciático. Si ahora se realiza una dorsiflexión del pie, el dolor aumenta (Prueba de Bragard). Con el pie en posición neutral se realiza una flexión de la rodilla. La cadera puede flexionarse aún más antes de que reaparezca el dolor, pero si ahora se extiende la pierna el dolor aumenta (Prueba de Lasegue).

Prueba de estiramiento femoral

Con el paciente en posición de pronación, se flexiona la rodilla. Si esto no desencadena dolor, se extiende la cadera. Si el paciente manifiesta dolor en la espalda que se extiende hasta la porción anterior del muslo, sugiere irritación de la segunda, tercera o cuarta raíz nerviosa ipsilateral.

REFLEJOS

Se define reflejo como una reacción involuntaria en respuesta a un estímulo aplicado a la periferia, y transmitido a los centros nerviosos en el cerebro o médula espinal.

El examen de los reflejos le da al examinador una visión de la integración sensitiva y motora del paciente y le ayuda a determinar si la patología es a determinado nivel segmentario medular, si es de tipo estructural o metabólico, teniendo así una idea del estado general del sistema nervioso.

Podemos clasificar los reflejos de la siguiente manera:

I.   Reflejos normales:

a- Reflejos superficiales:
- Reflejo corneal y conjuntival
- Reflejo nasal o estornutatorio
- Reflejo velopalatino
- Reflejo faríngeo
- Reflejo cutáneo abdominal
- Reflejo bulbocavernoso (hombre) o clitoridoanal (mujer)
- Reflejo cremasteriano y reflejo homólogo en la mujer
- Reflejo anal
- Reflejo del tríceps sural
- Reflejo plantar

b- Reflejos profundos.
Miembro superior
- Reflejo bicipital
- Reflejo tricipital
- Reflejo estiloradial, braquioradial o del supinador largo
- Reflejo cubitopronador

Miembro inferior
- Reflejo rotuliano o patelar
- Reflejo aquiliano
- Reflejo mediopubiano

Cabeza
- Reflejo superciliar
- Reflejo nasopalpebral
- Reflejo maseterino

2. Reflejos primitivos.

- Succión
- Prensión palmar
- Prensión plantar
- Marcha automática
- Moro
- Colocación
- Cervical tónico
- Paracaídas

3. Babinski

4. Reflejos patológicos.
- Clonus
- Signo de Babinski

Evaluación de los reflejos

El examinador debe notar tres componentes importantes en la obtención de un reflejo:

1. Que tan fácil es de obtener.
2. La velocidad con la que su músculo antagonista es traído a escena (Rápida en caso de espasticidad y tardío en enfermedad cerebelar).
3. La extensión patológica.

Luego que se ha estimulado un reflejo y se ha obtenido una respuesta, esta última es clasificada en una escala que gradúa del cero al cuatro y nos indica si la intensidad de respuesta está dentro del rango normal o no, como se presenta a continuación:

Tabla N° 7. Intensidad de la Respuesta Motora.

Intensidad de Respuesta Motora	
4 +	Brusco, hiperactivo, con clonus intermitente o transitorio
3 +	Más brusco de lo esperado, ligeramente hiperactivo
2 +	Respuesta activa o esperada; normal.
I +	Lento o disminuido, hipoactivo.
0	No responde.

En algunos pacientes que normalmente están hiporrefléxicos se pueden realizar algunas maniobras para reforzar los reflejos. Por ejemplo, los reflejos de los miembros inferiores se pueden reforzar mediante un esfuerzo intenso y sostenido de separar las manos que se mantienen unidas con los dedos flexionados (maniobra de Jendrassik). Los reflejos de las extremidades superiores pueden reforzarse apretando los dientes, juntando las rodillas con fuerza y cerrando el puño con la mano contra-lateral.

Las alteraciones observables en los reflejos, bajo influencias patológicas, se reducen a lo siguiente:

1. Un reflejo normal puede tornarse vivo o exagerado; *hiperreflexia.*
2. Un reflejo normal puede disminuir su intensidad o abolirse: *hiporreflexia y arreflexia.*
3. Un reflejo normal puede invertir su respuesta: *inversión del reflejo.*
4. Pueden aparecer reflejos que normalmente no existen: *reflejos patológicos.*

Reflejos Superficiales

Los reflejos superficiales más comúnmente evaluados son el abdominal y el plantar.

- Reflejos cutáneos abdominales. Se roza la piel del vientre desde la parte lateral hacia la línea media con un objeto afilado o su borde. La contracción muscular subyacente mueve la pared abdominal y arrastra el ombligo hacia el lado estimulado. Para el reflejo abdominal superior se estimula por abajo del reborde costal y para el reflejo abdominal inferior por arriba del pliegue inguinal.
- Reflejo Plantar: El sujeto examinado debe encontrarse en decúbito dorsal y el miembro inferior extendido. Con un objeto romo, se roza la planta del pie en su parte externa desde el talón hacia arriba hasta alcanzar la articulación metacarpo-falángica del quinto dedo, trazando después una curva por la planta del pie hasta la cara medial. La respuesta que se obtiene es la flexión plantar de los dedos.

Reflejos Profundos

Miembro superior
Los reflejos comúnmente evaluados en el miembro superior son el bicipital, tricipital y el braquioradial.

- *Reflejo bicipital:* se flexiona el codo del paciente hasta 45°, en la fosa antecubital se palpa el tendón del bíceps y se coloca el dedo pulgar sobre éste y los demás dedos sobre el bíceps. Luego se percute con el martillo sobre el pulgar del examinador y no directamente sobre el tendón. La respuesta es una contracción visible y palpable del bíceps con flexión del antebrazo.

- *Reflejo tricipital:* flexione el brazo y el codo del paciente hasta 90° dejando caer el antebrazo de manera que la mano descanse al lado del cuerpo. Se localiza el tendón del tríceps, justo por encima del codo y se golpea directamente al tendón con la cabeza del martillo. La respuesta consiste en una contracción visible y palpable del tríceps con extensión del antebrazo.

- *Reflejo estiloradial, braquioradial o del supinador largo:* se flexiona el codo del paciente hasta 45°. Se toma el antebrazo del paciente, de manera tal que descanse sobre el antebrazo del examinador, con la mano ligeramente pronada. El estímulo consiste en percutir el tendón del braquioradial (que se encuentra de 1-2cm por encima de la muñeca, sobre la apófisis estiloides del radio) directamente con el martillo. La respuesta cosiste en pronación y flexion del antebrazo.

Miembro inferior

Los reflejos comúnmente evaluados en el miembro inferior son el patelar y el aquíleo.

- *Reflejo rotuliano o patelar:* flexione la rodilla del paciente hasta 90° dejando que la pierna cuelgue libremente. Sujete el muslo con su mano, sin dejar que toque el borde de la mesa de exploración. Golpee directamente el tendón rotuliano que se encuentra por debajo de la rótula. La respuesta al estímulo será contracción del cuádriceps femoral con extensión de la pierna.

- *Reflejo Aquiliano:* Existen varias técnicas para la evaluación de este reflejo. La manera más sencilla es colocando al paciente sentado con los pies colgando al borde de la cama. El examinador realiza una dorsiflexión del pie del paciente y percute ligeramente con el martillo sobre el tendón de Aquiles. De no obtenerse respuesta se puede extender aún más el pie e intentar obtener el reflejo nuevamente. Si el paciente se encuentra acostado en una cama plana, se realiza una rotación externa de la pierna y se flexiona ligeramente la rodilla. Luego se realiza una dorsiflexión del pie y se percute el tendón de Aquiles. Si el paciente está en decúbito supino el reflejo puede obtenerse simplemente con una dorsiflexión del pie seguida de un ligero golpe en los dedos. La respuesta a cualquiera de estas técnicas es la extensión o flexión plantar del pie.

Cabeza

Los reflejos superciliar, nasopalpebral y maseterino usualmente no forman parte de la evaluación de los reflejos profundos en los exámenes neurológicos convencionales.

Tabla N° 8. Niveles medulares evaluados. Reflejos superficiales y profundos.

Niveles medulares evaluados Reflejos superficiales y profundos	
Reflejos	**Nivel Medular**
Superficiales	
Abdominal superior	T7, T8, T9.
Abdominal inferior	T10, T11.
Cremastérico	T12, L1, L2.
Plantar	L4, L5, L1, L2.
Anal y bulbocavernoso	Cono medular y espina sacral
Profundos	
Bicipital	C5, C6.
Braquioradial	C5, C6.
Tricipital	C6, C7, C8.
Rotuliano	L2, L3, L4.
Aquiles	S1, S2.
Nasopalpebral	Trigémino-Facial
Superciliar	Trigémino-Facial
Maseterino	Trigémino-Maseterino.

Reflejos Primitivos

La presencia de los reflejos primitivos se debe a la inmadurez del sistema nervioso, es decir, a la escasa mielinización de las vías nerviosas en los primeros meses de vida. Son normales a una edad temprana y deben desaparecer conforme el desarrollo sigue su curso. Por lo tanto, su persistencia en edades no adecuadas indica una alteración en el sistema nervioso, convirtiéndose en patológicos.

Estos reflejos tienen poco valor para localizar lesiones y no hay evidencia convincente de que reflejen alguna patología del lóbulo frontal. No son indicadores confiables de función anormal y a excepción del reflejo de prensión, todos se observan en una proporción sustancial de individuos normales.

Reflejos Patológicos

Los reflejos patológicos de mayor importancia y más frecuentemente evaluados son la presencia de Clonus y el signo de Babinski.

- **Clonus:** Se comprueba si hay clonus sobre todo si los reflejos son hiperactivos. Se mantiene la rodilla del paciente parcialmente flexionada y con la otra mano se hace una brusca dorsiflexión del pie, manteniéndolo flexionado. El clonus corresponde a la palpación de movimientos rítmicos de oscilación entre la dorsiflexión y la flexión plantar. También puede evaluarse al hacer flexión en la articulación de la muñeca, y al hacer presión sobre la rótula, estirando así el músculo cuadriceps.

- **Signo de Babinski**: Es el resultado anómalo al estímulo del reflejo plantar. Corresponde a la extensión dorsal del dedo gordo del pie y generalmente va acompañada de la apertura en abanico de los demás dedos. En su expresión más patológica se produce la triple retirada: extensión del primer dedo, flexión de rodilla y flexión de cadera. Para confirmar la aparición de este signo se pueden utilizar las maniobras de Chaddock, Oppenheimer, Gordon y Schaeffer.

SIGNOS MENÍNGEOS

La exploración en busca de estos signos es de gran importancia en aquellos casos cuando se sospecha de inflamación meníngea o hemorragia subaracnoidea.

Rigidez Nucal. Antes de iniciar la exploración, es necesario estar seguro de que el paciente no presenta ninguna lesión a nivel cervical. Luego con el paciente en posición supina, se colocan las manos por detrás de la cabeza del paciente y se flexiona, tratando de lograr que la barbilla haga contacto con el pecho, cuando sea posible. El dolor o la resistencia al movimiento se asocian a rigidez de nuca.

Signo de Brudzinski. Al flexionar el cuello, las piernas y caderas normalmente permanecen inmóviles. Un signo de Brudzinski positivo se manifiesta al observar la flexión de rodillas y caderas, luego de flexionar el cuello.

El signo de Kernig se evalúa flexionando la cadera y la rodilla con el paciente en posición supina y después se intenta estirar la pierna. El signo de Kernig positivo consiste en dolor en la parte inferior de la espalda y resistencia al estiramiento de la pierna, y cuando es bilateral indica irritación meníngea.

EXAMEN NEUROVASCULAR

Al hacer el examen neurológico es importante no pasar por alto el examen neurovascular. Debe palparse los pulsos periféricos y hacer una breve descripción del ritmo cardíaco.

Referencias

1. Mumenthaler M, Mattle H. Fundamentals of neurology. I ed. New York:Thieme; 2006. p. I I.
2. Mumenthaler M, Mattle H. Fundamentals of neurology. I ed. New York:Thieme; 2006. p. 39.
3. Toro R,Yepes L. Psiquiatría. 4 ed. Medellín: Corporación para investigaciones biológicas; 2004. p. 66.
4. Bickley L, Szilagyi P. Guía de Exploracón Física e Historia Clínica. 8 ed. Mexico: McGraw Hill; 2003. p. 567-571.
5. Seidel H, Ball J, Dains J, Williams G. Manual Mosby de Exploración Física. 5 ed. Madrid: Elsevier; 2003. p. 286.
6. Mumenthaler M, Mattle H. Fundamentals of neurology. I ed. New York:Thieme; 2006. p. 19.
7. Benzadón A. Propedéutica y Fisiopatología Clínica. [disertación]. Panamá: Universidad de Panamá; 2006.
8. Riordan-Eva P,Whitcher J. Oftalmología general de Vaughan y Asbury. 13 ed. Mexico: Editorial Manual Moderno; 2004. p. 36.
9. Bickley L, Szilagyi P. Guía de Exploracón Física e Historia Clínica. 8 ed. Mexico: McGraw Hill; 2003. p. 612-613.
10. Ruiz J, Rodríguez M. Parálisis Facial Idiopática. [Monografía de Internet]. Press; 2008. [Citado: 9 de agosto de 2008]. Disponible en: www.otorrinoweb.com/.../05 exploracion.htm
I I. Bickley L, Szilagyi P. Guía de Exploracón Física e Historia Clínica. 8 ed. Mexico: McGraw Hill; 2003. p. 197.
12. Bickley L, Szilagyi P. Guía de Exploracón Física e Historia Clínica. 8 ed. Mexico: McGraw Hill; 2003. p. 580.
13. Mumenthaler M, Mattle H. Fundamentals of neurology. I ed. New York:Thieme; 2006. p. 14.
14. Seidel H, Ball J, Dains J, Williams G. Manual Mosby de Exploración Física. 5 ed. Madrid: Elsevier; 2003. p. 790.
15. Adams R,Victor M, Ropper A. Principles of Neurology. 6 ed. New York. McGraw-Hill; 1998. p. 56-61.
16. Mumenthaler M, Mattle H. Fundamentals of neurology. I ed. New York:Thieme; 2006. p. 13.
17. Benzadón A. Propedéutica y Fisiopatología Clínica. Masas musculares. [disertación]. Panamá: Universidad de Panamá; 2006.
18. Bickley L, Hoekelman R. Manual de propedéutica clínica. 3 ed. Mexico: McGraw Hill; 2001. p. 245.
19. Adams R,Victor M, Ropper A. Principles of Neurology. 6 ed. New York. McGraw-Hill; 1998. p. 51.
20. Mumenthaler M, Mattle H. Fundamentals of neurology. I ed. New York:Thieme; 2006. p. 29.
21. Seidel H, Ball J, Dains J, Williams G. Manual Mosby de Exploración Física. 5 ed. Madrid: Elsevier; 2003. p. 787-788.
22. Bickley L, Szilagyi P. Guía de Exploracón Física e Historia Clínica. 8 ed. Mexico: McGraw Hill; 2003. p.579.
23. Mumenthaler M, Mattle H. Fundamentals of neurology. I ed. New York:Thieme; 2006. p. 30.
24. Seidel H, Ball J, Dains J, Williams G. Manual Mosby de Exploración Física. 5 ed. Madrid: Elsevier; 2003. p. 93
25. Talley, N; O'Connor, S. Clinical Examination, A Systematic Guide to Physical Diagnosis. 5th ed. Elsevier, 2007. p. 290
26. Epstein, O; Perkin, G; de Bono, D; Cookson, J. Clinical Examination. 2nd ed. Spain: Mosby; 1997. p 301.
27. Talley, N; O'Connor, S. Clinical Examination, A Systematic Guide to Physical Diagnosis. 5th ed. Elsevier, 2007. p. 288-290
28. Seidel H, Ball J, Dains J, Williams G. Manual Mosby de Exploración Física. 5 ed. Madrid: Elsevier; 2003. p. 93-94.
29. Epstein, O; Perkin, G; de Bono, D; Cookson, J. Clinical Examination. 2nd ed. Spain: Mosby; 1997. p 302.
30. Seidel H, Ball J, Dains J, Williams G. Manual Mosby de Exploración Física. 5 ed. Madrid: Elsevier; 2003. p. 712-717.
3 I. Bickley L, Szilagyi P. Guía de Exploracón Física e Historia Clínica. 8 ed. Mexico: McGraw Hill; 2003.

p.495-510.

32. *Epstein, O; Perkin, G; de Bono, D; Cookson, J. Clinical Examination. 2nd ed. Spain: Mosby; 1997. p 265,266.*

33. *Rivero, Lenny C. Reflejos. [Monografía de Internet]. Disponible en: http://usuarios.lycos.es/neurofyk/ docs/neurokinesio/4_Reflejos.pdf*

16. ¿CÓMO HACER UN BUEN DIAGNÓSTICO DIFERENCIAL?

Gloria O' Neill y Stanley Chen

:: ¿QUÉ SE ENTIENDE POR DIAGNÓSTICO DIFERENCIAL? ::

:: ¿QUÉ NOS BRINDA EL DIAGNÓSTICO DIFERENCIAL? ::

:: ¿CÓMO SE DA EL PROCESO DE ELABORACIÓN
DEL DIAGNÓSTICO DIFERENCIAL? ::

:: PASOS EN EL RAZONAMIENTO CLÍNICO ::

:: PASOS PARA LA TOMA DE DECISIONES CLÍNICAS ::

:: CONCEPTOS ESTADÍSTICOS PARA LA REALIZACIÓN
DE UN BUEN DIAGNÓSTICO DIFERENCIAL ::

:: TEOREMA DE BAYES ::

:: CONCEPTOS ESTADÍSTICOS DE IMPORTANCIA MÉDICA ::

:: REFERENCIAS ::

La historia clínica y el examen físico detallado nos brindan información de gran valor para la elaboración de hipótesis, las cuales expliquen los hallazgos encontrados en el paciente.

Luego de haber obtenido una historia clínica detallada que nos brinda el punto de vista subjetivo y un examen físico completo que nos presenta los hallazgos que son objetivos, se llega al paso crítico que es el análisis de los datos para la formulación del diagnóstico diferencial. Éste sería la herramienta necesaria para dirigir el proceso de diagnóstico.

La evaluación conjunta de la historia clínica y el examen físico se da en la mente del médico, este proceso de razonamiento clínico a menudo parece inaccesible y hasta misterioso para el que se inicia en la profesión médica. A medida que se gana experiencia (maestria clínica) el proceso de pensamiento comenzará al principio del encuentro con el paciente y no al final, haciendo de éste un proceso que se desarrolla sin un esfuerzo consciente.

¿QUÉ SE ENTIENDE POR DIAGNÓSTICO DIFERENCIAL?

La palabra "diagnóstico" viene del griego *día*, a través de y *gnosis*, un conocimiento, es decir, un conocimiento a través de la enfermedad. El término diferencial se desarrolla de la palabra *diferencia,* que plantea las diferentes posibilidades diagnósticas ante un cuadro clínico específico.

El diagnóstico diferencial es un paradigma general en medicina, en el cual el médico utiliza la información recogida de la historia clínica y el examen físico para desarrollar una lista de posibilidades diagnósticas. A partir de éste, el médico decide qué exámenes ordenar para ayudar a depurar la lista o identificar la enfermedad específica responsable de la queja del paciente.

El concepto involucra observar y descubrir signos y síntomas, después progresivamente se considera qué enfermedad es la más probable, reduciendo continuamente los posibles diagnósticos, eliminando uno tras otro; hasta que un diagnóstico específico persiste acorde con los signos y síntomas del paciente. La meta de señalar un diagnóstico es sugerir una aproximación racional de qué tratamiento brindar al paciente. Si la condición del paciente no mejora, el diagnóstico debe reevaluarse.

¿QUÉ NOS BRINDA EL DIAGNÓSTICO DIFERENCIAL?

- Identifica posibles explicaciones para los hallazgos identificados en el paciente.
- Identifica las condiciones clínicas que se han descartado.
- Provee la información necesaria para determinar qué estudios y en qué orden se puede usar para refinar el diagnóstico.

¿Cómo se da el proceso de elaboración del diagnóstico diferencial?

Primero se presenta el paciente con una problemática, la cual el médico intenta resolver. El médico deberá aportar la máxima pericia clínica posible; la cual es producto de la experiencia médica con las capacidades cognitivas, aptitudes y actitudes propias a la misión a desempeñar; definir la problemática, buscar y ejecutar las mejores soluciones posibles. Para lograr resolver el problema del paciente es necesario identificarlo y elaborar diagnósticos, siguiendo algunos pasos necesarios como parte del razonamiento clínico.

Pasos en el Razonamiento Clínico

1. Identificar hallazgos anormales: se debe realizar una lista de los síntomas del paciente, de los signos que se identifiquen en el examen físico y cualquier reporte de laboratorio disponible.

2. Diagnóstico anatómico: tratar de localizar los hallazgos anatómicamente, se debe ser tan específico como la información que se tiene, lo permita, pero hay que tener en cuenta la ubicación en una región del cuerpo, como el tórax o sobre un sistema, como el músculo esquelético.

> Ejemplo: paciente que se queja de dolor de cabeza, nos lleva rápidamente a localizar el síntoma en las estructuras del cráneo y cerebro.

También se puede estar en condición de definir exactamente la estructura involucrada, como el músculo pectoral derecho.

Algunos síntomas y signos no pueden ser localizados, como fatiga o fiebre, pero son útiles en los próximos pasos.

3. Diagnóstico patológico: se debe interpretar los hallazgos en términos de procesos probables. Los problemas de los pacientes a menudo derivan de procesos patológicos involucrando enfermedades de una estructura del cuerpo. Hay un número de esos procesos, variablemente clasificados, incluyendo congénitos, inflamatorios o infecciosos, inmunológicos, neoplásicos, metabólicos, nutricionales, degenerativos, vasculares, traumáticos y tóxicos.

Ejemplo: posibles causas patológicas de dolor de cabeza incluyen: contusión por trauma, hemorragia subaracnoidea o incluso compresión por un tumor.

4. Diagnóstico funcional: Interpretar los hallazgos como procesos que reflejan desarreglos de funciones biológicas. Se debe preguntar qué alteraciones de las funciones fisiológicas, bioquímicas o psicológicas están presentes. Si la función está disminuida, ¿qué tanta capacidad funcional conserva el órgano? Si la función está aumentada, ¿cuál es el grado del aumento?

5. Diagnóstico etiológico: se debe elaborar hipótesis acerca de la naturaleza del problema del paciente. Se generan pocas inicialmente, pero éstas y otras hipótesis se irán rechazando o aceptando en el devenir del acto médico, en un determinado momento sólo muy pocas de ellas son las que permanecen. El rechazo o la aceptación de las hipótesis obedece a razones cognitivas complejas adquiridas después de un largo proceso de aprendizaje. Estas deben tener consistencia lógica, fundamentación científica y deben ser capaces de ser contrastadas consultando la literatura clínica.

De todas las hipótesis subsiste la que sometida a normas de apreciación crítica, se considera la que mejor explica los hallazgos clínicos. Esta acción discriminadora es la característica fundamental del diagnóstico diferencial y se mantiene activa durante todo el acto médico.

Ejemplo de Pasos en el Razonamiento Clínico

Durante los 4 meses previos, un hombre de 63 años de edad se quejó de disnea creciente de esfuerzo moderado y ligera hinchazón de los pies hacia el final del día. Su historia clínica reveló que durante varios años había tenido episodios de dolor en la región subesternal y con irradiación hacia la parte interna del brazo izquierdo. Este dolor era provocado por ejercicios como subir colinas o escaleras. El dolor había sido de naturaleza aplastante y estrujante y le forzaba a descansar, lo cual aliviaba el dolor. El examen reveló ligera elevación de la presión venosa yugular, un ritmo irregular del pulso radial y los ruidos cardíacos, unos pocos estertores crepitantes en las bases pulmonares y moderado edema con depresiones en ambos pies.

Lista de síntomas y signos	Disnea creciente de esfuerzo moderado. Ligera hinchazón de los pies hacia el final del día. Episodios de dolor en la región subesternal y con irradiación hacia la parte interna del brazo izquierdo, provocado por ejercicios, de naturaleza aplastante y estrujante. El descanso aliviaba el dolor.
Diagnóstico Anatómico	Las estructuras más posiblemente afectadas son las arterias coronarias, con afección secundaria del miocardio.
Diagnóstico Patológico	El cambio anormal más común que causa disminución de la circulación sanguínea coronaria sería la degeneración ateromatosa.
Diagnóstico Funcional	a. Isquemia miocárdica que produce angina. b. Fibrilación auricular: sugerida por el pulso irregular y los sonidos cardíacos. c. Capacidad funcional residual reducida, debido a que el paciente presenta disnea al ejercicio moderado y en realidad tenía insuficiencia cardíaca congestiva(ICC), (IC derecha a juzgar por la presión venosa yugular elevada y el edema de los pies; e IC izquierda a juzgar por la disnea y los estertores crepitantes en las bases pulmonares.
Diagnóstico Etiológico	No puede atribuirse una sola causa primaria a la degeneración ateromatosa, son importantes la edad avanzada, obesidad y la hipercolesterolemia.

PASOS PARA LA TOMA DE DECISIONES CLÍNICAS

Hasta que no se gane un mayor conocimiento y experiencia, es posible que no se pueda desarrollar hipótesis muy específicas, pero se debe proceder tan lejos como la información y el conocimiento que se tiene lo permitan. Los próximos pasos pueden ayudar
.

1. Seleccionar los hallazgos más específicos y críticos que apoyen la hipótesis elegida. Si el paciente reporta "el peor dolor de cabeza de mi vida", náuseas y vómitos, y se encuentra al examen físico cambios en su estado mental, papiledema y meningismo, se construye la hipótesis alrededor de la hipertensión intracraneal más que sobre desórdenes gastrointestinales.

2. Usando las inferencias acerca de las estructuras y procesos involucrados, combinar los hallazgos con todas las condiciones que se sabe que los puede producir. Por ejemplo, se puede combinar papiledema con una lista de condiciones que afectan la presión intracraneal; o se puede combinar los síntomas y signos asociados con el dolor de cabeza a causas como infección, vascular, metabólicas o condiciones neoplásicas, que pueden producir esta clase de cuadro clínico.

3. Eliminar las posibilidades diagnósticas que fallan al explicar los hallazgos. Se puede considerar el Síndrome de Cefalea en Racimos (Cefalea histamínica) como causa de los dolores de cabeza del paciente, pero esta hipótesis se debe eliminar porque no explica el dolor de cabeza asociado con náusea intermitente y vómitos que presenta este paciente.

4. Pesar las posibilidades diagnósticas y seleccionar el diagnóstico más probable de entre las condiciones que pueden ser responsables de los hallazgos del paciente. Se está buscando una combinación cercana entre la presentación clínica y un típico caso de una dada condición.

   Otras pistas como la probabilidad estadística de una enfermedad dada en un paciente de cierta edad, sexo, grupo étnico, hábitos, estilo de vida y localidad influenciará grandemente la selección. La progresión y evolución de una enfermedad en el tiempo, también nos brindan pistas que sugieren determinadas condiciones clínicas.

5. Da especial atención a las condiciones que potencialmente ponen en peligro la vida y son tratables. Se hace un esfuerzo para minimizar el riesgo de condiciones que pueden ocurrir
   con menor frecuencia o que sea menos probable que se dé, pero que si se dan son fatales.

   Una regla empírica es que siempre se incluya "el peor de los casos" en la lista de diagnóstico diferencial y que se asegure que se excluya esa posibilidad basándose en los hallazgos y la evaluación del paciente.

Ejemplo de Elaboración de Diagnóstico Diferencial utilizando los Pasos para la Toma de Decisiones Clínicas

Diagnóstico Diferencial de Hemoptisis	
Diagnóstico Anatómico Diferencial	La sangre expectorada puede provenir de las siguientes partes anatómicas: pulmones, tráquea y grandes bronquios, laringe, faringe, boca, nariz. Recopilación cuidadosa y análisis razonado de la evidencia pueden entonces requerirse para determinar el sitio anatómico del sangrado. A menudo, puede necesitar examen instrumental (por ejemplo, laringoscopía, broncoscopía o ambas).
Diagnóstico patológico diferencial	Deben considerarse todas las posibilidades patológicas relevantes que pudieran afectar a cada parte anatómica. Al aplicar estas posibilidades patológicas a uno de los diagnósticos anatómicos posibles de hemoptisis, un número de trastornos debe venir a la mente. 1. Genéticos: hemofilia. 2. Físicos: traumáticos, aspiración de cuerpos extraños. 3. Químicos: inhalación de irritantes químicos como bióxido de sulfuro, amoníaco. 4. Inflamatorios, Alérgicos, Inmunitarios. Agudos: neumonía, bronconeumonía, absceso pulmonar. Crónicos: tuberculosis, infecciones micóticas, infecciones por protozoarios, quiste hidatídico. Agudas o Crónicas: bronquitis o bronquiectasia 5. Neoplásicos, quísticos: tumores simples como adenoma bronquial, tumores malignos más comúnmente carcinoma primario o secundario. 6. Cambios secundarios a cambios en otros órganos y sistemas: congestión pulmonar pasiva grave secundaria a IC izquierda o a estenosis mitral; infarto pulmonar debido a embolia pulmonar; escurrimiento de un aneurisma aórtico secundario a enfermedades hemorrágicas de la sangre como leucemia aguda o púrpura trombocitopénica.
Diagnóstico Funcional Diferencial	Cambios funcionales o bioquímicos primeramente mórbidos en los pulmones y los bronquios intrapulmonares son causas improbables de hemoptisis.
Diagnóstico Etiológico Diferencial	Los posibles diagnósticos etiológicos pueden ser considerados convenientemente después de los posibles diagnósticos anatómicos y patológicos diferenciales. Por ejemplo, cuando los procesos inflamatorios agudos afectan al parénquima pulmonar y causan hemoptisis, pueden ser analizadas las varias causas de éstos (neumococos, estreptococos, estafilococos, klebsiella, etc.)

Es evidente que un gran número de posibles trastornos pueden entonces ser evocados en la mente, para consideración en el diagnóstico diferencial. Para llegar al diagnóstico diferencial, los hallazgos del paciente se deben tener en cuenta considerando un razonamiento con la base de conocimiento relevante de las posibilidades diagnósticas.

En conclusión para realizar un buen diagnóstico diferencial es necesario que cada una de las opciones diagnósticas vayan acorde a los hallazgos clínicos, tomando en cuenta, aspectos epidemiológicos importantes como: edad, sexo y prevalencia en la población.

Conceptos Estadísticos para la realización de un buen diagnóstico diferencial

Al establecer cómo se da el proceso de elaborar un diagnóstico diferencial debemos tener presente que éste se basa en probabilidades. De manera que la relación entre una enfermedad y sus manifestaciones clínicas debe ser considerada como probabilística. Una característica importante del proceso de elaboración del diagnóstico es que éste no se puede estandarizar de forma estricta en todo los pacientes, lo que debe hacer el médico es utilizar una secuencia lógica desde el inicio hasta el final.

Teorema de Bayes: Aplicación al Diagnóstico Diferencial

Una forma de determinar cuantitativamente la probabilidad de un paciente de padecer una enfermedad es utilizar el Teorema de Bayes, de probabilidad inversa. Esta ecuación nos dice que la probabilidad de un paciente con un síndrome dado, tenga una determinada enfermedad [$P(A_1/B)$] es directamente proporcional a la probabilidad de ocurrencia del síndrome de dicha enfermedad [$P(B/A_1)$] multiplicado por la prevalencia de la enfermedad para el lugar [$P(A_1)$] e inversamente proporcional a la sumatoria de las probabilidades de ocurrencia del mismo síndrome en otras enfermedades [$P(B/Ai)$] multiplicado por las prevalencias correspondientes [$P(Ai)$].

$$P(A_1 / B) = \frac{P(B / A_1) \cdot P(A_1)}{\sum P(B / A_i) \cdot P(A_i)}$$

Fórmula

Conceptos Estadísticos de Importancia Médica y su aplicación al Diagnóstico Diferencial

De gran importancia es conocer el concepto de normalidad. Cuantitativamente hablando es importante definir el concepto de normalidad en medicina, ya que lo que hace el médico al evaluar a un paciente es compararlo con las personas sanas y con aquellas que presentan la enfermedad sospechada. La primera pregunta que se hace es ¿está el paciente enfermo? y luego ¿qué tipo de enfermedad tendrá? A partir de aquí el médico realizará pruebas como las de laboratorio, que presentan rangos de normalidad establecidos que generalmente siguen una distribución Gaussiana, mostrando valores normales mediante el establecimiento de un valor promedio y las desviaciones estándar. Obteniéndose entonces el rango de referencia.

Esto quiere decir, por ejemplo: una prueba para una determinada enfermedad presenta generalmente valores mayores para personas enfermas que para personas sanas, pero pueden haber sanos con valores altos y enfermos con valores bajos, ya que es un concepto estadístico. Si no existiera ese concepto el médico podría determinar sin errores al paciente enfermo y distinguirlo del sano.

Pero como la realidad es que se dan los errores, éstos se han caracterizado como error Tipo I y Tipo II. Donde el Tipo I se da cuando se concluye que una persona sana tiene la enfermedad, esto es lo que conocemos como falso positivo. El Tipo II es aquel donde se concluye que una persona con la enfermedad, está sana, lo que también se conoce como falso negativo. Estos errores se relacionan de manera inversa y sus magnitudes dependerán de dónde se sitúen los límites normales de la población, es decir el rango de normalidad. Por ejemplo, un valor límite de normalidad que sea bajo presentará muchas personas sanas como enfermas y sucederá lo contrario si el valor es muy alto. En términos generales los estadistas han propuesto fórmulas donde se calculan los riesgos, costos, beneficios de las pruebas y al final se establecen los rangos de normalidad de forma que se obtengan considerando que se minimicen la mayor cantidad de consecuencias negativas de los errores.

Otros conceptos sumamente importantes en la toma de decisiones clínicas son la sensibilidad y la especificidad.

Se define especificidad como la probabilidad de que una manifestación particular de una enfermedad sea observada en la enfermedad de interés y no en personas sanas o en pacientes con otras enfermedades diferentes a la sospechada. Por ejemplo: si una manifestación ocurre en 5% de las personas sanas o en otra enfermedad diferente a la sospechada, la especificada será de 95%. Una especificada de 1.00 o 100% indica que la manifestación ocurre solamente en la enfermedad de interés y nunca en el resto de la población.

La sensibilidad es la probabilidad que la manifestación sea observada en la enfermedad de interés. Por ejemplo, una manifestación que ocurra en un cuarto de los pacientes con una determinada enfermedad presentará una sensibilidad de 0.25 o 25%. Y una manifestación que ocurra en todos los pacientes con una enfermedad determinada presentará una sensibilidad de 1.00 o 100%.

Hoy en día para facilitar la toma de decisiones médicas en algunas enfermedades se han establecido los sistemas de puntuación, para establecer la probabilidad diagnóstica. Estos se basan en asignar puntos a diversas manifestaciones. Los puntos al final son sumados y se obtienen mediante rangos establecidos qué tan probable es que el paciente padezca la enfermedad.

Por ejemplo: para un paciente con sospecha de Tromboembolismo Pulmonar (TEP), utilizando el sistema de puntuación diagnóstica de Wells se evalúa de la siguiente manera:

Sistema de Puntuación Diagnóstica de Wells por sospecha de TEP	Puntos
Signos y síntomas clínicos de trombosis venosa profunda(TVP) (tumefacción y dolores mínimos de la pierna durante la palpación)	3.0
Menos probable un diagnóstico alternativo que la TEP	3.0
Frecuencia cardiaca mayor de 100 lpm	1.5
Inmovilización o intervención quirúrgica durante las 4 semanas previas	1.5
TVP o TEP previos	1.5
Hemoptisis	1.0
Problemas malignos (bajo tratamiento, sometidos a éste durante los 6 meses previos o paliativo)	1.0

Principios de Medicina Interna Harrison 16a Edición. Capítulo 244

De manera que el sistema tiene un máximo de 12.5 puntos. Si la puntuación obtenida es menor o igual a 4 la probabilidad de TEP será de 8% y se incrementa a medida que aumenta.

Si bien es cierto esto facilita mucho el establecimiento de diagnósticos, lo más importante es el juicio y el razonamiento de quien evalúa al paciente, debido a que se trata de conceptos estadísticos. Es decir, este sistema también presentará una sensibilidad y una especificidad, ya que se encontrarán pacientes con la enfermedad que presenten exclusivamente sintomatología o antecedentes de puntajes bajos. Encontraremos pacientes que no presenten el cuadro típico, lo cual nos llevará a errores, incluso al punto de descartar la enfermedad sospechada. Por eso, estas herramientas nos brindan apoyo para facilitar la toma de decisiones, pero lo más importante siempre es nuestro razonamiento clínico mediante el análisis de lo que se presenta en cada paciente.

Referencias

1. Tyrer JH, Eadle MJ. El diagnóstico clínico certero, cómo lograrlo. Principios del Diagnóstico. México: Editorial El manual moderno; 1979: 125-142
2. Lynn SB, Szilagyi PG. Bates' Guide to Physical Examination and History Taking. Clinical Reasoning, Assessment, and Plan. Lippincott Williams & Wilkins; 2002: 65-86.
3. Moore W. What is Medical Differential Diagnosis? Pathology and Laboratory Medicine Service, Baltimore VA Maryland Health Care System, 2001.
4. Mareos EA. El Diagnóstico Diferencial. Revista de Posgrado de la VIa Cátedra de Medicina. 2003;128
5. Norton J, Greenberger et al. Diagnóstico Diferencial en Medicina Clínica. Guía Práctica. Mosby-Doyma Libros. 4ta edición.
6. Gomella, Braen, Olding. Manual para el residente y el internado rotatorio. Diagnóstico Diferencial. Editorial Médica Panamaericana. 6ta edición. 1990
7. Wagner H. Principles of Nuclear Medicine. Chapter II. The Diagnostic Process. 1968: 1-14
8. Harvey, Bordley. Differential Diagnosis. The interpretation of Clinical Evidence. Introduction. Second Edition. 1970: 1-18
9. Mark D. Harrison. Principios de Medicina Interna. Vol I. In: Kasper DL, Braunwald E, Anthonys S, Hauser SL, Longo DL, Jameson JL, editors. Toma de Decisiones en Medicina Clínica. 16 ed. Editorial Mc-Graw Hill Interamericana; 2006. p. 6-14
10. Romero LG. La medicina basada en la evidencia: un intento de acercar la ciencia al arte de la práctica clínica. Medicina Clínica. Barcelona, 1996.
11. Glasziou P, Del Mar C, Salisbury J. Evidence Based Medicine Workbook. BMJ group, 2003.

17. Pruebas Diagnósticas

Max Medina y Roberto Salas

¿QUÉ SON LAS PRUEBAS DIAGNOSTICAS?

Una prueba diagnóstica es un tipo de procedimiento con el que se espera detectar, diagnosticar o evaluar una enfermedad, su susceptibilidad o determinar la efectividad del tratamiento. (1,2)

Algunas de estas pruebas sólo requieren herramientas sencillas sumadas a la habilidad del médico tratante, mientras que otras pueden requerir espacios estériles, equipo especializado y personal entrenado. Algunos exámenes requieren tejidos o fluido y otros pueden ser practicados sobre personas muertas.

¿CÓMO PRESENTAR UNA PRUEBA DIAGNÓSTICA? (3)

En general, para presentar cualquier prueba, debe:

* Contener los hallazgos relevantes
* Mencionar la localización de dichos hallazgos
* Contener un análisis de lo encontrado
* Tener una conclusión

Hallazgos positivos así como hallazgos negativos significativos, deben ser presentados. (4)

A la hora de presentar los estudios, se recomienda hacerlo en orden cronológico y no por el tipo de examen.

¿CÓMO PRESENTAR: EXÁMENES DE LABORATORIO? (5)

Se deben presentar los datos de laboratorio relevantes según cada caso y esto debe ser en forma resumida. (2) Se recomienda listados en tablas anexadas aparte con los resultados de laboratorio, siendo citadas de la siguiente manera: "ver tabla # "

Tener todos los resultados de laboratorio, no es un requisito. Sólo se anotarán los datos (normales o anormales) que tengan relevancia con la enfermedad actual (4)

¿CÓMO PRESENTAR LOS ELEMENTOS BASICOS DE UN ECG?

A continuación presentaremos los puntos básicos necesarios para presentar un ECG.

Como ya mencionamos, debe incluir las iniciales del paciente, contener los hallazgos relevantes, debe contener un análisis de lo encontrado y debe tener una conclusión.

Antes de presentar un ECG, debemos tomar en cuenta los siguientes puntos. (6)

A) Calibración del aparato— Se ve como un "rectángulo" en el trazo de EKG, y mide la calibración del voltaje del aparato. Normalmente debe medir 10 mm de alto.

B) Velocidad del papel – Se debe identificar la velocidad del papel. Normalmente corre a 25 mm/s. Importancia – Velocidad más rápida del papel provocaría un trazo que pudiera tomarse como bradicardia.

C) Colocacion apropiada de los electrodos – Un ECG bien tomado se evidencia en el trazo al observar un complejo QRS hacia arriba en el electrodo DI y en un QRS hacia abajo en el aVR. Lo contrario se ve cuando se colocan los electrodos al revés en las extremidades. (5)

Consideramos que los puntos básicos en la presentación del ECG son los siguientes:

1) Evaluacion del DII largo

PUNTOS A EVALUAR	METODO SENCILLO PARA EVALUAR
Regularidad	Distancia entre los complejos QRS
Frecuencia Cardiaca	Complejos QRS en 6 segundos Normal 60 – 100 Menor se denomina Bradicardia; Mayor se denomina Taquicardia. *Valido para ritmos regulares e irregulares.
Intervalo PR Inicio de la Onda P hasta el inicio del complejo QRS	Normal - 0.12 a 0.20s; PRI > 0.20 s Bloqueo av de primer grado
Complejo QRS	No siempre hay un Q R y S; QRS mayor de 0.12 s obliga a buscar bloqueos.
Onda P*	Identificar si es posible. Cuatro posibilidades básicas (Espinosa, 2006): 1. Onda P Normal 2. Fibrilación Atrial 3. Flutter Atrial 4. Ritmo Nodal
Qt	Intervalo Qt

*Identificar el ritmo si es posible.

2) EJE CARDIACO

De manera sencilla (6)

QRS – DI	QRS - aVF	
Arriba	Arriba	Eje normal
Arriba	Abajo	Eje desviado a la izquierda *hemibloqueo anterior izquierdo
Abajo	Arriba	Eje desviado a la derecha
Abajo	Abajo	Derecha o indeterminado

3) Progresion de la ONDA R – Útil para infarto antiguo al miocardio y el diagnóstico de bloqueos de rama. Siempre que hay progresión anormal se debe descartar un bloqueo de rama.

4) Bloqueo de ramas o sin bloqueo

Ejemplo

Bloqueo de rama izquierda	En VI se observa un QRS con muesca y hacia abajo – Onda T en dirección opuesta y se observa la imagen invertida en V6
Bloqueo de rama derecha	En VI se observa un QRS con dos ondas R, dirigido hacia arriba y la onda T en dirección inversa. En V6 no se observa nada extraordinario.

* Un bloqueo es completo cuando el QRS es mayor de 0.12s

5) Buscar onda Q, supra o infra desnivel ST y ondas T invertidas.

Presentacion: un ejemplo

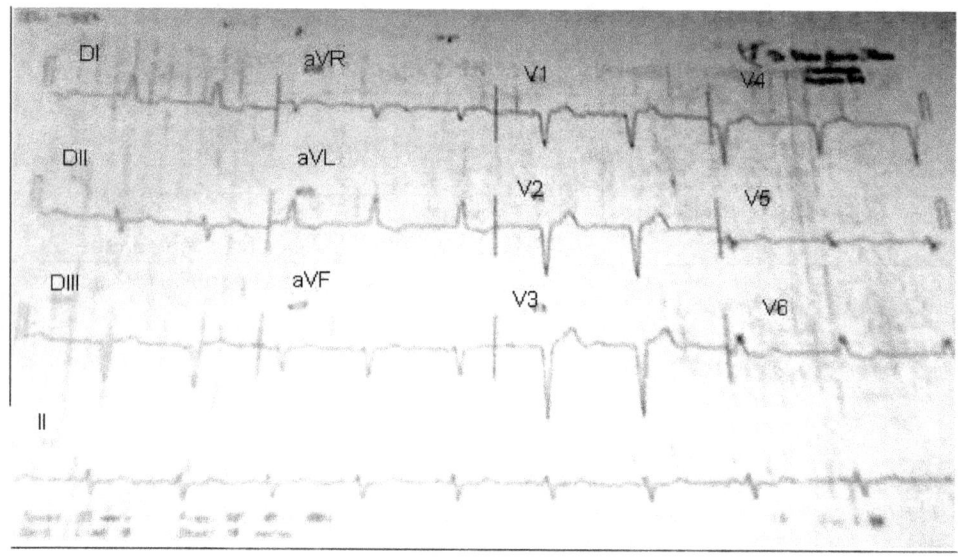

Regularmente, un electrocardiograma se presentaría asi:

Este es el ECG tomado al Sr. X, paciente masculino de 60 años quien acude por dolor precordial opresivo de 6 horas de evolución. El ECG se encuentra bien tomado y calibrado. El ECG presenta un ritmo regular, con una frecuencia de 60 latidos por minuto. Un PRI y un QRS normales. La onda P está presente, y es redonda, ésta se encuentra enfrente de cada complejo QRS, llevándonos a la conclusión de que se trata de un ritmo sinusal normal. El eje cardiaco se encuentra desviado hacia la izquierda sugiriendo un hemibloqueo anterior izquierdo. Se observa una progresión anormal de la onda R y un Bloqueo completo de rama izquierda del Has de His. Se observa infra desnivel ST en V6, DI y aVL sugestivo de una isquemia subendocardica lateral alta. Estos hallazgos asociados a la clínica del paciente, sugieren la posibilidad de un IAM, por lo que recomiendo estudios ECG seriados y la obtención de perfil enzimático cardiaco.

Sin embargo, en un concurso y dependiendo del caso presentado, no se contará con el tiempo suficiente para esta presentación tan extensa o no será lo suficientemente relevante para ser incluido de esa manera por lo que recomendamos utilizar las conclusiones.

Conclusión: es un ECG que presenta un ritmo sinusal normal, un hemibloqueo anterior izquierdo, un bloqueo completo de rama izquierda del Haz de His y una isquemia subendocardica en la cara lateral alta, datos que sugieren la posibilidad de un *IAM*.

¿CÓMO PRESENTAR: UNA PLACA DE TORAX? (7)

Una vez tomado en cuenta que el informe de esta herramienta resulta necesaria a la hora de la presentación del caso se sugiere siempre se trate de presentar la información más relevante y hallazgos positivos.

A continuación la manera sugerida para presentar.

Reportar brevemente primero la técnica que se utilizó y luego de igual manera ir sobre los hallazgos de la radiografía en sí.

Evaluar la técnica. (Siempre procurar que en la presentación se expongan las mejores imágenes). El uso de mnemotecnias siempre es útil, PIER.

a. Posición: Postero-anterior, lateral.
b. Inspiración: Se refiere al nivel de inspiración. Se deben ver de 10 a 11 costillas en campo pulmonar.
c. Exposición: Se refiere a si la placa está bien penetrada.
d. Rotación: Evaluar clavículas.

La evaluación de la placa también se debe lograr de forma sistemática y rápida. Guiarse con la siguiente mnemotecnia: A, B, C, D, E, F, G. Esta se refiere al orden en la que se deben ir evaluando/reportando la placa haciendo énfasis en los hallazgos positivos. (8)

- A = Airway. - Vía aérea. Mencionar en caso de anomalías. Ej. Tráquea desviada.
- B = Bones - Huesos. De existir, mencionar la existencia de fracturas, lesiones blasticas, líticas.
- C = Corazón. Mencionar si hay hallazgos relevantes. Tener en cuenta el índice cardiotorácico.
- D = Diafragma. Mencionar anomalías en los ángulos costo-frénicos, en los hemidiafragmas, y si hay aire libre subdiafragmático.
- E = Efusiones. Mencionarlas de existir.
- F = Fields. Campos pulmonares. Evaluar la presencia de patrones de infiltrados, masas, etc
- G = Burbuja gástrica. Localización.
- H = Hilio. Tamaño, Adenopatías.

No olvidar hacer comentarios (si así lo merecen) sobre tejidos blandos.

¿CÓMO PRESENTAR UNA PLACA DE ABDOMEN? (7)

Se sugieren los mismos consejos brindados a la hora de presentar la placa de tórax. Exponer solamente la información más relevante según sea el caso y los hallazgos positivos.

Se sugiere la siguiente secuencia:

- Mencionar brevemente la proyección. Ej.: AP, lateral, etc.
- Posición de la misma. Ej.: Erecto, decúbito lateral, etc.
- Consignar las áreas que han sido captadas en la placa.
- Mencionar el nivel de penetración.
- Destacar (de ser relevante) la presencia de artefactos.

Indudablemente se debe consignar en la presentación la presencia de cualquier tipo de masa y/o calcificación anormal.

Recordar que tanto los órganos sólidos como huecos y los huesos se pueden describir (entre muchos) como:

> Visible o no visible.
> - Tamaño normal, agrandado, disminuido.
> - Deformado, fuera de sitio.
> - Calcificado.
> - Conteniendo gas, fluido, cálculos anormales. Ej. Aire subdiafragmático, abscesos, etc.

Respecto a las estructuras óseas, se sugiere un análisis ordenado partiendo desde las costillas que se puedan ver, columna lumbar, sacro, pelvis y cadera, sabiendo que se reportan hallazgos significativos como lisis, fracturas, esclerosis, osteoporosis, disminución de la densidad ósea, línea epifisiaria. Queda de parte del expositor la mención de los hallazgos que se puedan encontrar en caso de que no los encuentre relevante.

Algunas Patologías con sus hallazgos radiológicos

Íleo mecánico: Asas distendidas proximales. Niveles hidroaéreos. Reducción o ausencia de gas y materia fecal en colon.

Íleo paralítico: Gran cantidad de gas y líquido en intestino delgado y colon, asas uniformemente dilatadas.

Vólvulo cecal: Ciego muy distendido, localizándose en cualquier posición intrabdominal, con ausencia de gas distal.

Neumoperitoneo: Se manifiesta por una radio trasparencia generalizada en todo el abdomen, dato conocido como "signo de la pelota de rugby".

Abscesos: Presencia de gas fuera del tracto digestivo, generalmente presenta un nivel hidroaéreo.

Neumatosis intestinal: Gas en la pared del intestino en forma de múltiples burbujas o trazos lineales paralelos a la luz intestinal.

Líquido libre intraperitoneal: Con una vejiga llena, el líquido sólo puede acumularse en los recesos laterales pélvicos, simulando las "orejas de perro" (la vejiga es la cabeza y el líquido en los recesos, la orejas). En el flanco el líquido se introduce entre el colon ascendente y descendente y la grasa extraperitoneal, oscureciendo las haustras y desplazando el colon hacia adentro. La línea peritoneal se oblitera. Aumenta la densidad de la cavidad peritoneal

Calcificaciones Anormales: Páncreas, riñón, Vasos sanguíneos, vejiga.

¿CÓMO PRESENTAR UNA GASOMETRIA ARTERIAL? (8)

De ser necesario la exposición de unos gases arteriales hacerlo de una manera breve y concisa, recordando que los tres valores más importantes son el pH, pCO_2, pO_2.

Pudiendo presentarse como valores separados pero en ese mismo orden ya que éste es el que se ha elegido por convención y por la importancia de los mismos.
Ej.   7.40 / 40 / 95

Consignar la existencia de algún desorden del pH, sabiendo que existen dos grandes opciones: Acidosis, Alcalosis. De ahí luego especificar el origen de estos desórdenes.

Acidosis Metabólica
Acidosis Respiratoria
Alcalosis Metabólica
Alcalosis Respiratoria

Se puede profundizar a la hora de la presentación de la gasometría explicando la fisiopatología del desorden dependiendo del caso y el manejo brindado para solucionar el problema.

¿CÓMO PRESENTAR UN URINÁLISIS?

El urinálisis es, ha sido y será una gran herramienta de ayuda para el diagnóstico de diversas patologías. En él se pueden expresar una gran variedad de enfermedades pero en escasas situaciones se convierte en una herramienta diagnóstica por sí sola.

A la hora de presentar los valores y resultados de un urinálisis recomendamos hacerlo enfocados en tres grandes partes: macro y microscópicamente y el análisis químico del mismo.
Se enfocará en los hallazgos positivos:

Macroscópicamente: se describe el color y la claridad de la orina.

Microscópicamente: se describirá la presencia de células: glóbulos rojos, blancos, eosinófilos, células epiteliales, bacterias. Además, de darse el caso, se consignaran otros hallazgos (ej. Cristales)

Análisis químico: como el pH, densidad específica, la presencia de proteínas, cuerpos cetónicos, urobilinógeno, bilirrubina, glucosa, nitritos entre otras.

Algunos hallazgos más comunmente encontrados y su significado:

Glucosuria: Indica la posibilidad de hiperglicemia. (Descartar diabetes)
Proteinuria: Diversas patologías entre otras: Insuficiencia Renal, preclampsia, nefropatía diabética, glomerulonefritis, síndrome nefrótico.
Hematuria: Puede deberse a mioglobinuria, hemoglobinuria, o eritrocitos.
Nitritos: En bacteriuria por gram negativo.
Bilirrubina: Aumento de niveles plasmáticos de bilirrubina conjugada.
Urobilinógeno: Aumentado en hemólisis o enfermedad hepática; disminuido en obstrucción biliar.
Cetonuria: Encontrado en ayuno, post ejercicio, embarazadas, diabéticos no controlados, intoxicados por alcohol.

¿CÓMO PRESENTAR UNA TOMOGRAFIA COMPUTARIZADA (TC)?_(9)

Como ya se mencionó, lo primero en la presentación regular, no para concurso, es la identificación del paciente.

Identificación

Quién y cuándo: nombre, edad y fecha
Aquí debe ir lo crucial del paciente. Es de suma importancia revisar las fechas.

Orientación
Derecha, izquierda, anterior – posterior y la escala

Técnica:
Regiones y planos; ventanas (son estándar)

Tamaño del corte – varía de 1mm a 10 mm – importante para medir tamaño de masas, colección.

Reforzamiento/contraste – ¿se utilizó o no contraste? Esto afecta como se observan las lesiones.

El examen

Efectos de masa, tamaño de la lesión, forma, simetría, densidad o atenuación, desplazamientos. Integridad (ausente, atrófica, fractura) diferenciación de sustancia.

Hueso - presencia o ausencia de lesiones, localización, número, refuerzo, y características.

Localización

Lo más importante, exactamente dónde se encuentra esa lesión.

Análisis

Si hay hallazgos, cuál es su etiología, cuál es la patología más probable y cuál es la cronología de esos hallazgos

Conclusión (y resumen)

Debe incluir todo lo mencionado en los puntos anteriores.

Ejemplo

Este es un TC de cabeza tomado el 10 de junio del 2008 al Sr. X de 50 años. Se utilizan cortes transaxiales de 4mm desde el foramen magnos hasta el vértice. Se incluyen placas simples y con contraste del cerebro y los huesos del cráneo. Los hallazgos relevantes incluyen unos cuernos bilaterales engrosados, al igual que giros pequeños y surcos amplios en el polo frontal, tanto a la derecha como a la izquierda. En contexto clínico, se asocia con un trauma moderado a la cabeza hace 2 meses. Estos hallazgos sugieren atrofia post-traumática. No hay signos de hematoma ni de formación de Hidrocéfalo. Se recomienda una RMN.

¿CÓMO PRESENTAR: OTROS?

Informes de patologia, endoscopia u otros estudios e interconsultas pertinentes

Se recomienda que las interconsultas, estudios radiológicos y de patología, sean listadas juntas y en el orden cronológico en que se realizó. (3)

Referencias

1. Contributors,Wikipedia.DiagnosticTest.WikipediaThe Free Encyclopedia.[Online] Mayo 7,2008.[Cited: Junio 3, 2008.] http://en.wikipedia.org/w/index.php?title=Diagnostic_test&oldid=210803485.
2. Elanvunkal, Jyoti. Screening and Diagnostic Tests. eMedicine. [Online] Noviembre 26, 2007. [Cited: Mayo 31, 2008.] http://www.emedicine.com/emerg/TOPIC779.HTM.
3. Requisitos Generales para la Preparacion de un documento con el objetivo de ser publicado en la Revista Medico Cientifica. Revista Medico Cientifica. Numero 2, Panama : Revista Medico Cientifica, Vol. 19.
4. FELSOCEM 2004. Boletín Informativo N° 1. Panama : FELSOCEM, 2003 - 2004.
5. Maxwell, Robert W. Maxwell Quick Medical Reference 5th Edition. s.l. : Maxwell Publishing Company, 2006.
6. Espinosa, Dr. Gustado A. EKG FACIL. Panama : Dr. Gustavo Espinosa , 2006.
7. CAMARGO, CARLOS. RADIOLOGIA BASICA RX-TC-RM-ECOGRAFIA. 2001. 9589327l5x.
8. Med Spot. How to read a CxR. Doctor World. [Online] 2007. http://doctorworld.net/tech/framed/how-To-Read-a-Chest-X-Ray-Cxr.
9. Patient UK. Plain Abdominal Film. Patient UK. [Online] Abril 3, 2007. http://www.patient.co.uk/showdoc/40001570/.
10. Steve Anisman, MD. Arterial Blood Gas. Emergency CLinical Guide. [Online] Octubre 1, 2002. http://www.anisman.com/ecg/index.asp?mainpage=abg.htm.
11. Neurosurvival California. CT- Summary & Report. Neurosurvival. [Online] 2006. http://www.neurosurvival.ca/ComputerAssistedLearning/readingCTs/summary_and_report.htm.
12. Moncur, Michael. Quotation Page. Quotes of the Day. [Online] 1994 - 2007. [Cited: May Wednesday, 2008.] http://www.quotationspage.com/qotd.html.

18. REVISIÓN BIBLIOGRÁFICA DE UN CASO CLÍNICO

Elia Aguilar, Cristiane Martin y Liz Perrott

:: GENERALIDADES Y DIVISION DEL CASO CLÍNICO ::

:: INTRODUCCIÓN ::

:: EPIDEMIOLOGÍA ::

:: ETIOLOGÍA ::

:: FISIOPATOLOGÍA ::

:: MANIFESTACIONES CLÍNICAS O CUADRO CLÍNICO ::

:: MÉTODOS DIAGNÓSTICOS ::

:: DIAGNÓSTICO DIFERENCIAL ::

:: PRONÓSTICO ::

:: COMPLICACIONES Y SECUELAS ::

:: TRATAMIENTO ::

:: REFERENCIAS ::

GENERALIDADES Y DIVISION DEL CASO CLÍNICO

La Revisión Bibliográfica como uno de los componentes de un caso clínico, consiste en realizar una búsqueda comprensiva, en la literatura existente, de la patología presentada en el caso clínico. La Revisión Bibliográfica es esencial como parte de la preparación de quien va a redactar un caso clínico; sin embargo, al momento de redactar dicha revisión, la misma debe ser limitada, breve y concisa de manera tal que le sirva al lector para familiarizarse con el tema que se está tratando. La intención es saber qué es lo que dice la literatura sobre lo que sucede clásicamente en la práctica médica y qué es lo que se está encontrando en el caso; ya que, como se ha mencionado antes, una de las razones por las cuales se decide hacer un caso clínico es la novedad en su presentación. (1)

Antes de mencionar las partes que se incluyen dentro de la Revisión Bibliográfica es necesario hacer la aclaración que no es lo mismo la Revisión Bibliográfica como parte de un caso clínico que un Artículo de Revisión Bibliográfica. Un Artículo de Revisión Bibliográfica es una forma de manuscrito científico que pretende ofrecer una actualización de los conocimientos sobre un tema clínico mediante la revisión de la literatura disponible sobre ese tema; su propósito es proporcionarle al lector las ideas que han sido establecidas sobre un tema determinado, sus fortalezas y debilidades. Un Artículo de Revisión es largo; es común que tenga una extensión entre 10 y 50 páginas impresas. (2)

La información que se presenta en la Revisión Bibliográfica del caso clínico, servirá para brindar un marco teórico de los siguientes aspectos referentes a la patología del caso:

1. INTRODUCCIÓN

En la introducción se debe dar una breve definición de la enfermedad, describir si es de carácter infecciosa o si es no contagiosa, si es de carácter crónica o si se presenta en forma aguda, si es autolimitada o no, se menciona qué parte(s) del cuerpo afecta, la edad o rango de edad en la que usualmente se presenta, se mencionan algunos datos históricos sobre la enfermedad, particularidades de la patología en el país donde se presentó el caso y las condiciones que favorecen su aparición. (3)

2. EPIDEMIOLOGÍA

Mencionar las tasas de incidencia y de prevalencia de la enfermedad en el país donde se presentó el caso. Si no están disponibles estas tasas, utilizar las que se encuentren en la literatura dando mayor preferencia a las tasas de países donde la enfermedad se comporta de manera similar a la del país donde ocurrió el caso. Se puede describir en este apartado si la enfermedad tiene algún comportamiento o patrón relacionado con las diferentes estaciones o ambientes del país. Por ejemplo, si aumenta en la estación lluviosa, si disminuye en ambientes secos o si aumenta en áreas en donde el ambiente tiene mucha humedad, etc. (3)

3. Etiología

Es el estudio de todos los factores que pueden intervenir en el desarrollo de una enfermedad incluyendo la susceptibilidad del paciente, la naturaleza del agente patológico y la forma en que éste invade el organismo afectado. (4)

4. Fisiopatología

Es el estudio de las manifestaciones biológicas y físicas de las enfermedades de acuerdo con las anomalías estructurales y los trastornos fisiológicos que éstas ocasionan. La fisiopatología no trata directamente de la terapéutica de las enfermedades, sino que explica los procesos que determinan sus signos y síntomas.(4)

5. Manifestaciones Clínicas o Cuadro Clínico

Se refiere a las manifestaciones subjetivas y objetivas que evidencian que el paciente está atravesando por un proceso mórbido. Las subjetivas serían los síntomas, que son referidos por el paciente; sin embargo, no por esto, son menos importantes. Estos síntomas son la base de partida para orientar al médico sobre las áreas donde debe hacer mayor énfasis en el examen físico y le dan una idea de los posibles signos que puede encontrar al examinar al paciente. Las objetivas son los signos confirmados por el médico. Algunas veces, los signos físicos pueden ser la única manifestación de enfermedad, en particular cuando los datos de la historia son contradictorios, confusos, o cuando faltan del todo.

6. Métodos Diagnósticos

Incluyen todos los exámenes de laboratorio, de gabinete y los procedimientos invasivos o no por los cuales se puede llegar finalmente a confirmar cuál es la enfermedad que tiene el paciente, descartando los diagnósticos diferenciales hasta llegar al diagnóstico final. Dependiendo de la enfermedad variarán los métodos diagnósticos, incluso hay métodos diagnósticos directos e indirectos para algunas patologías. Por ejemplo, para enfermedades donde el agente etiológico es un parásito, se puede hacer el diagnóstico de forma directa observándolo o de manera indirecta con hallazgos serológicos. (3)

En general, para llegar al diagnóstico usted podría incluir primero los exámenes más sencillos y menos costosos, que le revelen información adecuada y dejar de último los más costosos e invasivos para el paciente.

Así, sería conveniente listar primero los exámenes de laboratorio más relevantes con datos que lo ayuden a encaminar su diagnóstico como la biometría hemática, química sanguínea, enzimas hepáticas, examen de orina, examen de heces, etc. Los exámenes de laboratorio que se incluyan dependerán de lo relevantes que sean, según la patología en la que usted esté pensando que pueda tener el paciente, luego de los datos que ya ha encontrado en la historia clínica y el examen físico. (5)

Luego, podrían incluirse exámenes de gabinete como radiografías, ultrasonidos, etc., y por último mencionar los procedimientos más invasivos y costosos: biopsias, cateterismo, etc.

7. Diagnóstico Diferencial

Para generar el diagnóstico, será de utilidad recurrir a un enfoque ordenado del problema, partiendo de los síntomas y pasando por los signos físicos y datos de laboratorio.(6,7) Para ampliar información ver capitulo: ¿Cómo hacer un buen diagnóstico diferencial?.

8. Pronóstico

El pronóstico es la previsión del surgimiento, el carácter del desarrollo y el término de
la enfermedad, basada en el conocimiento de las regularidades del curso de los procesos patológicos. El pronóstico se refiere a los resultados de una enfermedad y la frecuencia con que se espera que ocurran. Es una preocupación inherente a la clínica.

En la práctica médica es constante el ejercicio de la predicción del curso futuro de una enfermedad, de sus resultados y de su frecuencia. (8)

Usted tendrá que describir cómo finalizará el proceso mórbido, ya sea si es auto-limitado, si se cura con necesidad de tratamiento, pero sin reincidir, o si por lo contrario tiene probabilidad de cronificarse o de tener reincidencias, a pesar de que el paciente sea tratado. Si es una enfermedad que gradualmente lleva a la muerte del paciente, mencionar en cuánto tiempo usualmente ocurre esto, mencionar si con el tratamiento mejora la calidad de vida o si el tiempo de vida aumenta o si no se puede modificar en nada.

9. Complicaciones y Secuelas

En el campo de la medicina, una complicación es una situación que agrava y alarga el curso de una enfermedad y que no es propio de ella. La complicación puede deberse a otra enfermedad concomitante, el procedimiento o el tratamiento, o puede no tener relación con ellos. (4)

Las secuelas son verdaderas enfermedades que quedan después de haber tenido otro proceso mórbido. Hay enfermedades que se curan sin mucha intervención del médico, y otras son fatales o dejan secuelas a pesar de los modernos adelantos de la terapéutica.

10. Tratamiento

El tratamiento es el conjunto de cuidados y atenciones prestadas a un paciente con el objeto de combatir, mejorar o prevenir una enfermedad, trastorno mórbido o lesión traumática. Existen diferentes tipos de tratamientos como lo son el tratamiento activo encaminado a la curación, el paliativo que busca el alivio de los síntomas, el profiláctico que intenta prevenir la instauración de la enfermedad, el causal que busca atacar la etiología del proceso y el tratamiento empírico que se basa en la experiencia. (4)

En esta parte de la Revisión Bibliográfica se debe hacer una breve exposición de las normas y algoritmos que se tienen para el manejo médico específico de la patología del caso clínico, a fin de poder hacer las posibles comparaciones del por qué se le administró tal o cual tratamiento al paciente. (7)

Es importante mencionar también los casos que hayan sido descritos por otros autores y sean similares al suyo. (1)

En fin, la revisión bibliográfica sería como la búsqueda de información sobre la patología del caso, la cual debe hacerse antes de redactar el caso clínico para tener esta información como base y así conocer los aspectos más relevantes sobre la enfermedad y poder entonces desarrollar de manera adecuada la introducción, descripción y la discusión del caso clínico. La información revisada puede reforzar sus hipótesis sobre el caso o las teorías ya existentes sobre la clínica, manejo, evolución y diagnóstico de esa enfermedad; o puede que presente datos nuevos sobre esa enfermedad o datos que se contradigan y necesiten ser investigados en otros trabajos científicos. (1,7)

Es importante que usted sepa que la posición que ocupa la revisión bibliográfica, dentro de la estructura de las diferentes partes del caso clínico, varía según los diferentes autores, según la revista a la que usted decida mandar su caso clínico a publicar, de acuerdo a las reglas del concurso si el caso será sometido a uno. En general, usted puede decidir una de las siguientes tres opciones para ubicar la información que encuentre en la revisión bibliográfica de la patología de su caso clínico si no se le exige una de las tres en específico:

a)   Puede incluir una sección llamada "Revisión Bibliográfica" dentro de la estructura del caso clínico y se ubicaría después de la sección Descripción del Caso Clínico. Incluir los 10 puntos ya descritos de la Revisión Bibliográfica; pero, resumiendo lo más relevante que encontró en la literatura y relacionado con su caso en específico. Luego, en la Discusión, usted menciona solamente los aspectos relevantes de la literatura que le sirvan para explicar o comparar su caso con la información ya existente. (3,7)

b)   En la Introducción del caso clínico puede resumir lo que encontró en la revisión bibliográfica incluyendo solamente: definición de la patología, etiología, fisiopatología epidemiología y manifestaciones. Más que todo resalte los datos de epidemiología. Nuevamente, en la Discusión, se mencionarán los aspectos relevantes de la revisión que pueda comparar con su caso. (1,7)

c) A veces puede sólo mencionar la epidemiología del caso clínico en la introducción y luego en la discusión, los aspectos de la literatura que desee comparar con lo que encontró en el caso. (7)

Debemos destacar que no importa la opción que usted elija para colocar la Revisión Bibliográfica al escribir el caso clínico, lo que sí es preciso es que usted siempre debe realizar una Revisión Bibliográfica completa para documentarse adecuadamente sobre la patología, aún cuando lo que se incluya o no de esta revisión dependerá de las reglas de publicación de la revista a la que vaya a mandar el caso o las reglas del concurso en el cual participará el mismo.

Una vez se ha realizado la Revisión Bibliográfica del caso clínico, el autor está en la capacidad de redactar la discusión del caso. El objetivo de la discusión es resaltar aquellos puntos más relevantes del caso, no a manera de repetición ni de resumen, sino de manera crítica. Es en esta parte del caso en donde el autor puede exponer su punto de vista y sus razones en cuanto al diagnóstico y manejo del caso. (7)

Referencias

1. McCarthy L, Reilly K. How to Write a Case Report, Family Medicine 2000 March; 32 (3):190-
2. Day, R. Cómo escribir y publicar trabajos científicos. 3 ed en Español. Publicado por Pan American Health Org, 2005; 158-159.
3. Mansilla M, Rocha M, Sarubbi M. Chagas congénito. Presentación de un caso clínico y revisión bibliográfica, Rev. Hosp. Mat. Inf. Ramón Sardá 1999; 18 (1):29-35.
4. Mosby. Diccionario Médico, 2003.
5. Tierney, L. Diagnóstico clínico y tratamiento. 40ª edición en inglés. Manual Moderno, Colombia. 2003; 1670-1673.
6. Harrison. Principios de Medicina Interna. 16ª edición en español. Interamericana McGraw Hill Madrid. 2004. Volumen 1. p 3 – 4.
7. Green B, Johnson C. Writing Patient Case Reports for Peer-reviewed Journals: Secrets of the Trade, Journal of Sports Chiropractic & Rehabilitation 2000; 14 (3): 7.
8. Díaz J, Gallego B. El Pronóstico. Revista Cubana de Medicina Integral General 2004, Marzo-Abril, Vol 20 (2).

19. REFERENCIAS BIBLIOGRÁFICAS

Soledad Herrera y Angélica Estrada

:: INTRODUCCIÓN ::

:: RECOMENDACIONES PARA ESCRIBIR
REFERENCIAS BIBLIOGRÁFICAS ::

:: FORMAS DE REFERENCIAR SEGÚN FUENTE ::

:: REFERENCIAS ::

INTRODUCCIÓN

Un reducido grupo de directores de revistas médicas generales se reunió de manera informal en Vancouver, Columbia Británica, en 1978, para establecer las directrices a las que debe ajustarse el formato de los manuscritos remitidos a sus revistas. El grupo llegó a conocerse como el Grupo de Vancouver. En 1979 se publicaron por primera vez sus requisitos para manuscritos, que incluían los formatos para las referencias bibliográficas desarrollados por la Biblioteca Nacional de Medicina (Nacional Library of Medicine). El grupo de Vancouver se amplió y evolucionó al conocido como Comité Internacional de Editores de Revistas Médicas (Internacional Committee of Medical Journal Editors, ICMJE), que se reúne anualmente. Paulatinamente, el ICMJE ha ido ampliando sus inquietudes, incluyendo los principios éticos que deben regir la publicación en revistas biomédicas. (1)

El ICMJE ha realizado múltiples ediciones de los requisitos de uniformidad para manuscritos presentados a revistas biomédicas. A lo largo de los años han surgido aspectos que van más allá de la mera preparación de los manuscritos, por lo que se han desarrollado una serie de declaraciones adicionales (separate statements) sobre política editorial. En 1997 se revisó el documento completo sobre requisitos de uniformidad; en mayo de 1999 y de 2000 se revisaron algunos apartados aislados. En mayo de 2001 el ICMJE revisó las secciones relacionadas con los posibles conflictos de intereses. En el año 2003 el comité revisó y reorganizó el documento completo, incorporando las mencionadas declaraciones en el texto. La revisión actual ha sido preparada según las normas de Vancouver publicadas en el 2009. (1)

El contenido completo de los requisitos de uniformidad para manuscritos presentados a revistas biomédicas puede ser reproducido con fines educativos, sin ánimo de lucro y sin necesidad de solicitar derechos de autor; el comité pretende fomentar la distribución del material. (1)

Se recomienda a las revistas que acuerden utilizar los requisitos de uniformidad, que indiquen en su información a los autores que sus requisitos están en concordancia con estos requisitos de uniformidad y que citen esta versión. (1)

RECOMENDACIONES PARA ESCRIBIR REFERENCIAS BIBLIOGRÁFICAS (2)

Las referencias o citas bibliográficas constituyen una sección destacada en un trabajo científico. La selección cuidadosa de documentos relevantes es un elemento que da solidez a la exposición teórica del texto, a la vez que constituye una importante fuente de información para el lector.

Facilitamos una serie de indicaciones para elaborar las referencias bibliográficas basadas en los Requisitos de Uniformidad (estilo Vancouver).

- Las referencias deben numerarse consecutivamente, según el orden en que se mencionen por primera vez en el texto. Algunas revistas recomiendan a sus autores que se utilicen números arábigos en superíndice y sin paréntesis en sus instrucciones.

- Cuando hay más de una cita, éstas deben separarse mediante comas, pero si fueran correlativas, se menciona la primera y la última separadas por un guión.
- Cuando en el texto se menciona un autor, el número de la referencia se pone tras el nombre del autor. Si se tratase de un trabajo realizado por más de dos autores, se cita el primero de ellos seguido de la abreviatura "*et al*" y su número de referencia.
- Se incluirán sólo aquellas referencias consultadas personalmente por los autores. Citar trabajos a través de opiniones de terceros, puede suponer que se le atribuyan opiniones inexistentes. También es frecuente que el trabajo esté mal citado y que contribuyamos a perpetuar errores de citación.
- Se recomienda no incluir trabajos escritos en idiomas poco frecuentes. Si por alguna circunstancia especial nos vemos obligados a citarlos y su grafía no es latina, se recomienda traducir el título al español o inglés. PubMed realiza una traducción al inglés y los pone entre corchetes. Si lo citamos a través de su resumen, debemos especificar esta particularidad, poniéndolo entre corchetes después del título [Resumen] [Abstracts] (ej. ref. 13)
- Se recomienda no citar revistas traducidas al español. Es aconsejable recuperar la cita de la versión original, ya que es más fácil localizar una revista original que una versión traducida, además de resultar el documento original más fidedigno.
- Los documentos que se citen deben ser actuales. Algunas revistas señalan que no deben tener más de cinco años y preferiblemente que sean de los dos últimos. Recurriríamos a citar documentos que tengan más años, por motivos históricos o si no encontrásemos referencias actualizadas como alternativa.
- Para citar adecuadamente los documentos electrónicos, se recomienda revisar los ejemplos 35-41. Si no se localiza el ejemplo del recurso que deseamos citar, recomendamos consultar el documento sobre las citas bibliográficas en Internet publicado por la National Library of Medicine de USA, o la norma de la International Standards Organization (ISO 690-2) para documentos electrónicos.
- Los documentos, informes, memorias, protocolos etc. no publicados, se recomienda no incluirlos en la bibliografía, pero puede incluirlos en el texto como «observaciones no publicadas». Su localización, identificación y acceso puede resultar muy difícil. Suelen ser documentos de los que no se realiza depósito legal, por lo tanto no se conservan en bibliotecas o centros de documentación.
- Las referencias que se realicen de originales aceptados, pero aún no publicados se indicará con expresiones del tipo «*en prensa*» o «*próxima publicación*» (ej. ref. 34); los autores deberán obtener autorización escrita y tener constancia que su publicación está aceptada. La información sobre manuscritos presentados a una revista, pero no aceptados deben citarse en el texto como «observaciones no publicadas», previa autorización por escrito del autor.
- Debe evitarse citar resúmenes, excepto que sea un motivo muy justificado. Se consultarán los documentos completos. Tampoco cite una «comunicación personal», salvo cuando en la misma se facilite información esencial que no se halle disponible en fuentes públicamente accesibles; en estos casos se incluirán entre paréntesis, en el texto, el nombre de la persona y la fecha de la comunicación. En los artículos científicos, los autores que citen una comunicación personal deberán obtener la autorización por escrito.
- Con respecto al número de citas a incluir en cada trabajo, las revistas suelen

recomendar que los trabajos originales incluyan entre 20-30 referencias; los originales breves y notas clínicas, entre 10 y 20 referencias; las cartas al director un máximo de 10. Para otras secciones: Revisiones, Editoriales…, se recomienda consultarlo en las Instrucciones para Autores o al Comité de Redacción.

• Con respecto al número de firmantes, se recomienda que los trabajos originales no excedan de seis, lo mismo que en originales breves o notas clínicas. Las cartas al director no excederán de cuatro, mientras que otras secciones, revisiones, artículos especiales etc., se recomienda consultarlo en las Instrucciones para Autores.

• Los títulos de las revistas deben abreviarse según el estilo que utiliza la National Library of Medicine (NLM). Puede consultarse el Journals Database de PubMed. En el supuesto de no localizar una abreviatura, puede consultarse la "List of serial title Word abbreviations Internacional" conforme a la norma ISO 4, o bien el The List of Title Word Abbreviations" de la agencia ISSN.

• Una vez finalizada la bibliografía, tiene que asegurarse de la correspondencia de las citas en el texto y el número asignado en la bibliografía.

• No todas las revistas comprueban la exactitud de las referencias bibliográficas, que en muchas ocasiones contienen errores. Para evitar tales errores, se deben verificar las referencias con los documentos originales. PubMed, en el Single Citation Matcher permite comprobar de una manera sencilla los datos bibliográficos de las revistas indizadas en Medline.

Ejemplos de las referencias bibliográficas (2)

• *Documento original:*

- Uniform Requirements for Manuscripts Submitted to Biomedical Journals: Writing and Editing for Biomedical Publication. ICMJE. Updated October 2005.

- Ejemplos de referencias bibliográficas de la NLM.

• *Traducción al español:*

- Requisitos de Uniformidad (revisión noviembre 2003) publicado por REVISTA ESPAÑOLA DE ARIOLOGÍA.

FORMAS DE REFERENCIAR SEGÚN FUENTE

Artículos de Revistas

1. Artículo estándar (3)

Autor/es.[a] Afiliación del autor (opcional). Título del artículo.[b] Título de la revista.[c] Edición.[d] Tipo del medio de publicación.[e] Día de la publicación[f]; volumen[g] (número[h]): página inicial-final del artículo[i].
Medrano MJ, Cerrato E, Boix R, Delgado-Rodríguez M. Factores de riesgo cardiovascular en la población española: meta-análisis de estudios transversales. Med Clin (Barc). 2005; 124(16): 606-12.

a.- Reglas generales para el autor: (3)

- Liste los nombres en el orden en que aparecen en el texto.
- Introduzca el apellido primero y luego el nombre de cada autor.
- Escriba con mayúscula los apellidos e introduzca los espacios entre los mismos tal como aparecen en el documento citado, asumiendo que el autor aprobó la forma utilizada. Por ejemplo: Van Der Horn o van der Horn; De Wolf o de Wolf o DeWolf.
- Transforme los primeros y segundos nombres a iniciales, con un máximo de dos iniciales luego de cada apellido.
- Coloque todos los autores, sin importar el número.
- Separe los nombres de cada autor mediante una coma o espacio.
- Termine la información de los autores con un punto.

b.- Reglas generales para el título del artículo: (3)

- Introduzca el título de un artículo tal como aparece en la publicación.
- Escriba con mayúscula sólo la primera palabra del título, nombres propios, adjetivos propios, acrónimos e iniciales.
- Utilice un signo de dos puntos seguido de un espacio para separar un título de un subtítulo, a menos que otra forma de puntuación (como un signo de interrogación, punto o admiración) esté ya presente.
- Traduzca los títulos al idioma español; coloque la traducción entre corchetes.
- Termine el título con un punto, a menos que un signo de interrogación o de exclamación se encuentre presente.

c.- Reglas generales para el título de la revista: (3)

- Introduzca el título de la revista en su idioma original.
- Cite el nombre de la revista como fue publicada en ese tiempo. Por ejemplo, la British Medical Journal cambió oficialmente su título a BMJ en 1985. Cite los artículos de 1984 hacia atrás como Br Med J, no BMJ.
- Abrevie las palabras importantes en el título de una revista (vea las reglas para Abreviaturas de títulos de revista) y omita otras palabras, como artículos, conjunciones y preposiciones. Por ejemplo: de, la, en y L'. The Journal of Biocommunication *becomes* J Biocommun; La Pediatría Médica e Chirurgica *becomes* Pediatr Med Chir; L'Orthodontie Francaise *becomes* Orthod Fr.
  Las abreviaturas utilizadas en los títulos de las revistas se encuentran en:
  - La lista de las revistas indexadas a Medline:
  [ftp://nlmpubs.nlm.nih.gov/online/journals/ljiweb.pdf]
  - La base de datos de PubMed.
- Escriba con mayúscula todas las palabras del título, incluyendo las abreviaturas.
- Termine el título de la revista con un punto, a menos que se incluya la edición o la medioteca, entonces utilice un espacio.

Reglas de abreviación para los títulos de revistas:

- No abrevie los títulos de revistas que consistan en una sola palabra o títulos escritos en un lenguaje basado en caracteres, como chino, japonés o coreano. Por ejemplo, Kansenshogaku Zasshi. permanece Kansenshogaku Zasshi.

- No incluya subtítulos de revistas como parte de título abreviado.
  JAMA: the Journal of the American Medical Association se vuelve JAMA; Injury Prevention: Journal of the International Society for Child and Adolescent Injury Prevention se vuelve Inj Prev.

- Omita cualquier puntuación en un título: Journal of Neuro-Oncology se transforma en J Neurooncol; Women's Health se transforma en Womens Health; Oral Surgery, Oral Medicine, Oral Pathology, Oral Radiology, and Endodontics *becomes* Oral Surg Oral Med Oral Pathol Oral Radiol Endod

- Algunas bibliografías y bases de datos online muestran el lugar de la publicación después del título de la revista, como Clin Toxicol (Phila). Esta práctica es utilizada para mostrar que dos o más títulos de revista con el mismo nombre se encuentran en una biblioteca o base de datos; el nombre de la ciudad donde la revista es publicada distingue el título. La ciudad usualmente es mostrada en forma abreviada siguiendo las mismas reglas que los títulos de revista, como Phila por Philadelphia en el ejemplo mencionado arriba.

d.- Reglas generales para la edición:

- Indique la edición/versión citada después del título, si la revista es publicada en más de una edición o versión.

- Abrevie las palabras importantes (vea las reglas de Abreviaturas para ediciones) y omita otras palabras, como artículos, conjunciones y preposiciones.

- Escriba con mayúscula todas las palabras.

- Ubique la edición entre paréntesis, por ejemplo, (Br Ed).

- Termine la edición con un punto, a menos que se incluya en la medioteca.

Reglas de abreviación para ediciones:

- Una edición es considerada como parte del título de una revista.

- Use las mismas reglas para abreviar palabras al escribir la edición que se utiliza para los títulos de revista.
  Las abreviaturas utilizadas se encuentran en:
  - La lista de las revistas indexadas a Medline:
  [ftp://nlmpubs.nlm.nih.gov/online/journals/ljiweb.pdf]
  - La base de datos de PubMed.

- Omita cualquier puntuación encontrada.

- Separe la edición del título de la revista por un espacio y ubíquela entre paréntesis.

- No escriba puntos después de las palabras abreviadas, pero termine la información con un punto situado fuera del paréntesis.

Ejemplos:
American Homeopathy. Consumer Edition. Se vuelve Am Homeopath (Consum Ed).
American Homeopathy. Professional Edition. Se vuelve Am Homeopath (Prof Ed).
Hospital Practice. Office Edition. Se vuelve Hosp Pract (Off Ed).
Hospital Practice. Hospital Edition. Se vuelve Hosp Pract (Hosp Ed).

e.- Reglas generales para el uso de Medioteca: (3)

- Se debe indicar el tipo de medio de la medioteca utilizado, si es un microfichero, ultrafichero o una microcarta, seguido del título de la revista (y la edición si está presente) si la revista es publicada en forma de microforma.
- Coloque el nombre de la microforma en corchetes y termine con un punto. Ejemplo: [microfichero].
- Agregue información sobre la medioteca utilizada de acuerdo a descripciones físicas del medio utilizado.

f. Reglas generales para el día de la publicación: (3)

- Incluya el año, mes y día de la publicación en ese orden. Por ejemplo: 2004 May 5.
- Transforme números romanos en arábigos, como MM a 2000.
- Use nombres en inglés para meses y abrévielos usando las tres primeras letras, por ejemplo, January como Jan.
- Termine la información con un punto y coma, a menos, que no haya volumen ni número, entonces termine con un punto.

g. Reglas generales para el número del volumen: (3)

- Omita *"volumen"*, *"vol."* y palabras similares precediendo el número.
- Use números arábigos.
- Separe múltiples volúmenes por un guión, tal como 5-6 o 42-43.
- No ponga ninguna puntuación luego del número(s) del volumen, a menos que no haya número de edición u otra subdivisión del volumen, entonces siga con dos puntos.

h. Reglas generales para suplemento/parte o número especial de un volumen

- Ubique el suplemento, parte, número especial u otra división de un volumen luego del número del volumen.
- Abrevie éstos: Suppl, Pt, Spec No.
- Incluya números y letras acompañándolos. Por ejemplo: Pt 1 o Suppl A.
- Use solamente números arábigos. Por ejemplo: transforme Suppl II a Supp 2.

- Coloque las partes entre paréntesis, como 34(Pt 1); otras divisiones no tienen puntuaciones a su alrededor, por ejemplo, 34 Suppl.
- Termine el suplemento, parte, número especial con un signo de dos puntos, a menos que existan otras subdivisiones o esté presente un número de edición.

i. Reglas generales para el número de edición: (3)

- Omita "número", "no." y otras palabras precediendo al número.
- Use números arábigos solamente.
- Separe múltiples números de edición por un guión.
- Coloque el número de edición entre paréntesis.
- Luego termine con un signo de dos puntos, a menos que haya otras subdivisiones, como un suplemento o parte.

j. Reglas generales para suplemento/parte o número especial de un número

- Coloque el suplemento, parte, número especial u otra subdivisión de un número de edición luego de éste y dentro de paréntesis.
- Abrevie éstos: Suppl, Pt, Spec No.
- Incluya números y letras acompañándolos.
- Use solamente números arábigos.
- Termine el número de edición con un signo de dos puntos, a menos que existan otras subdivisiones.

k. Reglas generales para la paginación del artículo: (3)

- Escriba las páginas en las cuales aparece el artículo.
- No repita los números de las páginas, a menos que estén seguidos por letras. Por ejemplo: 123-125 se convierte en 123-5, pero 124A-126ª es correcto.
- Incluya una letra (a menudo S para suplemento o A para apéndice) cuando ésta precede al número de la página. Por ejemplo: S10-8.
- Termine la paginación con un punto.

A continuación hay algunos puntos importantes concernientes a cómo citar artículos de revista:

- Cite el nombre de la revista que fue utilizada al momento de la publicación.
- Cite la versión que vio. Por ejemplo, no cite la versión impresa si utilizó la versión de Internet.
- No incluya encabezados, tales como: "*noticias*", "*reporte de caso*" o "*estudio clínico*", como parte del título del artículo, a menos que la tabla de contenido de la revista indique que así es.
- Tenga precaución cuando emplee tipografía como negrita y cursiva, para indicar

las partes del artículo en una cita. Muchas variaciones en el estilo pueden ser difíciles de leer.

- Incorporación opcional de número de identificación único de bases de datos en la referencia:

La mayoría de bases de datos o documentos electrónicos incorpora un número de identificación unívoco en cada referencia (PubMed: PMID; Cochrane Library:CD; DOI), que pueden incorporarse a la referencia bibliográfica para su perfecta identificación.

Ejemplo:

López- Palop R, Moreu J, Fernández-Vázquez F, Hernández Antolín R; Working Group on Cardiac Catheterization and Interventional Cardiology of the Spanish Society of Cardiology. Registro Español de Hemodinámica y Cardiología Intervencionista. XIII. Informe Oficial de la Sección de Hemodinámica y Cardiología Intervencionista de la Sociedad Española de Cardiología (1990- 2003). Rev Esp Cardiol. 2004; 57(11): 1076-89. Citado en PubMed PMID 15544757.

The Cochrane Database of Systematic Reviews 1998, Issue 3 [base de datos en Internet]. Oxford: Update Software Ltd; 1998- [consultado 28 de diciembre de 2005]. Wilt T, Mac Donald R, Ishani A, Rutks I, Stark G. Cernilton for benign prostatic hyperplasia. Disponible en: http://www.update-software.com/ publications/cochrane/. Citado en Cochrane Library CD001042.

Alfonso F, Bermejo J, Segovia J. Revista Española de Cardiología 2004: actividad, difusión internacional e impacto científico. Rev Esp Cardiol. 2004; 57(12): 1245-9. DOI 10.1157/ 13069873.

2. Organización o equipo como autor

Grupo de Trabajo de la SEPAR. Normativa sobre el manejo de la hemoptisis amenazante. Arch Bronconeumol 1997; 33:31-40. (2)

American Diabetes Association. Diabetes update. Nursing. 2003 Nov; Suppl:19-20, 24. (3)

Parkinson Study Group. A randomized placebo-controlled trial of rasagiline in levodopa-treated patients with Parkinson disease and motor fluctuations: the PRESTO study. Arch Neurol. 2005 Feb;62(2):241-8. (3)

3. Autoría compartida entre autores y un equipo (2)

Jiménez Hernández MD, Torrecillas Narváez MD, Friera Acebal G. Grupo Andaluz para el Estudio de Gabapentina y Profilaxis Migrañosa. Eficacia y seguridad de la gabapentina en el tratamiento preventivo de la migraña. Rev Neurol. 2002; 35: 603-6.

4. Órgano gubernamental como autor (3)

National Institutes of Health (US). End-of-life care. National Institutes of Health statement on the state of the science. AWHONN Lifelines. 2005 Feb-Mar;9(1):15-22.

5. No se indica autor (4)

21st century heart solution may have a sting in the tail. BMJ 2002; 325(7357): 184.

6. Artículo en otro idioma distinto del inglés (3)

en alfabeto latino
Berrino F, Gatta G, Crosignani P. [Case-control evaluation of screening efficacy]. Epidemiol Prev. 2004 Nov-Dec;28(6):354-9. Italian.

en alfabeto no latino
Paroussis D, Papaoutsopoulou C. [Porcelain laminate veneers (HI-ERAM)]. Odontostomatol Proodos. 1990 Dec;44(6):423-6. Greek.

7. Suplemento de un volumen (2)

Plaza Moral V, Álvarez Gutiérrez FJ, Casan Clará P, Cobos Barroso N, López Viña A, Llauger Rosselló MA et al. Comité Ejecutivo de la GEMA. Guía Española para el Manejo del Asma (GEMA). Arch Bronconeumol. 2003;39 Supl 5:1-42.

8. Suplemento de un número (2)

Glauser TA. Integrating clinical trial data into clinical practice. Neurology. 2002;58(12 Suppl 7):S6-12.

9. Parte de un volumen (2)

Abend SM, Kulish N. The psychoanalytic method from an epistemological viewpoint. Int J Psychoanal. 2002;83(Pt 2):491- 5.

10. Parte de un número (2)

Ahrar K, Madoff DC, Gupta S, Wallace MJ, Price RE, Wright KC. Development of a large animal model for lung tumors. J Vasc Interv Radiol. 2002;13(9 Pt 1):923-8.

11. Volumen sin número (3)

Prokai-Tatrai K, Prokai L. Modifying peptide properties by prodrug design for enhanced transport into the CNS. Prog Drug Res. 2003;61:155-88.

12. Número sin volumen (2)

Fleta Zaragozano J, Lario Elboj A, García Soler S, Fleta Asín B, Bueno Lozano M, Ventura Faci P et al. Estreñimiento en la infancia: pauta de actuación. Enferm Cient. 2004;(262-263):28-33.

13. Sin número ni volumen (2)

Outreach: bringing HIV-positive individuals into care. HRSA Careaction. 2002 Jun:1-6.

14. Paginación en número romanos (2)

Chadwick R, Schuklenk U. The politics of ethical consensus finding. Bioethics. 2002; 16(2): III-V.

15. Indicación del tipo de artículo según corresponda (2)

Rivas Otero B de, Solano Cebrián MC, López Cubero L. Fiebre de origen desconocido y disección aórtica [carta]. Rev Clin Esp. 2003;203;507-8.

Castillo Garzón MJ. Comunicación: medicina del pasado, del presente y del futuro [editorial]. Rev Clin Esp. 2004;204(4):181-4.

Vázquez Rey L, Rodríguez Trigo G, Rodríguez Valcárcel ML, Verea Hernando H. Estudio funcional respiratorio en pacientes candidatos a trasplante hepático [resumen]. Arch Bronconeumol. 2003;39 Suppl 2:29-30

16. Artículo que contiene una retractación

Chen C, Li Q. A strict solution for the optimal superimposition of protein structures. Retraction. Acta Crystallogr A. 2004 Nov;60(Pt 6):640. Retraction of: Chen C, Li Q. Acta Crystallogr A. 2004 May;60(Pt 3):201-3. (3)

Srisilam K, Veeresham C. Biotransformation of drugs by microbial cultures for predicting mammalian drug metabolism. Biotechnol Adv. 2004;22(8):619. Retraction of: Srisilam K, Veeresham C. Biotechnol Adv. 2003 Mar;21(1):3-39. (2)

17. Artículo objeto de retractación (2)

Srisilam K, Veeresham C. Biotransformation of drugs by microbial cultures for predicting mammalian drug metabolism Biotechnol Adv. 2003 Mar;21(1):3-39. Retraction in: Moo-Young M. Biotechnol Adv. 2004;22(8):617.

Murray E, Burns J, See TS, Lai R, Nazareth I. Interactive Health Communication Applications for people with chronic disease. Cochrane Database Syst Rev. 2004 Oct 18;(4):CD004274. Retraction in: Cochrane Database Syst Rev. 2004;(4):CD004274. Citado en PubMed; PMID 15495094.

18. Artículo reeditado con correcciones (2)

Mansharamani M, Chilton BS. The reproductive importance of Ptype ATPases. Mol Cell Endocrinol. 2002; 188(1-2): 22-5. Corrected and republished from: Mol Cell Endocrinol. 2001; 183(1-2): 123-6.

19. Artículo sobre el que se ha publicado una fe de erratas (2)

Malinowski JM, Bolesta S. Rosiglitazone in the treatment of type 2 diabetes mellitus: a critical review. Clin Ther 2000; 22(10): 1151- 68; discussion 1149-50. Erratum in: Clin Ther. 2001; 23(2): 309.

20. Artículo publicado electrónicamente antes que en versión impresa (2)

Nota: Las citas Epub ahead of print son referencias enviadas a PubMed por los editores de revistas que se publican en primera instancia online, adelantándose a la edición en papel. Posteriormente, cuando se publica en formato impreso, la referencia se modifica apareciendo los datos de la edición impresa, seguida de la electrónica Epub. Ejemplo de una referencia en PubMed publicada en edición electrónica y posteriormente cuando se publica impresa.

Sait KH, Ashour A, Rajabi M. Pregnancy outcome in nongynecologic cancer. Arch Gynecol Obstet. 2004 Jun 2 [Epub ahead of print].

Sait KH, Ashour A, Rajabi M. Pregnancy outcome in nongynecologic cancer. Arch Gynecol Obstet. 2005 Apr; 271(4): 346-9. Epub 2004 Jun 2.
Libros y Otras Monografías (2)

21. Autores individuales

Autor/es. Título del libro. Edición. Lugar de publicación: Editorial; año. Jiménez Murillo L, Montero Pérez FJ. Compendio de Medicina de Urgencias: guía terapéutica. 2ª ed. Madrid: Elsevier; 2005.

Nota: La primera edición no es necesario consignarla. La edición siempre se pone en números arábigos y abreviatura: 2ª ed. Si la obra estuviera compuesta por más de un volumen, debemos citarlo a continuación del título del libro Vol. 3.

22. Editor(es), compilador(es) como autor

Espinás Boquet J. coordinador. Guía de actuación en Atención Primaria. 2ª ed. Barcelona: Sociedad Española de Medicina; 2002.

Teresa E de, editor. Cardiología en Atención Primaria. Madrid: Biblioteca Aula Médica; 2003.

23. Autor(es) y editor(es)

Breedlove GK, Schorfheide AM. Adolescent pregnancy. 2ª ed. Wieczorek RR, editor. White Plains (NY): March of Dimes Education Services; 2001.

24. Organización como autor

Comunidad de Madrid. Plan de Salud Mental de la Comunidad de Madrid 2003-2008. Madrid: Comunidad de Madrid, Consejería de Sanidad; 2002.
American Psychiatric Association. Guías clínicas para el tratamiento de los trastornos psiquiátricos. Barcelona: Ars Medica; 2004.

25. Capítulo de libro

Autor/es del capítulo. Título del capítulo. En*: Director/Coordinador/ Editor del libro. Título del libro. Edición. Lugar de publicación: Editorial; año. página inicial-final del capítulo.

Mehta SJ. Dolor abdominal. En: Friedman HH, coordinador. Manual de Diagnóstico Médico. 5ª ed. Barcelona: Masson; 2004. p.183- 90.

26. Actas de congresos

Segundo Congreso Nacional de la Asociación Española de Vacunología. Las Palmas de Gran Canaria; 13-15 de Noviembre 2003. Madrid: Asociación Española de Vacunología; 2003.

27. Comunicación presentada a un congreso

Autor/es de la Comunicación/Ponencia. Título de la Comunicación/ Ponencia. En: Título oficial del Congreso. Lugar de Publicación: Editorial; año. página inicial-final de la comunicación/ponencia.

Castro Beiras A, Escudero Pereira J. El Área del Corazón del Complejo Hospitalario "Juan Canalejo". En: Libro de Ponencias: V Jornadas de Gestión y Evaluación de Costes Sanitarios. Bilbao; Ministerio de Sanidad y Consumo, Gobierno Vasco; 2000.p. 12- 22.

Nota: Esta misma estructura se aplica a Jornadas, Simposios, Reuniones Científicas etc.

28. Informe científico o técnico

Autor/es. Título del informe. Lugar de publicación: Organismos/ Agencia editora; año. Número o serie identificativa del informe.
Organización Mundial de la Salud. Factores de riesgo de enfermedades cardiovasculares: nuevas esferas de investigación. Informe de un Grupo Científico de la OMS. Ginebra: OMS; 1994. Serie de Informes Técnicos: 841.

Patrocinado por un organismo o institución:
Ahn N, Alonso Meseguer J, Herce San Miguel JA. Gasto sanitario y envejecimiento. Madrid: Fundación BBVA; 2003. Documentos de trabajo: 7.

29. Tesis Doctoral

Autor. Título de la tesis [tesis doctoral]*. Lugar de publicación: Editorial; año.

Muñiz Garcia J. Estudio transversal de los factores de riesgo cardiovascular en población infantil del medio rural gallego [tesis doctoral]. Santiago: Servicio de Publicacións e Intercambio Científico, Universidade de Santiago; 1996.
*: en ingles: dissertation.

30. Patente

Joshi R, Strebel H, inventores; Fumapharm A, titular. Utilización de derivados de ácido fumárico en la medicina de trasplante. Patente Europea. ES 2195609T3. BOPI 1-12-2003.

Otros trabajos publicados

31. Artículo de periódico

Autor del artículo*. Título del artículo. Nombre del periódico**. Día mes año; Sección***: página (columna).****
* Autor del artículo (si figurase).
** Los nombres de periódicos no se facilitan abreviados.
*** Si existiera identificada como tal.
**** Si aparece identificada.

Carrasco D. Avalado el plazo de cinco años para destruir parte de la HC. Diario Médico. Viernes 23 de julio de 2004; Normativa: 8.

Espiño I. ¿Le va mejor al paciente que participa en un ensayo clínico?. El Mundo Sábado 31 de enero de 2004. Salud: S6 (Oncología).

32. Material audiovisual

Autor/es. Título de la videocinta [videocinta]. Lugar de edición: Editorial; año.
Aplicable a todos los soportes audiovisuales.

Borrel F. La entrevista clínica. Escuchar y preguntar. [video] Barcelona: Doyma; 1997.

33. Documentos legales

Leyes/Decretos/Ordenes...

Título de la ley/decreto/orden... (Nombre del Boletín Oficial, número, fecha de publicación)
Ley aprobada.

Estatuto Marco del personal estatutario de los servicios de salud. Ley 55/2003 de 16 de diciembre. Boletín Oficial del Estado, n° 301, (17-12-2003).

Orden.

Orde do 7 de xullo de 2004 pola que se crea a Comisión de Coordinación de Calidade da Consellería de Sanidade e do Servizo Galego de Saúde. Diario Oficial de Galicia, n° 138, (19 de xullo de 2004).

Proyecto de Ley no promulgado.

Proyecto de Ley. Ordenación de las profesiones sanitarias. Boletín Oficial de las Cortes Generales. Congreso de los Diputados, (23 de mayo de 2003). Jurisprudencia.

Recursos de inconstitucionalidad 3540/96, 1492/97 y 3316/97 (acumulados). Promovidos por el Presidente del Gobierno frente a la Ley de Extremadura 3/1996, de 25 de junio, de atención farmacéutica, y la Ley de Castilla-La Mancha 4/1996, de 26 de diciembre, de ordenación del servicio farmacéutico; y por el Consejo de Gobierno de la Junta de Comunidades de Castilla- La Mancha contra la Ley 16/1997, de 25 de abril, de regulación de los servicios de las oficinas de farmacia. Sala del Tribunal Constitucional 109/2003, de 5 de junio de 2003. Boletín Oficial del Estado, n° 156, (1 julio 2003).

34. Mapa

Nombre del mapa [tipo de mapa]. Lugar de publicación: Editorial; año.

Sada 21-IV (1 a 8) [mapa topográfico]. Madrid: Ministerio de Obras Públicas y Urbanismo, Dirección General del Instituto Geográfico Nacional; 1991.

35. Diccionarios y obras de consulta

Dorland Diccionario Enciclopédico Ilustrado de Medicina. 28ª ed. Madrid: McGraw-Hill, Interamericana; 1999. Afasia; p. 51.

Material no publicado

36. En prensa

Nota: NLM prefiere 'de próxima aparición' (en inglés: forthcoming) porque no todos los temas serán publicados.

Leshner Al. Molecular mechanisms of cocaine addiction. N Engl J Med. En prensa 1997. Material electrónico

37. CD-ROM

Autor/es. Título [CD-ROM]. Edición. Lugar: Editorial; año.
Best CH. Bases fisiológicas de la práctica médica [CD-ROM]. 13ª ed. Madrid: Editorial Médica Panamericana; 2003.

Nota: Este ejemplo es aplicable a otros soportes: DVD, Disquete... Se le puede añadir el tipo de documento [Monografía en CDROM], [Revista en CD-ROM].

38. Artículo de revista en Internet

Autor/es del artículo. Título del artículo. Nombre de la revista [revista en Internet]* año [fecha de consulta]**; volumen (número): [Extensión/páginas***]. Dirección electrónica.

Francés I, Barandiarán M, Marcellán T, Moreno L. Estimulación psicocognoscitiva en las demencias. An Sist Sanit Navar [revista en Internet]* 2003 septiembre-diciembre. [acceso 19 de octubre de 2005]; 26(3). Disponible en: http://www.cfnavarra.es/salud/anales/textos/vol26/n3/revis2a.html

* Puede sustituirse por: [Revista on-line], [Internet], [Revista en línea] **[acceso... .],[consultado...],[citado...]
*** Si constasen.

39. Monografía en Internet

Autor/es o Director/Coordinador/Editor. Título [monografía en Internet]*. Edición. Lugar de publicación: Editor; año [fecha de consulta]. Dirección electrónica.

Moraga Llop FA. Protocolos diagnósticos y terapéuticos en Dermatología Pediátrica. [monografía en Internet] *. Madrid: Asociación Española de Pediatría; 2003 [acceso 19 de diciembre de 2005]. Disponible en: http://www.aeped.es/protocolos/dermatologia/index.htm

Zaetta JM, Mohler ER, Baum R. Indications for percutaneous interventional procedures in the patient with claudication. [Monografía en Internet]. Walthman (MA): UpToDate; 2005 [acceso 30 de enero de 2006]. Disponible en: http://www.uptodate.com/

* Puede sustituirse por: [Monografía en línea], [Internet], [Libro en Internet].

Ejemplo de citación recomendado por Uptodate:

Zaetta, JM, Mohler, ER, Baum, R. Indications for percutaneous interventional procedures in the patient with claudication. In: UpToDate, Rose, BD (Ed), UpToDate, Waltham, MA, 2005.

40. Sede Web o Página principal de inicio de un sitio Web

Nota: Una página de inicio se define como la primera página de una sede Web.

Autor/es. Título [sede Web]*. Lugar de publicación: Editor; Fecha de publicación [fecha de actualización; fecha de acceso]. Dirección electrónica.

Fisterra.com, Atención Primaria en la Red [sede Web]. La Coruña: Fisterra.com; 1990- [actualizada el 3 de enero de 2006; acceso 12 de enero de 2006]. Disponible en: http://www.fisterra.com
* Puede sustituirse por: [Página principal en Internet], [Internet], [Página de inicio en Internet], [Homepage], [SedeW eb]

41. Parte de una página de un sitio o sede Web

Título de la página [sede Web]*. Lugar de publicación: Editor; Fecha de publicación [fecha de actualización/revisión; fecha de acceso].
Título de la sección [número de páginas o pantallas]. Dirección electrónica.

Medicina Interna de Galicia [sede Web]*. Lugo: Sociedad Gallega de Medicina Interna; 2005 [acceso 19 de diciembre de 2005]. De Pablo Casas M, Pena Río JL. Guía para la prevención de complicaciones infecciosas relacionadas con catéteres intravenosos. Disponible en: http://www.meiga.info/guias/cateteres.asp

American Medical Association [sede Web]*. Chicago: The Association; c1995-2002 [actualizado 5 de diciembre de 2005; acceso 19 de diciembre de 2005]. AMA Office of Group Practice Liaison; [aproximadamente 2 pantallas]. Disponible en: http://www.ama-assn.org/ama/pub/category/1736.html

Uptodate. Smith CCh. Idiopathic hyperhidrosis [sede Web]. May 17, 2005 May 17, 2005. Uptodate Waltham, Massachusetts. http://www.uptodate.com/
* Puede sustituirse por: [Página principal en Internet], [Internet], [Página de inicio en Internet], [Homepage], [Sede Web].

42. Base de datos en Internet

Institución/Autor. Título [base de datos en Internet]*. Lugar de publicación: Editor; Fecha de creación, [fecha de actualización; fecha de consulta]. Dirección electrónica.
* Puede sustituirse por: [Base de datos en línea], [Internet], [Sistema de recuperación en Internet].

Base de datos abierta (en activo):

Cuiden [base de datos en Internet]. Granada: Fundación Index [actualizada en abril 2004; acceso 19 de diciembre de 2005]. Disponible en: http://www.doc6.es/index/

PubMed [base de datos en Internet]. Bethesda: National Library of Medicine; 1966-

[fecha de acceso 19 de diciembre de 2005]. Disponible en: http://www.ncbi.nlm.nih.gov/PubMed/

Who's Certified [base de datos en Internet]. Evanston (IL): The American Board of Medical Specialists. c2000 [acceso 19 de diciembre 2005]. Disponible en: http://www.abms.org/newsearch.asp

Base de datos cancelada:

Jablonski S. Online Multiple Congential Anomaly/Mental Retardation (MCA/MR) Syndromes [base de datos en Internet]. Bethesda (MD): National Library of Medicine (US). c1999 [actualizada el 20 de noviembre de 2001; acceso 19 de diciembre de 2005]. Disponible en: http://www.nlm.nih.gov/mesh/jablonski/syndrome_title.html

43. Parte de una base de datos en Internet

MeSH Browser [base de datos en Internet]. Bethesda (MD): National Library of Medicine (US); 2002- [acceso 19 de diciembre de 2005]. Meta-analysis; unique ID D015201 [aproximadamente 3 pantallas]. Disponible en: http://www.nlm.nih.gov/mesh/MBrowser.html. Ficheros actualizados semanalmente.

The Cochrane Database, Issue 3, 2004. [base de datos en Internet]. Oxford: Update Software Ltd; 1998- [fecha de consulta 17 de agosto de 2005]. Cranney A, Welch V, Adachi JD, Guyatt G, Krolicki N, Griffith L, Shea B, Tugwell P, Wells G. Etidronate for treating and preventing postmenopausal osteoporosis (Cochrane Review) [aproximadamente 2 pantallas]. Disponible en: http://www.updatesoftware.com/cochrane/.

Nota: La Biblioteca Cochrane Plus ofrece una recomendación de citación de sus documentos:
Cranney A, Welch V, Adachi JD, Guyatt G, Krolicki N, Griffith L, Shea B, Tugwell P, Wells G. Etidronato para el tratamiento y la prevención de la osteoporosis postmenopáusica (Revisión Cochrane traducida). En: La Biblioteca Cochrane Plus, 2005 Número 4. Oxford: Update Software Ltd. Disponible en: http://www.updatesoftware.com. (Traducida de The Cochrane Library, 2005 Issue 4. Chichester, UK: John Wiley & Sons, Ltd.).

También en la Cochrane Library, incluye una recomendación en cada referencia de la manera cómo debe citarse:

Cranney A, Adachi JD, Griffith L, Guyatt G, Krolicki N, Robinson VA, Shea BJ, Wells G. Etidronate for treating and preventing postmenopausal osteoporosis. The Cochrane Database of Systematic Reviews 2001, Issue 3. Art. No.: CD003376. DOI: 10.1002/14651858.CD003376.

Bobenrieth Astete MA. El artículo científico original. Estructura, estilo y lectura crítica. Granada: Juan de Andalucía, Escuela Andaluza de salud Pública; 1994.

International Committee of Medical Journal Editors. Uniform Requirements for Manuscripts Submitted to Biomedical Journals: Writing and Editing for Biomedical Publication. Updated October 2005. [Internet]. CMJE; 2005 [acceso 17 de diciembre de 2005]. Disponible en: http://www.icmje.org/
National Library of Medicine Recommended Formats for Bibliographic Citation [Internet]. Bethesda: National Library of Medicine; Diciembre 2003, [acceso 17 de diciembre de 2005]. Disponible en: \o " http://www.nlm.nih.gov/pubs/formats/recommendedformats.html

Rodríguez Bonache MJ. ¿Cómo se debe citar un artículo científico?. Rehabilitación (Madrid). 2002; 36:67-69.

Referencias

1. *Valladolid Walsh A, Pérez R, traductores. Requisitos de uniformidad para manuscritos remitidos a revistas biomédicas: redacción y edición de la publicación biomédica Comité Internacional de Editores de Revistas Médicas (ICMJE). Farm Hosp. 2005; 29(3):191-208. Disponible en: URL: http://www. sefh.es/fh/2005/n3/8.pdf.*
2. *Estilo de Vancouver: Actualización 2003. Dermatol. peru. [online] 2007 enero-abril. [citado 13 de agosto de 2008]; 17 (1):53-67. Disponible en: URL: <http://www.scielo.org.pe/scielo.php?script=sci_arttext&pid=S1028-17520070001000012&lng =es&nrm=iso>.*
3. *Journals [monograph on the internte]. Press 2007 [cited 2008 November 29]. Disponible en: http:// www.ncbi.nlm.nih.gov/books/bookres.fcgi/citmed/ch1.pdf*
4. *Requisitos de Uniformidad para Manuscritos enviados a Revistas Biomédicas ESTILO VANCOUVER.*

20. Bioética en un Caso Clínico

Christian Ortega y Ricardo Correa

DEFINICIONES

La ética, tal y como la define el diccionario de la Real Academia de la Lengua Española en dos de sus acepciones, es la "parte de la filosofía que trata de la moral y de las obligaciones del hombre", así como "el conjunto de normas morales que rigen la conducta humana". Se trata, pues, de normas libres, cuyo seguimiento dependerá de la voluntad del individuo de regirse por las mismas (1). Dada la elevada carga de responsabilidad que caracteriza al ejercicio de la profesión médica, todos estamos expuestos a una ética, que no es más que un compendio de deberes muy arraigados, cuya esencia queda reflejada de forma explícita en el Juramento Hipocrático. Sin embargo, y como ciudadanos, también debemos velar por el cumplimiento de la normativa común promulgada desde las esferas legislativas y judiciales en nuestro país. (2)

La bioética es la rama de la ética que utiliza el diálogo para formular, articular y, en lo posible, resolver los dilemas que plantea la investigación y la intervención sobre la vida, la salud y el medio ambiente. En palabras más sencillas, la Bioética tiene que ver con el punto de contacto entre la ética y la tecnología médica moderna en lo que afecta al control de la vida humana. (3)

Se debe mencionar que la bioética más que pertenecer a la ética o a la medicina es de carácter interdisciplinario. Esta premisa de interdisciplinariedad se puede apreciar en la conformación de los "comités de bioética", los cuales están integrados por profesionales de la salud y de otras ramas del saber. (4,5)

ANTECEDENTES

Hipócrates, desde los albores de la medicina, estableció las pautas éticas para el ejercicio médico. Enseñaba que: el amor al ser humano, era la base de la práctica médica. Se redactó el llamado Juramento Hipocrático que es un compendio precioso de toda la ética que debe regir el quehacer médico. (6)

La bioética como termino tiene sus orígenes en 1971 en Estados Unidos de América (EE. UU.), cuando Van Resselaer Potter, un bioquímico e investigador del cáncer, la introdujera en su libro "Bioethics: Bridge to the future"⁴. El primer instituto de bioética orientado a la investigación y al servicio de la sociedad fue fundado por André Helleger, médico holandés y profesor de la Universidad de Georgetown. (7) Con el transcurrir de los años, se evidenció la necesidad de crear un área encargada de regir y entremezclar los conceptos de la ética tradicional con los nuevos avances científicos y tecnológicos. Entre algunas de las causas responsables por la creación de la bioética están: (4)

1. Medicalización de la vida: evidenciada a través del lenguaje médico en otros discursos ("la situación política es difícil, pero haremos el diagnóstico y tratamiento correcto") o de la medicina preventiva (exámenes preocupacionales, prematrimoniales, etc.).
2. Avances científico-tecnológicos: creación de las unidades de terapia intensiva, implementación de técnicas de fertilidad asistida, etc.
3. Revolución biomédica: posibilidad de remodelar la genética humana.

4. Crítica a la heteronomía: ligada a los movimientos de reivindicación de los derechos de las minorías en los años sesenta.
5. Investigación con seres humanos: abusos cometidos en la posguerra, a pesar de los códigos y declaraciones tendientes a la protección de las personas.

Para poder darle el toque de una ciencia formal, esta rama de la ética pasó por tres procesos importantes que lograron transformarla de un simple concepto a la ciencia que es hoy.

El primero de los procesos fue la "fase emotiva" de la bioética, en donde la emoción fue la que imperó y se tuvo un movimiento social con escasa articulación institucional. La segunda fase llamada "reconstructiva" fue donde el término original sufrió ciertas variaciones y donde se fusionaron las tradiciones filosóficas y los conceptos científicos. Por último, se tuvo la "fase de consolidación", donde el discurso bioético se instaló oficialmente de manera institucional y se desarrollaron cursos y revistas. (4) Esta última fase es donde se encuentra la bioética que rige este tiempo, basada en análisis, discusiones, docencia y publicaciones.

Dentro de los primeros reportes hechos en bioética encontramos la primera edición de la Enciclopedia de Bioética publicada por Warren Reich en 1978 y "Los principios de Bioética" por Tomás Beauchamp y James Childress en donde manifiestan los cuatros principios rectores de esta ciencia.[6]

Podemos apreciar que en estos inicios del siglo XXI por los antecedentes de fallas y violaciones a los derechos humanos que se suscitaron en tiempos pasados ha surgido un creciente interés, tanto en los profesionales del área de la salud como el público en general por conocer y aplicar los principios bioéticos, no solo en su trabajo sino en su diario vivir.

En cuanto a la investigación en seres humanos, fue como consecuencia de los horrores de la experimentación nazi durante la Segunda Guerra Mundial, y del proceso judicial que se siguió contra los responsables de este hecho, entonces fue a raíz de estos hechos que surgió el primer código referente a la investigación en seres humanos: el Código de Nuremberg de 1947.[5]

Posteriormente, la XVIII Asamblea Médica Mundial reunida en Helsinki, Finlandia en 1964 adoptó una serie de recomendaciones para orientar a los médicos en los trabajos de investigación biomédica con sujetos humanos: la Declaración de Helsinki. Este documento ha sido revisado en 1975 (Tokio), 1983 (Venecia), 1989 (Hong Kong), 1996 (Somerset West, Sudáfrica), 2000 (Edimburgo), 2002 (Washington), 2004 (Tokio), 2008 (Seoul).(8,9)

En Estados Unidos, se crea una Comisión encargada de investigar los abusos cometidos en ciertas investigaciones médicas, y que presentó sus conclusiones y propuestas en el Informe Belmont en 1978. En él se anuncian los principios éticos básicos para la investigación clínica con seres humanos: (6,9,10)
- *Autonomía*: conlleva que la participación en investigaciones es voluntaria y que se

debe respetar las decisiones de los participantes.

- *Beneficencia*: implica no sólo respetar a las personas, sino protegerlas de daños y asegurar su bienestar. Esto ha dado lugar a que algunos autores hayan diferenciado un cuarto principio ético, el de no maleficencia (non nocere).(11)
- *Justicia*: se refiere a que todos los participantes deben ser tratados por igual sin ninguna distinción, y es que el principio de beneficencia nos lleva al de justicia, ¿Quiénes son los que deben gozar de los beneficios y quiénes de los riesgos? (12)

PROBLEMAS ÉTICOS EN LA UTILIZACIÓN DE SERES HUMANOS EN LA INVESTIGACIÓN BIOMÉDICA

El término "investigación" se refiere a un tipo de actividad diseñada para desarrollar o contribuir al conocimiento generalizable. El conocimiento generalizable consiste en teorías, principios, relaciones o acumulación de la información sobre la que se basa, el cual puede ser corroborado por métodos científicos aceptados de observación e inferencia. En el presente contexto, "investigación" incluye los estudios médicos y de comportamiento relativos a la salud humana. (13)

El progreso en la atención médica y en la prevención de enfermedades depende de la comprensión de procesos fisiológicos y patológicos o de descubrimientos epidemiológicos y, en algún momento, requiere investigación en seres humanos.

Partiendo de la premisa «todo lo que no es correcto desde el punto de vista científico es éticamente inaceptable», aunque bien es cierto que «no todo lo correcto desde el punto de vista científico es aceptable desde el punto de vista ético», vamos a analizar los puntos principales en los que la investigación clínica con seres humanos debe respetar a cada uno de los principios éticos básicos antes enunciados.

RESPETO POR LAS PERSONAS-AUTONOMÍA (8)

El consentimiento informado es el procedimiento formal para aplicar el principio de autonomía y debe reunir, al menos tres elementos: voluntariedad, información y comprensión. (Se debe aclarar que la única forma válida de obtener el consentimiento es mediante una conversación, un acontecimiento de comunicación.)

Voluntariedad. Los sujetos deben poder decidir libremente si quieren o no participar en un proyecto de investigación. Ello implica que no existe ningún tipo de presión externa ni influencia indebida en ninguno de sus grados, persuasión, manipulación, ni coerción. Además pueden retirarse en cualquier momento de la investigación.

La persuasión se ejerce cuando mediante procedimientos racionales se induce a «aceptar libremente» actitudes, valores, intenciones o acciones defendidas por el persuasor. Es muy difícil de evitar en la práctica en la relación médico-enfermo.

La manipulación constituye un grado más de presión externa que la persuasión. Consiste en la influencia de forma intencionada y efectiva de una persona sobre otra, alterando las opciones reales o su percepción de elección.

La coerción tiene lugar cuando de forma intencionada, se exageran ciertos riesgos o daños indeseables y evitables con el fin de obtener el consentimiento del sujeto.

El carácter voluntario del consentimiento puede ser vulnerado cuando es solicitado por personas en posición de autoridad o de gran influencia sobre el sujeto de la investigación. En estos casos, debe ser otra persona desprovista de tales vínculos quien lo solicite.

Información. Para poder decidir sobre la participación o no en una determinada investigación, cada sujeto debe recibir la información mínima necesaria, adaptada a su nivel de entendimiento, sobre el objetivo, procedimiento del estudio, beneficios esperados y riesgos potenciales, incomodidades derivadas de su participación, posibles alternativas, etc., así como el carácter voluntario de su participación y la posibilidad de retirar su consentimiento, sin perjuicio alguno. Esta información deberá ser dada al sujeto de forma clara y sin prisas, ofreciéndole la oportunidad para consultar posibles dudas o solicitar más información, y dejándole suficiente tiempo para tomar su decisión.

Comprensión. Para que el consentimiento informado sea válido es preciso, además, que se haya comprendido la información proporcionada, y esto depende de la competencia del individuo.(14)

En el caso de que los sujetos de investigación sean no autónomos o no competentes, se deberá solicitar el consentimiento por sustitución a sus representantes.

La confidencialidad es la libertad de un individuo para elegir el tiempo y circunstancias bajo las que sus actitudes, creencias, conducta y opiniones son comunicadas u ocultadas a otros.(15) Concepto que también debe imperar en el expediente clínico.(16,17)

Generalidades del Consentimiento Informado

El consentimiento Informado (CI) es un proceso dialogado y escrito en el cual se le hace una invitación al sujeto para participar en un estudio, siendo la desición final la del participante.

Esta desición no debe ser influenciada por ninguna fuente externa y se concreta con la firma del humano. Este consentimiento se origina del principio que el ser humano tiene derecho absoluto sobre el control de sus desiciones.(8,14,18,19) Este es un proceso que no sólo se aplica a la investigación, sino también a la realización de procedimientos en la diaria práctica de la medicina. (9,20)

El CI no sólo es determinado por la explicación de los investigadores sobre su trabajo (beneficios, perjuicios, problemas, soluciones), sino en la competencia del paciente por tomar sus propias desiciones. En este punto es necesario mencionar que los estamentos bioéticos establecen poblaciones susceptibles (niños, embarazadas, presos, discapacitados mentalmente) en donde un consentimiento firmado por la persona legalmente responsable debe ser aplicado.(8,9,21)

El CI deberá firmarse antes del inicio de la investigación; sin embargo, si durante el transcurso de la misma algún cambio ocurriese, deberá entregarse de nuevo al investigado para su reconsideración y su firma. (9)

La responsabilidad de garantizar la seguridad del paciente a través de todas las normas bioéticas existentes hasta el momento no sólo recae sobre el comité de bioética local, sino sobre los autores y los patrocinadores del estudio. Por esta rabón, el CI debe ser lo más detallado posible y debe incluir como el investigador se compromete a solucionar cualquier problema que se presente durante el transcurso del estudio.

Existen ciertas circunstancias en las cuales según las directrices internacionales no es necesario un consentimiento informado pero éstas deben ser determinadas por el investigador en conjunto con su comité de bioética local. (10,22)

A pesar de las exigencias internacionales y de las normas globales que rigen la bioética antes expuestas, cuando respecta a consentimiento informado es necesario considerar adicionalmente el ambiente cultural y social del futuro sujeto de investigación. Es por ello, que las leyes de occidente no siempre pueden ser aplicadas en países de oriente o de África. (23)

FORMULARIO DEL CONSENTIMIENTO INFORMADO (18)

Debe constar de 2 partes, una parte de información donde se implicarían los principios de cantidad y calidad de información, y una segunda parte de declaraciones y firmas donde deberían reflejarse los principios de voluntariedad y competencia. No se recomienda que por un lado existan hojas informativas equivalentes a la parte de información y otros formularios de consentimiento que consignen tan sólo declaraciones y firmas. Es recomendado un único documento, una unidad conceptual, el consentimiento informado. Tan importante es asegurar que el paciente reciba al menos un mínimo de información justa o ampliada, si él lo desea, como preocuparse de que emita el consentimiento y firme un papel.

Contenido
1. Se describen los objetivos.
2. Se detalla la metodología.
3. Se explica el tratamiento que puede ser utilizado.
4. Se indican riesgos, molestias y efectos adversos.
5. Se especifica el balance riesgo-beneficio.
6. Se definen los tratamientos alternativos posibles.
7. Se precisa la voluntariedad en la participación.
8. Se puntualiza la retirada voluntaria.
9. Se especifica que la retirada del ensayo no afectará la calidad del tratamiento.
10. Se orienta qué personas tendrán acceso a la información.
11. Se describe el modo de compensación.
12. Se indica el especialista responsable del ensayo.
13. Se especifica cómo contactar con el responsable en caso de urgencia.

A manera de resumen, es necesario dejar claro que el consentimiento informado debe sentar su base sobre el principio de voluntariedad del paciente y siempre tener en cuenta los elementos siguientes:

- El paciente debe recibir la cantidad y calidad de información adecuada a su grado de comprensión suficiente.
- Proporcionar a los pacientes el tiempo que considera suficiente (según su nivel educativo, cultura y relaciones familiares)
- Establecer y mantener la confidencialidad.

BENEFICENCIA

Son aceptables aquellas investigaciones en las que el beneficio esperado es superior a los riesgos que conlleva. Sin embargo, los proyectos de investigación sin beneficio terapéutico para los sujetos, sólo son aceptables si el riesgo es pequeño comparado con el de la propia enfermedad, se espera obtener un conocimiento de gran importancia y no existen otros medios de obtenerlo, y además, el sujeto comprende los motivos y características del estudio y da su consentimiento informado.

NO MALEFICENCIA

Este principio nos obliga a no hacer nada que pueda ocasionar daño de cualquier tipo. La investigación realizada en humanos de la que se esperan obtener datos importantes y de relevancia clínica, debe estar diseñada según el objetivo propuesto, los conocimientos previos, el tipo de investigación, etc. Es importante detallar la metodología especialmente cuando hay intervención, procedimientos o uso de medicamentos o técnicas invasivas.

JUSTICIA

Para la selección de los sujetos participantes se debe usar criterios de inclusión y de exclusión no discriminativos, tanto individual como socialmente.

El Consejo de Organizaciones Internacionales de las Ciencias Médicas (CIOMS) en cooperación con la Organización Mundial de la Salud (OMS), por su manifiesta preocupación por aplicar la Declaración de Helsinki en los países en desarrollo preparan unas 21 normas en Ginebra, 2002, llamadas las "Pautas Éticas Internacionales para la Investigación Biomédica con seres humanos", el cual reflejan las condiciones y las necesidades de la investigación biomédica en estos países (12) Disponibles en: http://www.cioms.ch/frame_spanish_text.htm

Estas pautas se hicieron "para indicar el modo en que los principios éticos que debieran guiar la conducta de la investigación biomédica en seres humanos, establecidos por la Declaración de Helsinki, podían ser aplicados en forma efectiva, especialmente en los países en desarrollo, considerando sus circunstancias socio-económicas, sus leyes y regulaciones, así como sus disposiciones ejecutivas y administrativas".

En estas pautas se reafirman todos los alcances señalados anteriormente, para no incurrir en faltas y ser causales de sanciones éticas, como: (1)

- El consentimiento de los participantes.

- La investigación en menores de edad.
- La investigación en mujeres embarazadas y madres lactantes.
- Investigación en personas enfermas o con retraso mental.
- Investigaciones en grupos sociales vulnerables.
- Investigaciones en comunidades en vías de desarrollo.
- Investigación a nivel comunitario.
- Opinión de las emisiones de visiones éticos.
- Investigaciones patrocinadas desde el exterior.
- El carácter de confiabilidad de la información.

ÉTICA DE LAS PUBLICACIONES EN REVISTAS MÉDICAS (19,20)

Toda investigación realizada en seres humanos debe respetar las normas establecidas en la "Declaración de Helsinki" y en sus actualizaciones.

En lo que se refiere al contenido del artículo se consideran como comportamientos poco éticos la invención y manipulación de datos y el plagio, que constituyen un fraude científico. El plagio es la apropiación de ideas, frases, resultados, imágenes, etc. de otros artículos científicos o de divulgación, de trabajos, tesis o libros, presentándolas como propias, sin citar la fuente original.

En relación a la autoría, se puede considerar autor de un artículo a aquella persona que haya contribuido de modo significativo a la concepción y diseño del trabajo, análisis, recopilación de información y bibliografía, elaboración de bases de datos e interpretación de los resultados obtenidos, preparación y corrección del texto, así como revisión y aprobación de la versión final del artículo, pero el hecho de figurar como autor supone adoptar la responsabilidad pública del contenido del artículo.

FALTAS EN EL PROCESO DE PUBLICACIÓN

Publicación duplicada: se le llama así cuando el artículo no es original, sino que el mismo también ha sido enviado a otra revista. Hay tres tipos de publicación repetitiva que pueden ser considerados legítimos siempre y cuando se cite la publicación original: la publicación del mismo trabajo en dos o más idiomas; la publicación de dos o más reportes que se basan en el mismo trabajo de investigación, pero que están dirigidas a audiencias diferentes; y la publicación de revisiones de artículos.(20)

Publicación fragmentada: El autor fragmenta la información para poder publicarla en distintos artículos y de esta forma aumentar el número de sus publicaciones, pero así se dispersa la información y dificulta la labor de otros investigadores.

Incorrecciones bibliográficas: Omitir citas relevantes, voluntariamente o por desconocimiento, en este último caso se muestra que la búsqueda bibliográfica ha sido insuficiente o superficial así como una falta de dominio del tema tratado. Otras incorrecciones bibliográficas serían copiar listas de citas sin consultarlas o un exceso de auto citas.

Sesgos de publicación: sólo se publican los datos positivos y se omiten aquellos que no se adaptan a los objetivos propuestos.

Conflictos de Intereses (20)

Los autores del manuscrito deben declarar si tienen o no tienen conflictos de intereses. Si los hay, es imperativo que los identifiquen y expliquen cuál fue su relación con el trabajo. Esto permitirá a los editores, a los revisores externos y a los lectores formarse un juicio sobre la influencia que pudieran haber ejercido en la presentación de los resultados y su interpretación.

Los expertos externos, invitados por los editores para opinar sobre la calidad de un manuscrito, deben a su vez, declarar si tienen o no conflictos de intereses con dicho manuscrito, tales como: relaciones directas con sus autores (personales, familiares o institucionales), rivalidad por compartir una línea de trabajo similar, relación funcionaria, comercial o de asesoría con la entidad que financió el trabajo, o con otra que compite con ella.

La declaración de existencia o inexistencia de conflictos de intereses debe ser ratificada con la firma de cada uno de los autores del manuscrito. En la mayoría de los manuscritos que se someten a publicación en revistas que solicitan la declaración de conflictos de intereses, los autores declaran que el apoyo que recibieron no tuvo ninguna característica que pudiera haber coartado su independencia científica. Si posteriormente alguien denuncia que en realidad hubo un conflicto de intereses que no fue declarado oportunamente, el hecho debe ser verificado y publicado en la siguiente edición de la revista, porque se le considera una falta grave a la ética de las publicaciones científicas.

La estrictez con que deben respetarse las normas éticas de las publicaciones en revistas médicas se justifica, en primer lugar, porque el mundo de las ciencias exige que lo que comuniquemos a nuestros pares sea veraz y éticamente correcto. En segundo lugar, porque cuando publicamos en revistas del ámbito clínico esperamos conseguir en los lectores un impacto que modifique su pensamiento sobre el tema, crear en ellos la convicción de que estamos preocupados de ese tema y que tenemos particular experiencia en él. Dado que uno de los propósitos de las revistas médicas es influir en el pensamiento y el actuar clínico de sus lectores, el respeto a las normas éticas es indispensable para que sus publicaciones aporten beneficios reales. (20)

Protección del derecho de privacidad de los pacientes (20,22)

Los pacientes tienen un derecho a la privacidad que no debe infringirse sin su consentimiento fundamentado. Los individuos estudiados deben permanecer anónimos para los lectores del manuscrito: en las descripciones escritas, los árboles genealógicos, en las tablas y figuras no deben mostrar sus nombres, sus iniciales ni los números de fichas clínicas, a menos que la información sea trascendental para los fines científicos y que el paciente (o el padre o tutor) dé el consentimiento escrito para su publicación. El consentimiento con este fin exige que el paciente tenga el derecho de que se le muestre el manuscrito que se vaya a publicar.

Deberán omitirse los detalles de identificación si no son esenciales; sin embargo, los datos de los pacientes no deben alterarse ni falsificarse nunca, en un intento de llegar el carácter anónimo. Puede ser difícil conseguir el anonimato completo, y deberá obtenerse el consentimiento fundamentado si hay alguna duda. Por ejemplo, las fotografías deben ser intervenidas para ocultar su identidad, de modo tal que el ocultamiento de las zonas oculares en la fotografía de los pacientes es una protección insuficiente del anonimato.

El requisito del consentimiento fundamentado consta normalmente en las instrucciones de la revista para los autores. Si se ha obtenido el consentimiento, deberá mencionarse en el artículo publicado.

La investigación es una actividad gratificante que debemos cultivar todos, si en verdad queremos salir del fondo del subdesarrollo; esta invocación va dirigida singularmente a los estudiantes y docentes del área biomédica a constituirse en investigadores. (1)

Referencias

1. Diccionario de la Real Academia de la Lengua Española (RAE). 22 Edición. España: RAE; 2001. Ética; p.119.
2. Fundamentos de Bioética, Eudema Universidad, 1989.
3. Sanchez I. La bioética y su relación con la tecnología medica. Cuba: www.monografias.com; 2006.
4. Lolas F, Quezada A, Rodríguez E. Investigación en Salud. Dimensión Ética. Impreso en Andros. Ira edición. 2006.
5. Picard-Ami L. Asociación panameña de Bioética: Definiciones (online). Disponible en http://www. abiopan.org.pa/definiciones4.html Accesada el 15 de septiembre de 2007.
6. Llaque-Dávila, W. La Ética y la Investigación Biomédica. [Monografía en Internet] [Citado el 2 de enero de 2009]. Disponible en: http://ucvvirtual.edu.pe:8080/escuelas/revistamedica/revistapdf/ articulo7_8.pdf.
7. Prieto C. En torno a la bioética...Informe de la OPS. Enero 2003.
8. Vélez Correa LA. Ética Médica. Interrogantes acerca de la medicina, la vida, y el arte. Medellín, Colombia: Corporación para Investigaciones Biológicas. 2003.
9. Aguirre-Gas H. La ética y la calidad de la atención médica. Cir Ciruj 2002; 70: 50-54.
10. Llano Navarro R. Propedéutica Clínica y Semiología Clínica. Tomo I. Comunicación, Ética Médica, latrogenia. La Habana, 2003. p. 1-6. Disponible en: http://www.sld.cu/galerias/pdf/sitios/pdguanabo/ cap01_seccioni.pdf.
11. Galende Domínguez I. Problemas éticos de la utilización de seres humanos en investigación biomédica. Consecuencias sobre la prescripción de medicamentos. Med Clin (Barc) 1993, 101;20-23.
12. De Abajo FJ. La Declaración de Helsinki VI: Una Revisión Necesaria, pero ¿suficiente? Rev Esp Salud Pública. 2001; 75: 407-420.
13. Declaración de Helsinki de la Asociación Médica Muncial. [Citado el 1 de enero de 2009] Disponible en: http://www.wma.net/s/policy/pdf/17c.pdf.
14. Gracia D. Entre el ensayo clínico y la ética clínica: las buenas prácticas clínicas. Med Clin (Barc) 2003; 100: 333-335.
15. Taboada RP. Ética clínica: principios básicos y modelo de análisis. [Monografía en Internet]. Bol. Esc.

Med. 1998 27(1):7-13. [Citado el 2 de enero de 2009] Disponible en: http://www.asociacioneuc. org/Documentos/CLINICA.PDF.

16. Gracia D. Medicina basada en la evidencia: aspectos éticos. Bioética 2000; 8 (1): 79-87.

17. U.S. Department of Health and Human Services. National Institutes of Health. Human participant protections Education for Research Teams. November 2002.

18. Consejo de Organizaciones Internacionales de Ciencias Médicas. Pautas Internacionales para la Investigación Biomédica en Seres Humanos. [Citado el 2 de enero de 2009] Disponible en: http:// www.ub.es/rceue/archivos/Pautas_Eticas_Internac.pdf.

19. .Lorda PS, Rodríguez JJ, Martínez Maroto A, López RM, Júdez Gutiérrez J. La capacidad de los pacientes para tomar decisiones. Med Clin (Barc) 2001; 117: 419-426.

20. Fernández Garrobe L, Llanes Fernández L. Reflexiones sobre la ética en la investigación clínica y epidemiológica. Rev Cub Salud Pública. 2004; 30 (3): ISSN 0864-3466.

21. Agirre-Gas H. Principios éticos de la práctica médica. Cir Ciruj 2004; 72: 503-510.

22. Júdez J, Nicolás P, Delgado T, Hernando P, Zarco J, Granollers S. La confidencialidad en la práctica clínica: historia clínica y gestión de la información. Med Clin (Barc) 2002;118(1):18-37.

23. Oliva Linares J, Besch Selade C, Carballe Matínez R, Fernández-Britto J. El Consentimiento informado. Una Necesidad de la Investigación Clínica en Seres Humanos. Rev Cubana Inwet Biomed 2001; 20(2): 150-8.

24. Collado Vásquez S, Asunción Vásquez M. Ética en las Publicaciones Científicas. Revista de la Facultad de Ciencias de la Salud. 2006. 4. Disponible en: http://www.uax.es/publicaciones/archivos/CCSECI06_ 003.pdf

25. Reyes H, Palma J, Andresen M. Ética de las publicaciones en Revistas Médicas. Rev Med Chile 2007; 135: 529-533.

26. Kempers R. Cuestiones éticas vinculadas a las publicaciones biomédicas. IFER. 2006. 2(1): 7-15.

27. Fathalla M, Fathalla M. Guía práctica de investigación en salud. En: Fathalla M. editor. Publicación de un artículo científico. Washington, D.C: Organización mundial de la Salud; 2008. p. 164.

28. Raab EL. The parameters of informed consent. Trans Am Ophthalmol Soc 2004;102:225-32.

29. Shaibu S. Ethical and cultural consideration in informed consent in Bostwana. Nursing Ethics 2007 14 (4): 503-09.

30. Wolinsky H. Bioethics for the World. EMBO report 2006;7:4.

31. Resolución 563. En el cual se aprueba el nuevo reglamento del Comité de Bioética del Hospital del Niño. Gaceta Oficial 25828. 2007. 5 de julio.

32. Consejo de Organizaciones Internacionales de Ciencias Médicas. Pautas Éticas Internacionales para la Investigación Biomédica en Seres Humanos. Santiago de Chile: Programa Regional de Bioética OPS/OMS; 2003.

PARTE III:

PUBLICACIÓN
DE CASOS CLÍNICOS

21. REDACCIÓN CIENTÍFICA Y ¿CÓMO PUBLICAR UN CASO CLÍNICO?

Patricia Bonilla, Ana Cooke, Rocío Díaz

:: REDACCIÓN ::

:: CONSEJOS PARA AGILIZAR LA REDACCIÓN ::

:: ¿CÓMO LOGRAR QUE SE PUBLIQUE EL CASO? ::

:: REFERENCIAS ::

Un caso clínico debe ser elaborado pensando en su futura publicación. Comparados con otras regiones en el mundo, Latinoamérica sólo aporta 0.1 % a la literatura internacional con respecto, por ejemplo, a Estados Unidos que aporta 30.8% (1). La falta de contribución de nuestra región puede ser explicada, tal vez por falta de presupuesto, falta de incentivos, publicaciones realizadas en revistas locales no indexadas o dificultad en la redacción. Uno de los factores modificables que influyen en la baja productividad es la calidad de la redacción científica.

La intención de este capítulo es crear un esquema estandarizado que sirva de referencia a la hora de redactar un caso clínico para su publicación.

REDACCIÓN

El primer paso en la redacción con miras a la divulgación científica, es escoger el tema que desarrollaremos. Ningún tema, que en algún momento nos interese desarrollar, es totalmente nuevo. Siempre existe bibliografía disponible, si no del tema, de antecedentes del mismo. Es necesario realizar una extensa revisión bibliográfica donde la información no sobrepase los diez años de antigüedad. Actualmente las revisiones bibliográficas son mucho más fáciles porque se tiene acceso on-line a los diversos índices de revistas médicas. En Latinoamérica y a nivel mundial han sido creados numerosos índices entre los cuales podemos encontrar: Imbiomed, Latindex, SciELO, LILACS, Medline, Embase, Scopus, entre otros.

Cuando ya se ha recopilado gran cantidad de información se debe organizar y seleccionar lo que se usará. Esto es útil porque al escribir documentos científicos debemos citar innumerables publicaciones. Debemos buscar bibliografía cuyo estilo asemeje el que nosotros necesitemos desarrollar y, sobre todo, documentos provenientes de la revista en donde se publicará. Cada revista tendrá un estilo de publicación individual y la redacción debe ir acorde con sus requisitos. La mayoría de las revistas utilizan como guía para desarrollar sus requisitos de publicación, unas pautas internacionales conocidas como los Requisitos Uniformes para Manuscritos Presentados a las Revistas Biomédicas (2, 3) o normas de Vancouver para que los mismos sean precisos, claros, dentro de los elementos éticos universalmente aceptados y fácilmente accesibles (2).

La organización del escrito hace referencia a la manera en que se arma el esqueleto del documento. De tal manera que una persona pueda llegar a la sección que le interesa sin tener que leer todo el manuscrito. Se debe seguir una lógica que se adapte a los objetivos que se plantearon al comenzar la redacción que incluyan principio-desarrollo-conclusión para que se comprenda el flujo de pensamiento (1).

La información científica debe ser sencilla y ordenada para que sea agradable al lector que incluye colegas, estudiantes o personas ajenas al tema por lo que se debe mantener un lenguaje técnico (4).

Al considerar el estilo de escritura las palabras deben tener un significado inconfundible, no deben dar cabida a interpretaciones. Debemos utilizar la misma palabra a lo largo del escrito, no sinónimos, porque puede que no signifiquen lo mismo en otros países. Las oraciones deben ser construidas de tal manera que sean sencillas, con sentido único y sin complicaciones.

Podemos recordar la estructura básica de la oración: sujeto-verbo-predicado para simplificar la redacción. Así se evitan las metáforas y otros elementos literarios, a menos que sean necesarios para aclarar lo que queremos decir. Debemos recordar que escribimos para comunicar ideas importantes, no para entretener, por lo que debemos eliminar las licencias literarias. Si su escrito tiene la información que se necesita dar a conocer, no tiene por qué agregar palabras innecesarias. Se debe recordar la mnemotecnia *KISS: Keep It Short and Simple* (1).

Al redactar un documento claro, debemos desarrollar una idea por párrafo y complementarla con las siguientes oraciones y utilizar frases o palabras conectivas. Se debe tener cuidado con repetir ideas o palabras (1).

El tiempo verbal es importante en la redacción científica. Es necesario que el autor utilice los tiempos en pasado si está reportando sus hallazgos y los verbos en presente si está citando documentos ya publicados. Debe emplear la primera persona singular y la voz activa, no la pasiva. Esto evita consecuentes errores de redacción (1).

Por ejemplo:
- ¨Entrevisté al paciente¨. Es voz activa (correcto)
- ¨El paciente fue entrevistado¨. Es voz pasiva

Utilice las frases lo más cerca del sustantivo al cual modifican.

Por ejemplo:
- ¨Utilicé una balanza para medir el peso del paciente.¨ (**correcto**)
- ¨Medí el peso en kg del paciente utilizando una balanza.¨

Se debe evitar el uso de palabras como ¨ideal¨, ¨puro¨, ¨único¨, ¨perfecto¨, ¨obviamente¨. Tampoco hablar de ¨hoy¨, ¨los tiempos modernos¨ o ¨pronto¨ porque el hoy es el ayer de mañana. Tampoco se debe referir a una palabra o frase de la oración o párrafo anterior como esto o aquello porque puede crear confusión en cuanto a qué palabra se refiere el autor. Es mejor repetir nuevamente la palabra o frase (1). Esto es igual para referirnos a estudios citados.

Es mejor volver a mencionar a los autores del estudio que decir ¨los trabajos citados anteriormente¨.

Las siglas permiten reducir el número de palabras y la fácil localización de nombres importantes en el documento. Las únicas siglas, acrónimos o abreviaturas que pueden ser utilizadas en los títulos y palabras claves son las de estudios colaborativos (1).

En cuanto a nomenclatura u ortografía, las instrucciones para los autores los remiten a manuales de estilo. Entre los más populares encontramos (5):

- The Chicago Manual of Style
- The ACS [American Chemical Society] Style Guide
- American Medical Association Manual of Style
- Publication Manual of the American Psychological Association
- Scientific Style and Format Style (Style Manual Committee, Council of Biology Editors, 1994)

CONSEJOS PARA AGILIZAR LA REDACCIÓN

- Para empezar se debe tomar la actitud mental adecuada y sentarnos a escribir (4).
- Selecciona un día de la semana para iniciar a escribir y cúmplelo. Iniciar es lo más complicado. Se puede iniciar con cualquier sección, luego de este empujón, el resto es más fácil (5).
- Subraya los datos importantes de los documentos que has leído.
- Dibuja esquemas de los temas que deseas escribir (5).
- Escribe de inmediato todas las ideas que tengas, según la sección donde lo quieras incluir (5).
- Escribe todo lo que puedas en una sola sentada, esto te ahorrará la tarea de tener que volver a leer todo el documento nuevamente cada vez que te sientas a escribir (5).
- Escribe la bibliografía al final del escrito o en un archivo aparte y relaciónala con el párrafo correspondiente de inmediato.
- Mantén en una carpeta todos los documentos que has consultado.
- Toda redacción debe ser revisada, ya sea por el editor de la revista a la cual se ha decidido enviar el escrito o por algún colega o asesor. Estos harán las críticas necesarias. Se deben aceptar estas críticas constructivas y adoptarlas para mejorar el trabajo.
- Se debe revisar el texto cuantas veces sea necesario, hasta conseguir el mejor manuscrito posible.

Cuando se ha terminado de escribir un documento científico es muy importante su revisión.

Escribir bien suele depender en parte de revisar bien (5). Después que el autor haya revisado su trabajo, debe llevarlo a algún colega y luego a una persona ajena al tema. Esta última revisión es importante porque esta persona podrá revisar la ortografía y la coherencia del escrito. Además de estas revisiones, el trabajo realizado será revisado por el comité editorial de la revista a la cual envía su escrito y, en la mayoría de los casos, por los asesores académicos que el comité editorial ha escogido. Esto es conocido como Revisorres Externos "Peer review", donde profesionales expertos en el tema y ajenos al comité editorial revisarán el documento.

Al revisar su redacción se deben contestar las siguientes preguntas (5):
- ¿Se abarca toda la información necesaria?
- ¿Se incluye material que no debió incluirse?

- ¿No da cabida a malas interpretaciones?
- ¿Es lógico todo lo que se dice?
- ¿Está todo expresado de manera clara?
- ¿Se ha mantenido la brevedad y simpleza?
- ¿Son correctas: la gramática, ortografía, puntuación y terminología utilizadas?
- ¿Están bien diseñados los cuadros y figuras?
- ¿Se adapta el manuscrito a las instrucciones para los autores?

ESQUEMA

Cuando se presente el caso clínico ante una revista, escrito o en CD-ROM, debe tomarse en cuenta el siguiente esquema (6,7):

I.	Portada
2.	Resumen o *abstract*
3.	Introducción
4.	Descripción del caso
5.	Revisión bibliográfica
6.	Discusión
7.	Conclusiones y recomendaciones
8.	Reconocimientos/Agradecimientos
9.	Referencias
I0.	Imágenes y tablas

Este esquema es una guía general para estructurar la información del caso clínico, pero puede variar de acuerdo a los requisitos individuales de cada revista, ya que el autor no determina cómo se van a arreglar las páginas en la revista, más bien es trabajo del editor de la misma. Se recomienda revisar detalladamente las instrucciones para los autores del lugar donde quiere que se publique su caso clínico.

I.   Portada

Esta sección debe incluir la siguiente información (8):

a. **Título.** El título es sumamente importante porque, junto con el resumen, es lo que la mayoría de las personas leerán al realizar una búsqueda bibliográfica (9). Debe ser conciso e indicativo del problema principal y las variables a estudiar, pero sin carecer de información, se debe seleccionar las palabras que creemos esenciales y que son exclusivas del campo de ciencia que estamos hablando. Debe ser fácil de entender. La cantidad de palabras puede variar, por lo general no deben ser más de 10 a 12 palabras, por lo que se recomienda aprovechar el espacio y evitar palabras innecesarias o frases como "*Observaciones sobre*" o "*Estudio de*" (10,11). No puede contener verbos en presente, negaciones, abreviaturas, marcas registradas o palabras técnicas (1,8,10,11). Se debe tratar de no separar el título con dos puntos o puntos, esto sólo aumenta el número de palabras que se utilizarán (1). Es recomendable escribir borradores y terminar de escribir el título luego de redactados los resultados y la discusión. Debe ser atractivo y novedoso sin confundir al lector sobre el punto central del artículo (7).

b. **Autores**. Comúnmente se cree que el primero o último de los autores enumerados es el autor principal o se tiende a incluir a toda persona que participó de alguna forma u otra en el listado de autores. Para evitar conflictos entre los autores, es recomendable enumerar a los autores en orden alfabético, tendencia común en publicaciones europeas, e incluir sólo a aquellos que contribuyeron realmente a la concepción general y realización de experimentos. También se podrían enumerar con respecto a la cantidad de información realmente nueva que aportaron al documento, siendo el primero, el autor responsable de la idea original (3). Ya que el autor principal es la persona responsable de lo escrito en el manuscrito, este asunto de enumerar a los autores no debe ser tomado a la ligera.

Con respecto a cómo escribir un nombre de un autor se recomienda utilizar solamente un nombre y un apellido o dos apellidos unidos por un guión, ya que esto evita confusiones en las búsquedas computarizadas donde al poner dos nombres o dos apellidos puede producir el doble de resultados en la búsqueda. Un autor debe decidir cómo quiere que su nombre aparezca en los documentos científicos desde la primera vez que escribe, porque si cambia su nombre cada vez, al realizar la búsqueda de artículos redactados por ese autor puede que no todos los documentos escritos aparezcan como escritos por dicho autor. La utilización de iniciales también pueden traer confusión en la búsqueda, por lo que se recomienda el uso del nombre completo (Nombre y Apellido) (3).

Para identificar su grado académico y el lugar dónde determinado autor labora, se recomienda utilizar un superíndice después del nombre de cada autor y luego la dirección con el mismo superíndice dependiendo de la revista a la cual se desea enviar el manuscrito (3).

c. **Asesores**. Sus nombres con su grado académico más alto y la institución donde laboran, identificados con superíndice.

d. Nombre del departamento e institución en el que se hizo el seguimiento del paciente.

e. Nombre, dirección postal, correo electrónico, número de teléfono o fax en que se pueden localizar al autor responsable de la correspondencia.

f. Número de palabras (no cuentan los agradecimientos, las leyendas de las figuras y las referencias).

g. Número de figuras o imágenes, si las hubiera.

2. Resumen (Abstract)

El resumen tiene como objetivo mantener el interés del lector en el caso clínico luego de haber leído el título. Se recomienda incluir el resumen porque a partir de él se puede buscar más información en bases de datos (6,7). Un resumen es presentar el artículo en miniatura (10,11).

Se escribe tanto en el idioma oficial del país, como traducido al inglés. Existen dos modos de redactar el resumen, de forma no estructurada o narrada y la estructurada. Desde hace 10 años la forma estructurada es la predominante (7). Ésta consiste en un esquema bien organizado con 5 secciones: objetivo, características clínicas, intervención y resultados, conclusión y palabras claves (7,10) (Ver Tabla N°1). No debe contener abreviaturas (a menos que sean muy conocidas), referencias, figuras ni cuadros. Se prefiere que el resumen no exceda 250 palabras si es estructurado (9,10), y que sea menor de 150 palabras si no es estructurado. Es preferible redactar el resumen al final, después de completar la redacción de todo el artículo, para que sea más fácil de diseñar.

Las palabras claves pueden ser entre 3 y 10 (en promedio 5), no deben ser las mismas palabras del título y en lo posible deben encontrarse en la base de datos del Index Medicus, que se llama Medical Subject Headings (MeSH) de PubMed (1,7,8,10,12).

Tabla N°1. Secciones de un resumen tipo estructurado

SECCIÓN	DESCRIPCIÓN
Objetivo	Establecer claramente el propósito del artículo.
Características clínicas	Presentar las partes más sobresalientes de la descripción del caso.
Intervención y resultados	Describir el manejo del paciente, los métodos para evaluar la evolución y los resultados obtenidos con dicho manejo.
Conclusión	Resumir cómo el caso aporta conocimiento a la literatura. Establecer un mensaje general de aprendizaje del caso.
Palabras claves	Palabras estratégicas para la comprensión del artículo que se encuentren en MeSH.

Fuente: Green B; Johnson C. Writing patient case reports for peer-reviewed journals: secrets of the trade. Journal of Sports Chiropractic & Rehabilitation 2000; 14 (3): 56.

3. Introducción

La introducción tratará de hacer una pequeña reseña de la enfermedad (un breve resumen de la revisión bibliográfica) (7,8). Además debe explicarse el propósito del artículo (7,10,11). El autor intentará explicar por qué es especial el tema (6,10,11). No se utilizarán los datos personales del paciente, más se informará cuán rara es la patología en sí. No debe incluir datos o conclusiones del caso (10,11).

4. Descripción del Caso

Un caso clínico no es igual a historia clínica, más bien, la historia clínica es una parte del caso clínico. Se trata de describir la información obtenida con más detalle y de manera cronológica (13), dando una breve historia, así como los hallazgos positivos y negativos relevantes a la investigación, condición del paciente después del tratamiento (*cuando aplique*).

Esta parte de la presentación debe ser escrita de forma interesante, de tal manera que capte la atención del lector. Una forma común de escribirla suele ser dividiéndola en diferentes secciones, como si se tratase de un libro de texto que incluya: la enfermedad actual, historia anterior, la revisión por aparatos y sistemas, el examen físico, las investigaciones a las que es sometido el paciente (interconsultas, estudios pertinentes y diagnósticos diferenciales), y el manejo final al que fue sometido (8,13). Esta manera de presentación ayuda a mantener una guía al escribir el reporte, aunque también puede hacerse de manera conjunta y resumida.

- ### *Enfermedad Actual*

El esquema formado por ficha clínica, molestia principal y luego enfermedad actual es muy útil, sin embargo no se utiliza comúnmente a la hora de publicar y lo que se hace es unir estas tres partes bajo el título de enfermedad actual. Se debe verificar el formato que utiliza la revista en donde quiere publicar su artículo.

No se debe infringir el derecho a la intimidad del paciente sin su consentimiento informado, el cual pide como requisito que el paciente tenga acceso al documento original que se pretende publicar. Tomando en cuenta que lo anterior tratará en lo posible de lograr el anonimato del paciente al omitir los datos no esenciales de su historia clínica (como nombre o iniciales de su nombre, número de historia clínica o de cédula y dirección detallada).

Se debe colocar el sexo, la edad, institución que lo refiere o persona que lo trae, fecha, signos y síntomas (que incluyen duración, intensidad y periodicidad); la etnia y el lugar de residencia se colocarán si son relevantes por el componente epidemiológico.

Cuando se publica, y más si se hace on-line, no se deben usar expresiones propias de un país o región, que pueden ser citadas por los pacientes.

- ### *Historia Anterior*

La podemos separar en 3 historias anteriores, que irán redactadas en el siguiente orden:

1. *Antecedentes personales patológicos, que a su vez incluye:*
    a) Alergias
    b) Enfermedades actuales y previas: colocar siempre primero las actuales

y luego las previas. Indicar fecha del diagnóstico y las secuelas de las enfermedades, si son de relevancia. Dependiendo del caso, se incluirían antecedentes gineco-obstétricos.

c) Medicamentos utilizados, ya sea por estas enfermedades, o por cualquier otra razón: Hacer énfasis en medicamentos comunes, no considerados medicinas por los pacientes. Preguntar por medicamentos "controladores" o "preventivos".

d) Antecedentes quirúrgicos y anestésicos: indicar motivo de la cirugía, fecha de la operación, institución donde se realizó.

e) Hospitalizaciones

f) Traumatismos

g) Transfusiones

h) Inmunizaciones

i) Exposición a contaminantes

2. *Antecedentes heredofamiliares* (sólo de los familiares contribuyentes).

3. *Antecedentes personales no patológicos.*

a) Hábitos personales patológicos: consumo de alcohol, tabaquismo (reportado como paquetes año) y de drogas ilícitas.

b) Características de la vivienda (piso, paredes, techo); número de habitaciones y habitantes en ella; si es propia o alquilada.

c) Agua potable (intra-domiciliaria o almacenada), luz eléctrica, cocina (estufa de gas o leña), deposición de excretas (servicio higiénico, letrina, etc.), recolección de basura (por carro o quemada), animales.

d) Ingreso familiar mensual.

e) Escolaridad y profesión del paciente (y en los casos pertinentes como en pediatría de los padres o aquéllos que se encarguen del niño).

f) Historia laboral

g) Viajes recientes (lugar, duración de la estadía)

- **Revisión por Aparatos y Sistemas**

Solamente se harán mención, como se indicó anteriormente, de aquéllos que proporcionen información adicional a la enfermedad actual.

- **Examen Físico**

Se colocan los datos positivos y negativos relevantes a la patología, recordando que todos aquellos datos como peso, talla o longitud, temperatura y presión, se deben expresar de acuerdo al sistema internacional de medida (SI), y no al anglosajón. Reportar todos los hallazgos por aparatos y sistemas.

- **Interconsultas y Estudios pertinentes**

Los estudios complementarios o "de gabinete", así como las consultas a otros servicios, se deben enumerar en orden cronológico, presentándose solamente los resultados relevantes. El resto de los resultados de los laboratorios tomados al paciente deberán presentarse en tablas aparte del texto.

- ### *Diagnósticos Diferenciales*

Se describirán los posibles diagnósticos y la metodología usada para llegar al diagnóstico correcto y porqué se descartan los demás. Como estándar, sugerimos que se mencionen como mínimo 3 diagnósticos diferenciales (que deben ser los más frecuentemente confundidos) y un máximo de 5 diagnósticos diferenciales. Para más información, ver capítulo de Diagnóstico Diferencial.

- ### *Manejo dado al Paciente*

Se tratará de presentar el manejo específico para el paciente, utilizando este orden (recordar que sólo se colocará lo necesario según el caso):

a) Especificar si fue hospitalizado o con manejo ambulatorio
b) Dieta
c) Venoclisis empleadas
d) Terapias empleadas (Fisioterapia, Terapia de lenguaje, Terapia ocupacional, etc.)
e) Tratamientos específicos según la patología y otros tratamientos generales. Los específicos siempre deben ir primero y constituyen tanto tratamientos médicos como quirúrgicos. Los generales sólo se colocan si llaman la atención.
f) Con cada manejo es importante especificar el nombre genérico, dosis empleada, duración y resultado final.

5.   Revisión Bibliográfica

La revisión bibliográfica pretende ser la información base sobre la cual se puede explicar la patología. También se debe describir si ha habido otros casos parecidos descritos anteriormente. Insistimos en que debe ser redactada de manera concisa, pues una revisión extensa no es el objetivo del caso clínico y para esto hay lo que se conoce como "artículos de revisión" en donde sí se puede ampliar sobre el tema (14). Una revisión bibliográfica extensa pierde la atención sobre el caso clínico, que está pensando para ser breve (6). Seguramente mientras redactas la revisión bibliográfica del caso se preguntará: ¿Cómo sé si mi revisión bibliográfica es muy extensa?, la respuesta es muy fácil: si lo está pensando, es porque está muy larga. Algo que le puede servir de ayuda es comparar su revisión bibliográfica con su propio caso: la revisión jamás deberá sobrepasar la extensión de la descripción del caso. Para más detalles ver capitulo Revisión Bibliográfica de un Caso Clínico.

6.   Discusión

La discusión es la sección más importante de un caso clínico y debe justificar su publicación (6). La discusión debe correlacionar la revisión bibliográfica con el caso en particular, respondiendo la pregunta ¿Por qué este caso es importante?, ¿Qué lo hace inusual? Aquí también se puede formular alguna hipótesis explicando la patología o presentación del caso, pero se debe aclarar en todo momento que es una hipótesis (6,7,9). También se discute sobre porqué se escogió un determinado procedimiento, cómo influyeron éstos en la evolución del paciente y cómo difieren de la forma usual. Además es necesario discutir sobre los resultados obtenidos después del manejo. Igualmente se debe precisar los aciertos y errores durante el abordaje en el paciente. Ésta es la única parte del artículo donde el autor puede dar su opinión con respecto al caso (7). En pocas palabras, ésta es la sección donde se deben explicar las decisiones tomadas con el paciente (7).

7.   Conclusiones y Recomendaciones

La conclusión pretende dar un mensaje final con el que se pueda quedar el lector (14). El autor debe explicar qué cosas haría diferente si tuviera otra oportunidad con la misma experiencia (6). También puede incluir lecciones aprendidas por el médico que trató al paciente (6). Dentro de las recomendaciones se puede sugerir qué estudios se pueden realizar para resolver dudas con respecto al caso (6,14). Jamás se deben dar recomendaciones para el tratamiento de pacientes basadas en un caso clínico, pues la experiencia es de un sólo paciente y nunca deberá generalizarse en base a uno (7,14).

8.   Reconocimientos

También conocido como "Agradecimientos", es el sitio donde se colocan aquellas personas que colaboraron en la creación del caso clínico, pero que no justifican autoría (8,10,11). Hay diversas maneras de apoyar en la elaboración de un caso clínico, desde aporte intelectual, hasta apoyo financiero, material, técnico y soporte en general (8,10,11). Este reconocimiento se puede redactar como "Asesor científico", "Revisión crítica de propuesta del estudio", "Recopilación de datos", "Participación en el ensayo clínico", etc. (10,11). Es necesario que los autores obtengan un permiso escrito de las personas reconocidas, de manera que los lectores puedan deducir que los colaboradores respaldan los datos y las conclusiones (8,10,11).

9.   Referencias

En un caso clínico, la entrevista con el paciente no debe ser considerada una referencia, pues se sobreentiende que al haber realizado el caso, tuvo que haber de parte del paciente o del familiar, algún tipo de conversación verbal. Para mayor información por favor dirigirse al capítulo correspondiente.

10.   Imágenes, Gráficas y Tablas

En caso de que el artículo a presentar conste de imágenes (fotografías del paciente, muestras patológicas o radiografías), se debe tratar que éstas se expliquen por sí mismas, en la medida de lo posible, siendo los títulos y explicaciones detalladas parte de las leyendas.

Cada imagen deberá ser presentada en una página aparte con el título y la leyenda correspondiente a doble espacio, y estar identificadas con números arábigos en forma consecutiva, de acuerdo al orden en que aparecerán en el texto. También es recomendable detallar la escala y el método utilizado para tomarla y que los símbolos o flechas dentro de las imágenes, si las hubiera, contrasten con el fondo.

Si se utilizan fotografías de pacientes se debe tratar en lo posible de distorsionar las mismas para que éstos no sean identificados, y de no ser posible se debe anexar la autorización por escrito para utilizar la fotografía (esto incluye aquellas fotos en las que se colocan cuadros negros sobre los ojos de la persona).

Las tablas deben estar diseñadas a doble espacio en una página independiente, según su aparición en el texto, y con un breve título. No deben utilizarse líneas horizontales o verticales internas y cada columna debe tener un encabezado corto o abreviado. Cada abreviatura no estándar se debe de explicar en notas al pie de página utilizando los siguientes símbolos: *, †, ‡, §, ||, ¶, **, ††, ‡‡.

CÓMO LOGRAR QUE SE PUBLIQUE EL CASO

Para finalizar, se debe escoger la revista en la cual queremos publicar. Se recomienda tratar de seleccionar adecuadamente la revista a la cual queremos enviar nuestro artículo, y que esté incluida en los índices de revistas médicas, por lo menos en los latinoamericanos, y que ofrezcan formatos electrónicos que sean de gran alcance. Esto nos da la oportunidad de ser referenciados con mayor frecuencia.

Es importante también seguir las indicaciones de cada revista con respecto a la forma en que se escribe y envía un manuscrito. Por ejemplo, algunas revistas requieren que el texto se escriba a doble espacio, sólo por una cara de la hoja y que se envíen tres copias del documento. Aunque estas indicaciones no parecen de importancia, pueden llevar al rechazo del documento que se envía.

Las revistas científicas escogen qué artículos publicar, ya que reciben una gran cantidad de manuscritos y deben seleccionar los mejores. Se debe tomar en cuenta los intereses de la revista de la siguiente manera:

* La gran mayoría de las revistas tiene un público selecto y no están interesadas en publicar algo que no atraiga a sus lectores.
* Las revistas están muy interesadas en el mensaje del artículo (10,11), que debe procurar ser NICE: Novedoso, Importante, Claro, Estimulante.
* Las conclusiones del artículo deben ser apoyadas con pruebas científicas válidas para la consideración del comité editorial (10,11).
* Los editores de las revistas son personas muy ocupadas, mientras menos correcciones tengan que hacerle al artículo, más probabilidades tiene de que lo acepten. Téngalo por seguro que si no cumple los requisitos de la revista, no perderán su tiempo explicándole cómo se redacta correctamente (7).
* Procure enviar el artículo luego de revisarlo múltiples veces asegurándose de que le presenta su mejor esfuerzo (7).

Referencias

1. *Escritura de artículos científicos y tesis: Curso de Postgrado. Panamá: CAICYT-SENACYT; 2007.*
2. *International Comitte of Medical Journal Editors. Uniform Requirements for Manuscripts Submitted to Biomedical Journals: Writing and Editing for Biomedical Publication. Updated October 2007. Available from: http://www.icmje.org/.*
3. *Cómo enumerar los autores y sus direcciones. En: Day R, editor. Cómo escribir y publicar trabajos científicos. Tercera Edición en Español. Organización Panamericana de la Salud. Pan American Health Org; 2005.*
4. *¿Qué es la redacción científica? En: Day R, editor. Cómo escribir y publicar trabajos científicos. Tercera Edición en Español. Organización Panamericana de la Salud. Pan American Health Org; 2005.*
5. *¿Qué es un artículo científico? En: Day R, editor. Cómo escribir y publicar trabajos científicos. Tercera Edición en Español. Organización Panamericana de la Salud. Pan American Health Org; 2005.*
6. *McCarthy L; Reilly K. How to write a case report. Fam Med 2000;32(3):190-195.*
7. *Green B; Johnson C. Writing patient case reports for peer-reviewed journals: secrets of the trade. Journal of Sports Chiropractic & Rehabilitation 2000; 14 (3): 51-59.*
8. *Revista Médico Científica. Requisitos Generales para la preparación de un documento para ser publicado en la revista médico-científica. Rev med cient 2002; 15(1): 49.*
9. *Anwar R. How to write a good case report. [Información en Internet] Londres, IST 2006. Disponible en: URL: http://www.cse.iitk.ac.in/users/braman/students/good-report.html.*
10. *Fathalla M, Fathalla M. Guía práctica de investigación en salud. En: Fathalla M. editor. La redacción de un artículo científico. Washington, D.C: Organización mundial de la Salud; 2008. p. 135-155.*
11. *Fathalla M, Fathalla M. Guía práctica de investigación en salud. En: Fathalla M. editor. Publicación de un artículo científico. Washington, D.C: Organización mundial de la Salud; 2008. p. 157-168.*
12. *Mold JW, McCarthy LH. Pearls from geriatrics, or a long line at the bathroom. J Fam Pract 1995;41:22-3.*
13. *Ross P. Writing a case report. Radiation Therapist, Spring 2003; 12: 67-72*
14. *Pertuzé J. Criterios para publicar un caso clínico. Rev Chil Enf Respir 2006 Jun; 22: 105-107.*

22. Concursos de Casos Clínicos

Roberto Salas y Christian Ortega

:: INTRODUCCIÓN ::

:: REQUISITOS ::
Elegibilidad del trabajo
Elegibilidad del autor
Número de autores
Asesores
Documentos a entregar:
Cartas de autoría / Derechos de publicación

:: ¿Cómo escribir el documento? ::
Preparación: principios generales
Tablas
Ilustraciones
Leyendas

:: IN EXTENSO ::
A Título
B Resumen (abstract)
C Introducción
D Reporte del caso:
Enfermedad actual / Historia anterior / Caso clínico de Pediatría /
Caso clínico de Ginecología / Caso Clínico de Psiquiatría /
Revisión por Aparatos y Sistemas / Examen físico /
Exámenes de laboratorio / Otros Estudios e Interconsultas /
Diagnóstico Diferencial / Tratamiento
Discusión
Reconocimientos
Referencias Bibliográficas

:: REFERENCIAS ::

Introducción

Un concurso de casos clínicos, se define como una competencia, donde se presentan casos que ilustran enfermedades nuevas, prominentes o una enfermedad común con presentaciones inusuales. Generalmente, se presentan los datos pertinentes de la historia, el examen físico, laboratorios y manejo de cada caso. (1) Estos concursos se dividen en una parte escrita, cuyos requisitos varían y generalmente deben ser incluidos para ingresar al concurso, y una presentación oral.

Requisitos de los concursos

Los requisitos para cada concurso, varían dependiendo del organizador del evento. Los puntos que se incluyen a la hora de presentar los requisitos generalmente hacen referencia a lo siguiente:

1. Elegibilidad del trabajo
Bajo este acápite se presentarán reglas acerca de qué son aceptables para el concurso u otros requisitos para su admisión al concurso. Por ejemplo: Dependiendo del organizador, pueden o no ser aceptados trabajos ya presentados en reuniones previas. (1-2)

2. Elegibilidad del autor
Bajo este acápite se presentarán reglas acerca de quiénes son autores aceptables, para la presentación de un caso en el concurso. Por ejemplo: En ocasiones se presenta como requisito, que algún autor sea miembro activo de la asociación que organiza el evento (1) o ser estudiante de medicina (3). Algunos pueden exigir la aprobación del director de la escuela de medicina. (1)

3. Número de autores
Bajo este acápite se presentarán reglas acerca del número de autores. Este varía según los organizadores del concurso. En Panamá, se acepta hasta 3 autores por caso clínico. (2,4). Pero en otros concursos no necesariamente hay límite de autores.

4. Asesores
Bajo este acápite se presentarán reglas acerca de los asesores. En ocasiones, los asesores pueden no ser requeridos para la inscripción, pero son recomendados cuando el caso es hecho por estudiantes de medicina. Cuando hay un médico no se requiere asesor.

5. Documentos a entregar
Bajo este acápite, los organizadores presentarán todos los documentos requeridos para la participación del caso clínico en el concurso y la cantidad de copias que se deben enviar. Los organizadores por lo general requieren:
- Un resumen del caso (tanto en inglés como en español).
- Un original del caso clínico in extenso (*Ver abajo*).
- Otros: CDs con los documentos o Curriculum Vitae de los autores.
- Cartas de Autoría.
- Derechos de publicación (especialmente del resumen para el libro de resúmenes del congreso, etc.)

Algunos concursos pueden tener como único requisito de ingreso, un resumen del trabajo.

Cartas de autoría

Las cartas de autoría se utilizan como constancia de que cada autor cumple con los requisitos para ser autor del caso clínico. En esta carta, se presentará el título del Caso Clínico junto a una declaración de los autores, confirmando la autoría del caso clínico. Puede requerirse la firma de los asesores, dando fe a la legitimidad de los autores y del caso cuando fuere necesario.

La autoría se basa en:

i.   Una contribución sustancial en la concepción y diseño, adquisición de información, análisis e interpretación de datos.
ii. Intervención en la redacción y revisión del artículo o in-extenso en parte importante del contenido.
iii. Aprobación final de la versión que será publicada.

Los tres criterios deben ser cumplidos para poder ser catalogado como autor. (2-4). Recordar que existe un máximo para la cantidad de autores para un caso clínico. Nadie debe obtener un reconocimiento sin haber participado activamente en el trabajo y todos los coautores deben decidir conjuntamente el orden de firma del trabajo. Cada autor debe poder justificar su orden de aparición en la firma de un trabajo.

El autor principal va primero (el que más ha contribuido). El autor de mayor jerarquía "senior" es el que va de último (jefe de servicio, del laboratorio, etc.)

Derechos de publicación (5,6)

Existen cartas que son especiales para permitir a los organizadores de concurso, publicar los resúmenes de los casos presentados. En éstas, se solicita a los autores la cesión o una transferencia de los derechos de autor para que el material enviado se publique, ya que se respetan los derechos de los autores. Estos derechos comienzan en el momento en que un trabajo creativo se registra de una forma tangible. No puede publicarse nada sin el permiso escrito de los autores.

¿CÓMO ESCRIBIR EL DOCUMENTO?

Preparación: principios generales

Si no existen lineamientos oficiales, presentados por los organizadores del concurso, existe un comité que se ha dedicado a estandarizar la manera en que se deben presentar documentos biomédicos con unos requisitos de uniformidad para revistas biomédicas conocidas como "Normas de Vancouver". (5) Éstos presentan los siguientes lineamientos al momento de escoger el formato del texto:

*   Debe utilizarse doble espacio en todas las porciones del documento, incluyendo el título, resumen, texto, reconocimientos, referencias, tablas y leyenda (4-5) Esto permite fácil lectura, agregar comentarios y correcciones. (5)
*   Se debe dejar un margen amplio (5). Se recomienda un espacio de 3 cm en sus márgenes. (2-4)

- Se debe comenzar cada sección en una nueva página y sólo se colocará el texto en una cara de cada hoja. (4-5)
- Se recomienda utilizar el siguiente orden en el documento: título, resumen, texto (ver más adelante), reconocimientos, referencias, tablas y leyenda. utilizaremos este esquema en este capítulo. (2)
- Se deben enumerar todas las páginas en el documento, iniciando por la página del título. (5) Esto facilita el hacer referencias al documento de manera eficiente y sin dificultades. De no ser impuesto, se recomienda hacerlo en la esquina inferior derecha, en números arábigos, de manera conservativa. (4) Como todo, esto varía según organizador.
- Se recomienda letra Arial 11. (4)
- Generalmente se exigen hojas de 8½ × 11 pulgadas (216 × 279 mm; tamaño carta) como papel estándar. (2-4)
- Al final de cada línea, no debe quedar cortada ninguna palabra. (2,3)
- Se recomiendan como máximo un total de veinticinco (25) líneas, a doble espacio y cada línea no debe exceder de setenta (70) pulsaciones. (2,3)
- Se deben tomar precauciones para evitar que la descripción del caso pueda ser utilizada para identificar al paciente. (2, 3,7) De no ser posible, se debe obtener un consentimiento informado de éste o sus familiares, antes de la publicación. (8) Se pueden utilizar sus iníciales. (3)
- El uso de abreviaturas es conveniente, ahorra tiempo, espacio y elimina la posibilidad de escribir mal alguna palabra. sin embargo, muchas veces las abreviaturas son mal entendidas, mal leídas o interpretadas incorrectamente. la publicación de una lista de abreviaturas no garantiza su legitimidad. (9) se deben utilizar lo menos posible y nunca en el título o en el resumen. cuando se mencionan por primera vez, deben estar acompañadas de su significado y luego su abreviación entre paréntesis. sólo deben ser escritas en español, excepto las aceptadas y conocidas en otro idioma. (2) Se recomienda únicamente el uso de abreviaturas normalizadas, (como por ejemplo, las aprobadas por el consejo de biólogos editores y su secretaría. (10) Abreviaturas no estandarizadas deben mantenerse al mínimo y deben ser explicadas.
- Presentación de medidas: Debe hacerse utilizando el sistema métrico internacional. (1) Medidas de longitud, altura, peso y volumen deben ser reportadas en unidades métricas (metro, kilogramo, o litro). La temperatura debe ir en grados Celsius, la presión arterial en milímetros de mercurio, a menos que se solicite específicamente otras medidas y éstas se presentarán entre paréntesis, cuando sea apropiado. Las unidades que se usan para reportar hallazgos hematológicos, químicos, clínicos, u otras medidas varían. (5) De ser necesario, las cifras deben agruparse en tríos sin ser separadas por signos de puntuación.
- Con respecto a los símbolos de unidades de medida. éstas son entidades matemáticas y no abreviaturas, los cuales deben escribirse siempre tal cual están definidos. deben usarse preferentemente los símbolos, ya que los nombres no están normalizados, sino que dependen de la lengua. los símbolos no deben pluralizarse. Deben ser escritos en letra minúscula, salvo aquellos cuyo nombre proceda de una persona. los símbolos no cambian cuando se trata de varias unidades, es decir, no debe añadirse una "S". No debe situarse un punto (".") a continuación de un símbolo, salvo cuando se encuentra al final de una frase. (11)

- La presentación debe ser organizada (4) siguiendo un orden lógico. Se recomienda el esquema presentado posteriormente en este capítulo.
- La redacción del documento se debe hacer de modo impersonal. (3)
- Se deben utilizar los nombres genéricos de los fármacos y no los comerciales.

Otros: Tablas e ilustraciones (2-5)

Tablas

Las tablas capturan la información de manera concisa, y la exhibe eficientemente. Ellas también proveen información a cualquier nivel de detalle y precisión. Incluyendo la información en las tablas en vez de ponerla en el texto reduce la longitud del documento. Estas tablas se presentarán de la siguiente forma:

- Cada cuadro debe presentarse a doble espacio, en una hoja aparte al final del artículo.
- Enumere cada tabla siguiendo el orden en que son citadas en el texto. El número de cada tabla debe ir en negrita alineado a la izquierda de la tabla y antes del título, señalado por un número arábigo.
- El Título, viene seguido del número de tabla. Deberá ser lo más claro posible y descrito en forma completa la información contenida, además indicará el lugar y la fecha de origen de la información.
- Las categorías en las que se agrupan los datos van centradas en su columna correspondiente.
- No se usarán líneas verticales y sólo habrá tres horizontales, una después del título, otra a continuación del encabezado de la columna y otra al final del cuadro.
- Todo vacío deberá llenarse con una cero, un guión o una llamada explicativa. Identifique unidades estadísticas como desviación estándar o error estándar.
- Pie o nota de tabla, deberá ir cuando se necesita aclarar un término. Se indicará a continuación de la línea sólida inferior. Usarán los siguientes símbolos, y en la siguiente secuencia: *,†,‡,§,||,¶,**,††,‡‡
- La fuente del cuadro es el último dato de la tabla.
- Asegúrese de que cada tabla es citada en el texto.
- Si se incluyen datos publicados o inéditos provenientes de otra fuente, obtenga la autorización necesaria para reproducirlos o conceda el reconocimiento cabal que corresponde.
- No deben presentarse tablas innecesarias o no relacionadas con los objetivos de la investigación, limite el número de tablas al mínimo necesario.
- Tablas que contienen información muy extensas para ser publicadas en la versión impresa, puede ser apropiada para la versión electrónica. Tales tablas deben ser puestas en papel para ser sometidas por la consideración de los expertos correctores.

Ilustraciones

Son las ayudas visuales de cualquier tipo (gráficos, organigramas, mapas, dibujos, fotos, etc.).

Las ilustraciones deben agregar información y no duplicar la de las tablas. Deben estar, ya sea profesionalmente dibujadas o fotografiadas o propuestas de impresión de calidad fotográfica. Las normas de presentación de las figuras son:

- Deben estar en un formato que produzca una alta calidad de imagen en la versión electrónica (JPEG, GIF).
- Para rayos X, escaneos, imágenes diagnósticas, figuras de especímenes de patología, o microfotografías envíelo con una impresión fina, brillante, de blanco y negro o con color usualmente de 127 X 173 mm (5 X 7 pulgadas), pero no más grande que 203 X 254 mm. Las letras, los números, y los símbolos deben estar claros y uniformes desde el principio hasta el final, y deberán ser del tamaño suficiente para que cuando se reduzcan para su publicación cada elemento continúe legible.
- Los títulos y las explicaciones irán en las leyendas, no en las propias figuras
- Las microfotografías deben tener escalas con marcas internas. Símbolos, flechas, o letras usadas en las microfotografías deben tener contraste con el fondo.
- Si la foto es de un paciente, ésta no debe ser identificable. Se recomienda colocar una banda que oculte sus ojos. (3); de lo contrario se debe anexar la carta del paciente o de un familiar, si éste ha fallecido que autorice su publicación posterior. Se identificarán con números arábigos. Se pueden utilizar fotografías del paciente. Éste no debe ser reconocible.
- Cada número irá precedido de la palabra figura, la cual se escribirá en mayúscula y alineada a la izquierda.
- Deben ser identificadas por el reverso. que indique su número, el nombre del autor y el título de la figura. No escriba en el dorso de la figura, no las raspe ni la desfigure con clips para papel. No doble las figuras.
- Se identificará la fuente si se ha tomado de otra publicación.
- Las figuras se anotarán en el mismo orden numérico en que fueron citadas en el texto, y en una hoja independiente.
- Si la figura ya fue publicada, se debe hacer el reconocimiento de la fuente original y presentar la autorización por escrito que el titular de los derechos de autor concede para reproducirla. Este permiso es necesario, independientemente de quién sea el autor o la editorial; la única salvedad son los documentos considerados como de dominio público.
- Para ilustraciones a color, averigüe si se requiere negativo a colores. Algunas revistas publican ilustraciones a color sólo si el autor paga un costo adicional. Los autores deben consultar a la revista por sus requerimientos para la propuesta en el formato electrónico.

Leyendas para las ilustraciones (Figuras)

Las normas para la presentación de las leyendas son: (5)
- Título conciso y explicativo.
- Imprima las leyendas usando doble espacio.
- Cada leyenda debe estar en una página separada con números arábigos correspondientes a la figura.
- Cuando se usan símbolos, flechas, números, o letras para identificar partes de las ilustraciones, identifique y explique cada una claramente en la leyenda.
- Si aplica, explique la escala interna, e identifique el método de tinte de las microfotografías.

In extenso

La palabra "In extenso" proviene del latín, y significa "en toda su extensión". (12) Se utiliza para referirse al documento "entero". En esta sección, nos dedicaremos a describir todo lo que incluye un in extenso al igual que la manera en que debe ser presentado. El in-extenso incluye lo siguiente:

A. Página del título
Esta página debe incluir lo siguiente

a.   El título del caso clínico
El título del caso clínico, debe ser conciso, dejando explícito el tema del caso clínico. (5) Esto es importante, ya que permite una mejor búsqueda de manera electrónica. Debe escribirse en letras mayúsculas cerradas (1,4) y preferiblemente no debe exceder 15 palabras (3,4) o 100 letras (2), evitando el uso de palabras ambiguas, siglas, jerga o abreviaturas. (4,5) El tamaño y letra dependen del organizador.

b.   Título en inglés
Puede ser requerido para publicación. *(4)*

c.   Nombre del autor que presenta el caso
Este nombre deberá aparecer primero, y debe ir junto a su título más alto. (1)

d.   Otros autores
Los nombres completos deberán ir acompañados de su título académico más alto, no su título profesional, además de la institución a la que está afiliado. (1-5) Uno de los autores debe identificarse como el encargado de la correspondencia del trabajo, dando su dirección o métodos con los que se le podría contactar.

e.   Nombre de los asesores
Nombre completo de los asesores y grado académico más importante y sus afiliaciones. (2,3)

f.   Institución y departamento al cual se le atribuye el trabajo.

g.   *Aclaraciones, si existe alguna.*

h.   *Mes y año en que se presenta el reporte* (2)

Otros. Reconocimientos, cantidad de palabras, cantidad de tablas y figuras.

Estas son incluidas en la página del título según la International Committee of Medical Journal Editors (ICMJE) (5), sin embargo pueden ser colocadas posteriormente (2) o no ser tomadas en cuenta. ICMJE recomienda la inclusión de esta página, en caso de existir alguno. (5) Se hace referencia a Conflictos Potenciales de los autores, del patrocinador del trabajo, del editor o de las personas que colaboraron con el estudio.

Otros. Se recomienda Incluir en un apartado, cómo se obtuvo el consentimiento informado del paciente y si fue aprobado por un comité de ética.

B.   El resumen (Abstract)

Generalmente, ésta es la única porción del trabajo que queda guardada en las revistas indizadas. (5) Un buen resumen, es la base para garantizar la entrada a un concurso de casos clínicos. Por lo general, éste es el primer requisito que establecen los organizadores para ingresar al concurso. Éste será evaluado en una primera fase según criterios definidos por el organizador. Los lineamientos para su confección varían, y son comúnmente presentados por los organizadores durante los meses previos al concurso, junto con los métodos de entrega y el plazo límite para su envío. Estos lineamientos, hacen referencia a la cantidad de palabras, estructura, número de páginas y el formato en que debe ser entregado el resumen. La cantidad de palabras generalmente varía entre 100 a 500 palabras (13). Se recomienda un resumen no estructurado con un máximo de 250 palabras (2-4). La palabra estructurado hace referencia a la confección del resumen por secciones. Esto varía entre organizadores y revistas. (5) Estas secciones pueden ser la Introducción, El reporte, discusión, conclusión, y palabras clave. (14)

EL organizador podrá exigir un resumen en inglés y uno en español (3,4). En el resumen, sólo podrá utilizarse información encontrada en el texto del trabajo para ser incluida en el resumen y no se recomienda el uso de abreviaturas ni referencias en éste. (3,4) Éstas serán incluidas en el trabajo original.

En caso de faltar estos lineamientos, el resumen se estructurará siguiendo los lineamientos presentados anteriormente en este capítulo y se redactará de la siguiente manera:

a.   *Identificación de la sección (resumen "abstract")*

b.   *Titulo del caso clínico*

c.   *Autores*
Nombre del autor que presenta seguido de otros autores junto a los datos correspondientes. (Ver arriba)

d.   Palabras clave

El organizador puede exigir el uso de 3 a 10 frases o palabras clave que capturen la esencia principal del caso. (2, 4,5) Se deben presentar tanto en español como en inglés. (4) Se recomienda utilizar la lista del Índex Medicus para estos términos: "The Medical Subject Headings" (MeSH) (15). De no existir, se pueden utilizar los términos corrientes.

e.   Cuerpo del resumen (16)

- *Introducción:* La introducción debe orientar y preparar al lector con respecto a la enfermedad presentada en el caso clínico, a la vez que crea interés y le da importancia a la presentación del caso. (4) No debe ser mayor de 30% del total de palabras del resumen. Se recomienda un total de 75 palabras en un resumen de 250 palabras. (2)

- *Reporte del caso clínico :* Se deben presentar los hallazgos relevantes, según cada caso, encontrados en la historia clínica, examen físico y exámenes de laboratorio, al igual que el manejo que recibió y el seguimiento.

- *Discusión: análisis personal del caso clínico*

C.   Introducción

La introducción será un resumen breve de la revisión bibliográfica, en la cual se presentará orientación en la patología que se está presentando, al igual que el interés de los autores en el caso y/o la importancia del tema. (3,4) Se recomienda incluir datos epidemiológicos relevantes, al igual que términos de frecuencia y gravedad de los síntomas y signos de la enfermedad, enfocándose a la relevancia para el público al cual será destinado. (7) Se recomienda una extensión no mayor de una página (2,4) limitando a utilizar información pertinente (5), evitando hacer una introducción amplia que trate de demostrar el gran conocimiento de los expositores en el tema. (3) Se debe evitar duplicar información. (2-4).

Las referencias bibliográficas podrán ser iniciadas en esta sección, de no iniciar referencias en esta sección, se iniciarán en la sección de diagnóstico diferencial. (4)

D.   Reporte del caso

En esta sección se incluye la historia clínica, que debe ser completa y detallada. Se debe incluir todos los signos y síntomas positivos (2) o relevantes (3) en el interrogatorio por aparatos y sistemas (IPAS). Se pueden incluir respuestas negativas al IPAS si son relevantes para el diagnóstico o si son útiles para descartar otras patologías. Se debe presentar un Examen Físico completo seguido de todos (2) los laboratorios e imaginología realizados. Luego, se presentará el diagnóstico diferencial junto con los criterios que utilice para eliminar las diferentes patologías, llegando al diagnóstico verdadero. El esquema que presentamos a continuación, es el esquema tradicional, utilizado por la Federación Latinoamericana de Sociedades Científicas de Estudiantes de Medicina (FELSOCEM) durante los últimos años, pero como todo, depende de los lineamientos propuestos por el organizador. El único requisito que impondríamos para la secuencia de la presentación del caso clínico, sería un orden coherente, que llevará a un diagnostico y tratamiento correcto, evitando limitar la creatividad de cada autor. Sin embargo estos lineamientos presentados por la FELSOCEM, parecen útiles para los interesados en presentar un caso clínico, pero que tienen la necesidad de una guía.

Generalidades
La extensión del reporte puede variar en extensión, generalmente siendo entre diez (4) y quince páginas. (3)

La historia clínica
Para mayor información, ver los capítulos concernientes a la Historia Clínica.

Enfermedad actual
Paciente (sexo) de (edad) años es referido (lugar) o traído por (quién) el día (fecha y año) por presentar signos y síntomas. Se debe presentar los factores que mejoran o empeoran los síntomas. Si tomó medicamentos (prescripción, dosis y frecuencia).

Historia anterior, pasada o antecedentes
Antecedentes patológicos. Enfermedades: asma, historia de o contacto con tuberculosis, hipertensión arterial, diabetes, enfermedades mentales, enfermedades inmunológicas, enfermedades hematológicas, alergias, enfermedades degenerativas, endocrinas, neurológicas, tumores en general, malformaciones congénitas, nefropatías y cardiopatías etc.; Infecciones con tipo, edad y severidad – Hospitalizaciones – dónde, diagnóstico y tiempo de estadía; cómo cursó, si es relevante para la patología actual. Antecedentes quirúrgicos, accidentes y/o trauma con fecha, procedimiento realizado y complicaciones.

Historia familiar
Historia de otras enfermedades familiares, enfermedades mentales, inmunológicas, hematológicas, alérgicas, degenerativas, endocrinas, neurológicas, tumores en general, malformaciones congénitas etc. Causas de muerte en la familia.

Hábitos
Alcohol, tabaquismo (cuantificado y tiempo de uso), drogas ilícitas, trastornos del sueño y de la dieta. Actividad física. Hábitos sexuales.

Medicamentos o drogas
Uso de medicamentos habituales, drogas ilícitas, cambios en la conducta, irritabilidad, alternaciones en su desenvolvimiento social.

Medicamentos actuales
Medicamentos que el paciente está recibiendo actualmente, durante su hospitalización.

Historia social
Ocupación, Escolaridad, Salud. Cuadro de personas que habitan en el hogar y su relación con estos de ser relevante. Ingreso Familiar.

Otros:

Casos clínicos de Pediatría
Se incluirá luego de la enfermedad actual:

Historia perinatal

Prenatal
Salud de la madre durante el embarazo. Resumen: G, P, A, C. N° del embarazo de la paciente, atención prenatal, dónde, cuándo, cuántas visitas. N° de controles prenatales. Dieta. Infecciones durante el embarazo (rubéola, toxoplasmosis). Otras enfermedades pre-eclampsia, tipaje de sangre, prueba VDRL, medicamentos. Radiografías, amniocentesis.

Natal
Duración del embarazo. Tipo y duración de trabajo del parto, dónde, quién lo atendió. Tipo de parto. Anestesia. Peso al nacer. Estado del niño, maniobras de reanimación, oxígeno. Fototerapia, Exanguineo-transfusión.

Neonatal
APGAR, Peso, talla, Perímetro Cefálico, Color, llanto, parálisis, convulsiones, fiebre, hemorragia, ictericia, malformaciones, alimentación y problemas. Estadía en hospital.

Crecimiento y desarrollo
Longitud y talla al nacer, al año, a los dos años a los cuatro años. Desarrollo neurológico: sostiene la cabeza, sonrisa social, se voltea, se sienta, gateó, se para, camina con ayuda y solo, habla palabras y oraciones, control de esfínteres. Cualquier retardo en el crecimiento y desarrollo. Calidad del trabajo escolar, notas, grado que cursa en la escuela.

Nutrición
Duración en meses de lactancia materna, otros tipos de leche recibida. Ablactación. Destete. Suplementos alimentos sólidos. Integración a la dieta familiar. Apetito. Alergias. Desnutrición, obesidad.

Inmunizaciones
Tipo, número, edad, reacciones, BCG, D.P.T., Sarampión, Rubéola, Parotiditis, Haemophylus infuenzae, hepatitis B ó A, fiebre amarilla, otras. Prueba de tuberculina, serología, sífilis, HIV, toxoplasmosis, prueba de falcemia.

Historia personal
Apegado, difícil, hiperactivo, independiente. Atención médica. Dónde. Sueño, eliminación, recreación. Problemas.

Casos clínicos de Ginecología-Obstetricia

Luego de la Enfermedad Actual, se incluirá:

Embarazo actual

FUM, FFP, Embarazo (semana). N° de controles prenatales (control peso, presión arterial, VDRL, Hemoglobina, etc.)

Antecedentes gineco-obstetricos

Menarquía, No. De compañeros sexuales, planificación familiar, PAP, Ritmo menstrual.

Casos clínicos psiquiátricos

Luego de la Enfermedad Actual, se incluirá:

Historia personal

Desarrollo psicomotor: Mirada, sostén cefálico, etc. *Logros sociales*: Juegos, disciplinas, etc. *Crecimiento*: Juventud escolar, pubertad, adolescencia, adultez. Abuso de infancia, separación de Figuras. *Ambiente*: Familiar, conyugal, social, económico, laboral, escolar, religioso.

Al final de la historia habitual, se debe incluir:

Examen mental y de la psicología general
Inspección: Apariencia, estado físico, actitud, postura.
Lenguaje: Idioma, dicción, tartamudeo, disartria, coprolalia, taquipfasia,
Voluntad: Abulia, Hipobulia, Hiperbulia.
Orientación: Autopsíquica, alopsíquica, situativa.
Atención: Distractibilidad, aprosexia, hiperprosexia, normoprosexia.
Afectividad: Afectividad, humor, actitud.
Ambivalencia: Afectiva, intelectual, tendencias.
Pensamiento: Velocidad, curso, contenido, forma de pensamiento. Autismo
Sensopercepciones: Alucinaciones, ilusiones, desrealización, agnosias, etc.
Motricidad: Tic, muecas, estereotipias, acinesia, hipocinesia, hipercinesia, etc.
Psicomotricidad (Conación): Anorexia, polifagia, geofagia, coprofagía, insomnio, polidipsia, etc.
Actos impulsivos: Fuga, piromanía, cleptomanía, etc.
Fobias
Obsesiones: Pensamientos, impulsos, actos.
Agresión: Pasividad, irritabilidad, hostilidad, intento y suicidio, etc.
Inteligencia: Exploración (cálculo, etc.), juicio crítico, demencia, retardo mental.
Conciencia: Estado de vigilia, lucidez, conciencia de sí.

REVISIÓN POR APARATOS Y SISTEMAS

Cabeza: Cefaleas, vértigo, mareos, convulsiones, cambios de la personalidad y traumas.

Ojos: Disturbios de la visión, diplopía, dolor ocular, proptosis, cataratas.

Oídos: Otitis externa o interna. Hipoacusia, tinnitus, supuración.

Nariz: Anosmia, cacosmia, nariz tupida, epistaxis, rinorrea.

Boca: Alternaciones del gusto, alternaciones en la deglución, faringitis, disfagia, disartria, disfonía.

Dentición: Edad de brote, caries, gingivitis. Estomatitis.

Cara: Dolor, parestesia, parálisis, alternaciones de sensación, hiperhidrosis, anhidrosis, cambios de temperatura y de color, presencia de malformaciones vasculares, exéresis quirúrgicos, plastías.

Cuello: crecimiento y pulsaciones anormales.

Tórax: Traumatismos, dolor, expansión, deformidad congénita o adquirida.

Cardiopulmonar: Tos, hemoptisis, expectoración, disnea, asma, dolor pleurítico, historia de enfermedad pulmonar.

Corazón: Dolor precordial, palpitaciones, disnea, ortopnea, cianosis, edema de extremidades.

Gastro-intestinal: Alternaciones del apetito, pérdida o aumento de peso, náuseas, vómitos, hematemesis, dolores abdominales, historia de exéresis de masas abdominales, constipación, diarrea, melena, cambios en la defecación, hemorroides, flatulencias.

Genito-urinario: Disuria, poliuria, oliguria, nicturia, hematuria, incontinencia de la orina.

      Masculino: Aumento o dolor del volumen testicular, disfunción sexual, descargas uretrales, ITS.

      Femenino: Menarquía, menopausia, características del ciclo menstrual, FUM, dismenorrea, sangrado uterino pos-menopáusico, leucorreas, Infección de Transmisión Sexual, endometriosis, dispareunia, método de planificación familiar.

Embarazos: Grava, para, abortos, cesáreas, óbitos, Papanicolaou, masas o quistes en los senos, galactorrea.

Neuromuscular: Debilidad de los miembros y atrofia de los músculos. Deambulación, narcolepsia, dolores, movimientos anormales, parestesias, hipersensibilidad, parálisis, insomnio, pesadillas, sonambulismo. Artritis, mialgias, gota.

Piel: Pigmentaciones o crecimientos anormales, masa, ulceraciones, edemas, caída del cabello.

Examen físico

Debe presentarse el examen físico completo (2,4), pudiendo usarse como referencia el capítulo de examen físico detallado encontrado en este libro.

Signos vitales: Presión arterial, pulso, frecuencia respiratoria, temperatura. Estado general, actual, del paciente.

Cabeza, Ojos, Oídos, Nariz, Boca, Cuello, Tórax, Mamas, Cardiopulmonar, Abdomen, Genito-urinario (por sexo). Tacto rectal, Extremidades, Piel y Neurológico.

Exámenes de laboratorio

Presentar los datos relevantes y en forma resumida. (2) (Biometría hemática completa

(BHC), Química, Urinálisis y cualquier otro examen, como Hemocultivo, ANA, estudios inmunológicos, etc.) Se recomienda listados en tablas anexadas aparte con los resultados de laboratorio, siendo citadas en esta sección de la siguiente manera: Ver Tabla #. Tener todos los resultados de laboratorio, no es un requisito. Sólo se anotarán los datos (normales o anormales) que tengan relevancia con la enfermedad actual (4)

Informes de patología, endoscopia u otros estudios e interconsultas pertinentes

Se recomienda que las interconsultas, estudios radiológicos y de patología, sean listadas juntas y en el orden cronológico en que se realizó. (4)

Diagnóstico diferencial

En el diagnostico diferencial, se narra el proceso diagnóstico en forma tal que quede claro que el diagnóstico presentado, es el correcto, (7) dejando claro, como se diferencia un diagnóstico de otro (4) y de qué manera se descartaron otros posibles diagnósticos.(2) Esto se hará, con la necesaria fundamentación que le otorgue credibilidad. (7) En caso de no poder llegar a descartar los otros diagnósticos, se debe describir el plan a seguir para llegar al diagnóstico correcto. (4) Toda la información que aparezca en esta sección debe ser referenciada.

Tratamiento dado al paciente

Luego de destacar que se consideraron todas las posibles opciones diagnósticas, Se expondrán los tratamientos empleados (médico y/o quirúrgicos), incluyendo brevemente el fin de cada uno de ellos. Se incluirá duración, dosis y el modo en que fueron aplicados. (4) Se justificará el tratamiento elegido. (7)

a. pronóstico
b. resumen del caso completo
c. revisión bibliográfica de la patología/ enfermedad estudiada

Deberá incluir la introducción, presentación clínica, etiología, patología, diagnóstico diferencial, métodos diagnósticos auxiliares, tratamiento y pronóstico. Si el caso que presenta le falta un examen, que el texto resalta, entonces aquí mencione que faltó y que resultados se esperaban encontrar. El examen físico deberá ser orientado a la patología e incluirá todos los datos positivos encontrados y sólo los negativos que tengan relevancia con el caso. (4)

Discusión

La discusión se basará en una revisión actualizada, específica del tema a tratar. (4) Se hará énfasis en las cualidades que destacan al caso (7) dejando claro la importancia del caso. (2) Se incluirá las lecciones que puedan ser aprendidas de cada caso, precisando el mensaje educacional, sea práctica a imitar, errores a evitar o implicaciones diagnósticas o pronósticas que pueden cuestionarse a la luz de esta experiencia. (7) La estructura de una buena discusión incluye: (2)

- Precisar el significado de los hallazgos, siendo fiel al caso clínico, se reduce sólo a ellos sin adoptar las conclusiones de otros.
- Explicar los alcances del caso clínico, ampliando la información al respecto, incluso expresando inferencias adicionales de los hallazgos.
- Relaciona el caso clínico con la literatura revisada. (2)

En la medida que vaya avanzando, se compararan los datos relevantes del caso con los descritos en la literatura, dándose paso a una discusión acerca de los mismos, exponiéndose sus similitudes y diferencias. Podrá incluir la incidencia (se recomienda presentar la incidencia nacional), presentación clínica, etiología, fisiopatología, diagnóstico diferencial, métodos diagnóstico, tratamiento y pronósticos. (4)

- Cuando sea apropiado, se pueden incluir recomendaciones. (2)

Generalmente son referentes al manejo de pacientes similares o a líneas de investigación que podrían originarse a propósito de este caso. Deben ser cautos, ya que no se pueden extrapolar a raíz de un sólo caso. No es conveniente efectuar una extensa revisión de la literatura médica. (7) No es un artículo de revisión.

Reconocimientos

En el reconocimiento, se citarán a todos aquellos colaboradores que no figuran como autores, aquellas personas que brindaron apoyo técnico, financiero, material, asesoramiento científico y soporte general. Los mismos deberán ser debidamente informados de que serán nombrados y su aprobación deberá ser garantizada. (4) Estos colaboradores serán nombrados junto a su función o contribución descrita. La ayuda técnica deberá ser reconocida en un párrafo aparte de los reconocimientos por otras contribuciones. (2)

Referencias bibliográficas

Se exigen de 10 a 20 referencias para los casos clínicos, (2,3) sin embargo, recomendamos un mínimo de 20 (4). Se exige no utilizar artículos de más de diez años de su publicación (2,3) Para ser citados, deben haber sido revisados en su totalidad, no podrá referenciarse de un resumen (5), de fuentes dudosas o de poca credibilidad. (4) Se debe seguir las recomendaciones del Índex Medicus. Permiten al lector profundizar sobre el tema que trata al artículo. Numere las referencias en forma consecutiva, según el orden en que aparecen en el texto utilizando números arábigos. Deben incluirse las referencias accesibles eliminando fuentes secundarias, tesis, comunicaciones verbales. (2,3) A la hora de citar, recomendamos referirse al capítulo de "referencias" de este libro, en caso de que el organizador no especifique el modelo a utilizar.

Referencias

1. AMERICAN COLLEGE OF PHYSICIANS: Massachusetts Chapter [Online]. Abstract Rules. 2006 Oct 17 [Citado: 2008 Ago 5]. DISPONIBLE EN: www.acponline.org/about_acp/chapters/ma/abstractrules. pdf.

2. FELSOCEM 2004. Boletín Informativo N° 1. PANAMA: FELSOCEM: 2003.

3. FELSOCEM 2008. Boletín Informativo N° 1. IQUIQUE, CHILE: FELSOCEM: 2008.

4. Revista Medico Científica. Requisitos Generales para la Preparacion de un documento con el objetivo de ser publicado en la Revista Medico Científica. Rev Med Cient 200?:19:1-4.

5. International Committee of Medical Journal Editors. [Online]. Uniform Requirements for Manuscripts Submitted to Biomedical Journals: Writing and Editing for Biomedical Publication. 2007 Oct [Citado: 2008 Ago 8] DISPONIBLE EN: http://www.icmje.org/index.html#prepare.

6. Fathalla MF. Guia práctica de investigacion en salud. WASHINGTON, USA: OPS: 2008.

7. Pertuze J. Criterios para publicar casos clínicos. Rev. Chil Enferm Respir:2006:22 DISPONIBLE EN: http://www.scielo.cl/scielo.php?script=sci_arttext&pid=S0717-73482006000200005&lng=es&nrm=iso>.

8. Stagno SJ, Levine SB. Informed consent for case reports: the ethical dilemma of right to privacy versus pedagogical freedom. J Psycother Pract Res:2001:10:193-201.

9. Davis NM. MEDical ABBREViations: INTRODUCTION. [Online] 2007. [Citado: 2008 Ago 13] DISPONIBLE EN: http://www.medabbrev.com/introduction.htm.

10. Bethesda MD. CBE STYLE MANUAL 5th ed. Council of Biology Editors; 1983.

11. Colaboradores de Wikipedia [Online]. Sistemia Internacional de Unidades. 2008 Ago 11. [Citado: 2008 Ago 15.] DISPONIBLE EN: http://es.wikipedia.org/w/index.php?title=Sistema_Internacional_de_Unidades&oldid=19366584 .

12. Answers.com [Online]. In Extenso. 2008. [Citado: 2008 Ago 10] DISPONIBLE EN: http://www. answers.com/topic/in-extenso.

13. Wikipedia contributors. Abstract (summary) [Online]. 2008 Jul 22. [Citado: 2008 Ago 10.] DISPONIBLE EN: http://en.wikipedia.org/w/index.php?title=Abstract_(summary)&oldid=227296682 .

14. Bayley L, Eldredge J. The Structured Abstract: An Essential Tool for Researchers. MLA. [Online] 2005 Nov 29. [Citado 2008 Ago 10] DISPONIBLE EN: http://research.mlanet.org/structured_abstract. html.

15. National Library of Medicine [Online]. Medical Subject Headings. 2008 Ene 14. [Cited: Agosto 10, 2008.] DISPONIBLE EN: http://www.nlm.nih.gov/mesh/.

16. AMERICAN COLLEGE OF PHYSICIANS: KANSAS CHAPTER [Online]. ABSTRACT FORM. 2004. DISPONIBLE EN: www2.kumc.edu/internalmedicine/schedulecurrent_files/ACP%20Eck%20ACP%202 02004%20Abstract.doc .

23. EXPOSICIÓN CIENTÍFICA DE CASOS CLÍNICOS

Roberto Salas y Christian Ortega

:: PRESENTACIÓN ORAL ::
PREPARACIÓN:
• CONFECCIÓN DEL ESQUEMA
• EL ENSAYO
AYUDA VISUAL:
• SELECCIÓN
• CONFECCIÓN

:: EXPOSICIÓN ORAL ::
VESTUARIO
PREPARACIÓN EN EL SITIO
¿CÓMO DAR LA PRESENTACIÓN ORAL?
EVALUACIÓN DE LA PRESENTACIÓN DE UN CASO CLÍNICO

:: REFERENCIAS ::

Todos los casos clínicos aceptados, deberán ser expuestos ante un jurado. (1) Para esto, existen dos modalidades u opciones: oral y exposición de carteles o pósters. En esta sección nos enfocaremos en la presentación oral.

LA PRESENTACIÓN ORAL

La presentación oral, como todo, requiere tiempo y esfuerzo y se dice que una buena presentación científica debe seguir las tres "P". Debe ser: planificada, preparada y presentada con atención (2).

Generalidades de la planificación

Preparación y presentación

* *Fecha y lugar*

Esto será enviado al participante luego de la aceptación de su Caso Clínico y depende del concurso y del organizador. Generalmente se presentan en salas abiertas al público donde se cuenta con equipo multimedia (1). El expositor debe estar atento a otras reglamentaciones existentes.

Se recomienda a los ponentes, preguntar a los organizadores acerca del: público, su grado de conocimiento e interés en el tema, puesto que la planificación de la presentación será diferente para un público especialista, uno general o uno mixto. (2).

* *Puntualidad*

Se asume su puntualidad y la falta de ésta puede ser motivo para cancelar su presentación. Generalmente esto es estricto, y si el expositor no está presente a la hora estipulada, no podrá realizar su exposición en otro horario. Se recomienda un tiempo de llegada mínimo de 30 minutos previo al inicio de la reunión.

* *Tiempo de exposición*

El tiempo de exposición varía según el organizador. Generalmente es controlado por un sistema de semáforos. (1,4) La duración de la presentación es entre diez (4) y quince (1) minutos, seguido de cinco minutos de discusión, donde el expositor podrá responder a las preguntas del jurado y de la audiencia. (1,4)

* *Material de exposición*

El expositor debe estar preparado, llevando material audiovisual en el formato recomendado por el organizador. El material de exposición deberá ser presentado previo a la presentación. El tiempo en que debe ser presentado varía entre 24 (4) a 2 (1) horas antes de la presentación al comité organizador del evento, quien es responsable de probar el material junto con el expositor y el equipo. (1,4) En caso de fallar el equipo audiovisual, algunos organizadores (4) pueden requerir que usted continúe sin éste. Se recomienda tener disponible, una mezcla de materiales de exposición no electrónico (folletos para usted y para los jueces) que ayude a prevenir estos inconvenientes. (5,6)

Preparación

La preparación para una presentación oral se inicia con la creación de un esquema de presentación. No deberá usarse el manuscrito de un artículo como tal para la presentación científica. Para convertir un artículo científico en una presentación oral, el ponente debe aplicar las tres "S": seleccionar, sintetizar, y simplificar. (2)

A la hora de iniciar la preparación esquema, recomendamos seguir el formato y orden típico de una historia clínica: Historia clínica, examen físico, laboratorios, curso del paciente y discusión (7) Esto se recomienda, ya que es el formato que todos los médicos entienden y escuchan a diario.

Preparación: confección del esquema

Introducción
El propósito de la introducción es colocar el caso clínico en "sitio" y contexto, explicando su importancia y/o relevancia. Sin embargo, se acepta iniciar con la descripción del caso. (7,8)

Presentación del caso
La presentación deberá realizarse en orden cronológico y detallado tanto de los hallazgos de la historia clínica, examen físico como exámenes de realizados durante el curso de la enfermedad del paciente. (7) Se recomienda tomar en consideración el tiempo proporcionado a la hora de escoger qué se colocará en la exposición, colocando sólo la información necesaria. Se recomienda priorizar la información. (7)

En resumen, debe describir la historia del paciente, los hallazgos al examen físico, los exámenes realizados y el curso del paciente. (8)

Discusión
El propósito principal de la discusión, es el de articular la lección aprendida del caso. (1, 4, 7, 9, 10). Se describirá lo similar que se debe evaluar cualquier paciente que se presente de la misma manera en el futuro, (7) sin generalizar demasiado, ya que se trata de un caso clínico y no se debe extrapolar demasiado. (10) Se considera apropiada la presentación de información adicional que explique la fisiopatología asociada a la presentación del paciente, hallazgos a la historia clínica y exámenes, al igual que el curso de la enfermedad y respuesta a la terapia. (7)

En resumen, debe presentar la información del caso y lecciones aprendidas (8)
Luego de crear este esquema, donde presenta toda la información que consideramos "relevante", generalmente queda con demasiada información para presentar en diez minutos. Nos presentamos con el problema de ¿Cómo decido que cortar? (7)

Lo primero que se debe hacer, es identificar la información básica que se debe presentar, en tres categorías mayores. Esto representa lo que se tiene que decir. Si se ha hecho un buen trabajo, esta sección responderá a las siguientes preguntas:

¿Qué le sucedió al paciente? ¿Cuál fue el orden del curso de estos eventos? ¿Por qué se siguió ese manejo? ¿Qué hemos aprendido? (7)

Lo siguiente es identificar la información que ayudará a la audiencia a entender mejor el caso. Esto se denomina la sección de "elaboración". Finalmente se debe identificar el contenido que usted piensa que la audiencia le "gustaría conocer". (7)

En resumen, se clasificará la información en: lo que debo decir, elaboración y lo que sería bueno conocer. (8)

La información puede "bajar" de categoría para tratar de adaptarse al tiempo establecido. Se recomienda presentar este esquema al asesor.

Preparación: el ensayo

Parte de la presentación debe consistir en ensayar, ya que siempre se debe tomar en cuenta el tiempo asignado y al ensayar, nos aseguramos de no sobrepasar el tiempo.

Una velocidad promedio de exposición agradable es de no más de 120 palabras por minuto (2) que corresponde a una diapositiva de texto por minuto. Las diapositivas que sólo contienen títulos o palabras claves, no deben demorar más de cinco a diez segundos en la presentación. (2) Saltarse diapositivas durante la presentación es considerado como parte de una presentación deficiente.

Ayuda visual: selección

Luego de la selección completa y priorización del esquema, el siguiente paso es el de seleccionar la ayuda visual.

La ayuda visual sirve para a la comunicación de ideas y conceptos. Esto se debe a que: (5)

- Rápidamente transfiere ideas

Con sólo diez minutos para exponer, una figura, foto o tabla comunica más que palabras.

- Hace la presentación más interesante
- Ayuda al público a seguir la presentación y mantiene su atención.
- Ayuda a mantenerse organizado
- Aumenta la capacidad de retención

Sorgi y Hawkins en 1985, reportaron que una audiencia recuerda 10% de lo que lee y 20% de lo que escucha pero 50% a 75% de lo que ve y escucha. (2,5)

Hay una gran cantidad de tipos de ayuda visual, desde folletos hasta presentación electrónica. Cada uno tiene sus indicaciones, ventajas y desventajas. (2,6) Ya que este capítulo se basa en presentación para concurso, y para los concursos se recomienda la presentación electrónica – ms power point (1,4) recomendamos la confección de material audiovisual, en este formato y presentamos algunas de sus ventajas y desventajas.

Ventajas

Incluyen: ser apropiado para grandes audiencias, fácil de transportar, el material puede ser reacomodado fácilmente y se pueden mostrar fotografías. Como desventaja se presenta la necesidad de colocar el auditorio a oscuras, se debe tener una computadora y ésta debe ser compatible y por último, la desventaja más temida por todos, las fallas técnicas. (2,6)

Ayuda visual: confección

La confección de la ayuda audiovisual inicia con la identificación de la información que puede ser presentada visualmente. (11) El objetivo, es hacer que la audiencia entienda el mensaje que se quiere enviar. En esta sección describiremos cómo presentar y cómo diseñar la ayuda visual.

Lista de material que puede ser comunicado efectivamente, de manera visual: (11)

- Título de la presentación y sus autores
- Datos esenciales del caso (Historia, examen físico y laboratorios)
- Fotografías clínicas demostrando hallazgos al examen físico.
- Progreso importante en la condición del paciente.
- Puntos clínicos claves
- Lecciones aprendidas.

Existen tres tipos de diapositivas: Las diapositivas de texto, las diapositivas de datos, y las diapositivas de figuras. Una mezcla de diapositivas de texto, datos y figuras ayuda a mantener el interés del público. (2)

Confección de las diapositivas de texto

Las diapositivas de texto no están ideadas para que las lea el orador, sino el público (2) y éstas forman el 75% de toda la ayuda visual. (11) Deben resaltar conceptos importantes en secuencia. A la hora de confeccionar las diapositivas se debe tener cuidado, ya que si son pobremente confeccionadas confunden a la audiencia.

La regla de los "7s" (11)

- No más de siete palabras por línea y no más de siete líneas por diapositiva. (11) No deben contener más de cuatro columnas. (2)
- Las diapositivas deben ser concisas, sin abreviaturas ni terminología poco apropiada
- Se recomienda utilizar el tamaño más grande disponible para el texto (11) sin embargo, es aceptable un tamaño que sea visible para las personas en la última

fila. (2) El tamaño más pequeño aceptado es de 18 pero se recomienda 28. (11) Se recomienda la siguiente jerarquía: Titulo 44 puntos, Encabezado y subtítulos, 32 puntos y texto en 28 puntos. Se acepta "negrilla" (bold) y "bastardilla" (italic) para enfatizar.

- Se debe limitar a tres, la cantidad de tamaños en una diapositiva
- Utilizar un sólo tipo de fuente, para toda la presentación.
- Utilizar marquillas para resaltar puntos importantes en el texto.

Colores

Los colores le agregan vitalidad a la presentación, resaltan puntos importantes y le agregan calidad profesional a las diapositivas. (11) Sin embargo, no es un elemento decorativo, sino un elemento para mejorar la comprensión (2) o hacer extremadamente difícil la lectura. (11)

Existen cuatro reglas para los colores:

1-   Se debe utilizar el mismo esquema de colores durante toda la presentación. Recordar que la diapositiva es un suplemento para la presentación y no debe distraer a la audiencia de la presentación: El alterar el esquema de una diapositiva a la otra, distrae y debe ser evitado. (11)

2-   No se deben mezclar los colores dentro de una oración. Se acepta alterar el color de una palabra ocasionalmente con el fin de hacer énfasis.

3-   No utilizar más de cuatro colores por diapositiva.

4-   Se deben escoger combinaciones de colores que contrasten bien. (2,11) Las combinaciones populares son el azul, blanco, verde y amarillo. (2) Se recomienda el azul con el amarillo por su gran contraste, mientras que el blanco con el amarillo no. Algunas combinaciones contrastan en los monitores, pero no en los proyectores por lo que esto se debe tener en mente y se debe estar preparado para cambiar el esquema en cualquier momento.

Contenido

No utilizar demasiada información, ya que distrae a la audiencia de la presentación al intentar leer toda la información. No se acepta "Yo sé que está un poco cargada" o "Probablemente no pueda leer esto, pero…"

Confección de las diapositivas de datos

Estas diapositivas, se han descrito como instrumentos de tortura para el público. (2)

Incluyen las diapositivas que presentan cuadros, gráficas y   diagramas de flujo. Por lo general contienen cuatro elementos importantes: El título, el encabezado, el nombre de la fila, columna, serie o eje.

Estas diapositivas, deben poder lograr llegar a un punto de manera rápida, ya que si la audiencia dedica más tiempo a entender la tabla, le dedicarán menos tiempo a usted. En lo posible, las gráficas reemplazaran a los cuadros o tablas en las presentaciones, ya que las gráficas presentan mejor esta información. (2,11)

En general, tres reglas aplican a la hora de crear el diseño: debe ser sencillo, directo y debe encajar en el espacio disponible.

Estas diapositivas deben poder ser comprendidas sin explicación. Una manera de asegurarse de esto, es realizar una presentación previa, ante alguien que este poco familiarizado con la presentación.

Tablas

El propósito de las tablas es la de presentar información compleja, demostrar patrones o relación y presentar resultados exactos. Debe limitarse a los elementos esenciales, para que pueda ser legible a las personas más alejadas del auditorio. Se recomienda presentar los resultados de laboratorio de esta manera.

La tabla deberá cumplir con las siguientes características para ser incluida en la presentación: (12)

- Debe ser necesaria para la comprensión de la presentación
- Debe poseer un titulo breve pero explicativo.
- Cada columna y cada fila tendrán un encabezado
- Todos los datos están centrados.
- De incluir símbolos o abreviaturas, estos deben ser explicados.
- Debe ser legible en la parte de atrás del auditorio.
- Debe ser mencionada en la presentación.
- El estilo de todas las figuras es consistente durante la presentación.
- Todas las tablas deben poder explicarse solas.

Gráficas

A menudo se utilizan cuatro tipos de gráficas: Las gráficas de barras o columnas, curvas, gráficas circulares y graficas de dispersión.

1. El número de barras deberá limitarse a un máximo de siete. (2) El número de pedazos del pie debe limitarse a seis, con la porción más grande a las 12 o a las 6. (11)
2. En una diapositiva no pueden mostrarse más de tres curvas.
3. Las curvas de una gráfica circular no deben ser demasiado numerosas ni demasiado pequeñas, de tres a cinco divisiones son ideales.
4. Si aplica, las gráficas de dispersión son adecuadas para una presentación. Dan una idea clara y sencilla de la dispersión de los datos.

Confección de las diapositivas de figuras

Una figura, es cualquier tipo de ilustración, que no sea una tabla. Esto incluye diagramas y fotografías. Las figuras ilustran, clarifican o enfatizan relaciones claves entre categorías y números, revelando relaciones estructurales o procesos, tales como la toma de decisiones. (11)

•   Las figuras deben ser fáciles de leer y entender, y para ser comprendidas, deben requerir una explicación mínima durante la presentación. Al igual que las tablas, deben poder presentarse solas.

•   El estilo utilizado a la hora de confeccionar las figuras, debe ser el mismo durante toda la presentación, incluyen: estilo, tamaño de letra, esquema de colores y organización.

La figura deberá cumplir con las siguientes características para ser incluida en la presentación: (13)

• Debe ser necesaria para la comprensión de la presentación
• Debe poseer un titulo breve
• Debe ser simple, y libre de demasiados detalles
• De incluir símbolos o abreviaturas, estos deben ser explicados.
• Debe ser legible en la parte de atrás del auditorio.
• Debe ser mencionada en la presentación.
• El estilo de todas las figuras es consistente durante la presentación.

LA EXPOSICIÓN ORAL

La exposición oral, es el paso final del concurso. (14) Para poder lograr una presentación exitosa, este capítulo presentara aspectos de: cómo vestirse, cómo prepararse en el sitio, cómo dar la presentación, cómo contestar preguntas, y cómo anticipar lo "inesperado", Vestuario

La manera en que uno se vista afecta a la audiencia. Esto no significa que debes comprar un guardarropa nuevo. Los puntos clave son:

• Verse Profesional

Esto incluye, un saco o su equivalente, que entalle bien, que esté limpio y que haya sido planchado recientemente. Los zapatos deben estar brillantes y parecer que se les presta cuidado. No utilizar zapatillas, bata blanca, ropa de cirugía, ni estetoscopio para la presentación.

Si va a viajar al lugar de la presentación, lleve su ropa protegida en una bolsa para equipaje. No se recomienda utilizar la vestimenta de la presentación para el viaje.

• Verse tan bien como la audiencia

Una audiencia presta más atención cuando asume que el expositor es de la misma clase social, educación o nivel económico. Es preferible vestirse más formal que la audiencia que lo opuesto. (14)

- Vístase cómodamente

Su vestimenta no sólo debe ser cómoda, también debe brindarle confianza a la hora de la presentación. La confianza es algo esencial para un expositor. Escoja una vestimenta que le haga sentir seguridad. Recuerde, si duda de su vestimenta, mejor no la utilice.

Preparación en el sitio

Para evitar fiascos, recomendamos lo siguiente:

- Llegar temprano.
Esto ayudará a calmar las emociones y tener una imagen mental de una presentación exitosa. Hablar con los otros presentadores, reduce la ansiedad. Una buena idea, es presentarse con el moderador, asegurándose de que éste pueda pronunciar su nombre.

- Probar el equipo audiovisual
De ser posible, párese en el podio y familiarícese con el equipo. Asegúrese de que puede utilizar el micrófono, desde cómo colocarlo hasta cómo prenderlo y subir el volumen. (14) Se recomienda la colocación de este, en la solapa del saco o vestido. (2) Coloque sus diapositivas, y asegúrese de que están en el orden correcto y se observan correctamente proyectadas. Familiarícese con el puntero. No faltan en las presentaciones, personas que se detienen para averiguar cómo utilizarlo.

- Designar un asistente
Un asistente es una idea brillante. En caso de cualquier problema, éste podrá llamar su atención para asegurarse de que lo corrijan a tiempo. Podrá recomendarte que alce la voz, o repartir panfletos en caso de falla del equipo de proyección.

- Observe a la audiencia
Si usted no es el primero en presentar, observe la respuesta de la audiencia a los otros presentadores y ajuste su presentación a sus intereses o ánimo.

¿Cómo dar la presentación oral?

Las habilidades para presentar son invaluables. El hablar bien sólo se adquiere con la práctica, la observación de buenos oradores y el aprendizaje por errores propios y ajenos. (2) Prestarle una pobre atención a este aspecto, hace que se le reduzca importancia a caso buenos.

Se debe enfatizar en lo siguiente: (14)
- Conocer su material, no leerlo
- Siempre dar la cara a la audiencia
- Hablar claro y alto

- Mostrar entusiasmo y emoción
- Evite hablar demasiado rápido
- Utilizar pausas adecuadamente
- Utilizar cambios de tono en la voz junto a inflexiones para destacar puntos importantes
- Dé un resumen de los puntos importantes, luego de cada sección.
- Asegúrese de hacer un cierre firme, para que todos sepan cuando usted terminó su exposición.
- Siempre dar las gracias por la atención

Preguntas y respuestas

Las sesiones científicas siempre ofrecen cinco minutos para preguntas y respuestas. Para muchos, ésta es la parte más tétrica de la presentación. La pregunta que todos nos hacemos es "¿Qué tal si me preguntan algo que no puedo contestar?" Eso pudiera pasar, pero viendo la preparación que uno debe tener para presentar estos casos, es muy poco probable que suceda.

Aquí presentamos sugerencia para que el periodo de preguntas y respuestas:

- Escuche sus preguntas cuidadosamente
- Si la persona que pregunta, no está utilizando un micrófono, replantee la pregunta, es muy probable que algunas personas no escuchen la pregunta. Algunas personas recomiendan repetir todas las preguntas, lo que hace ganar tiempo para pensar en una respuesta, pero quita tiempo al periodo de preguntas. Si sólo repetirá las preguntas de las personas que no tienen micrófono, aclárelo antes de iniciar.
- Responda únicamente lo que se le preguntó, de manera concisa, para que otras personas puedan hacer sus preguntas.
- Si la pregunta es compleja, o no entendió la pregunta, haga que la persona que formuló la pregunta, la replante. De aún no entender la pregunta, se acepta decir "Creo que lo que usted está preguntando es…".
- Si la pregunta es rara o agresiva, responda pacífica y diplomáticamente. Al ver esto, la audiencia instintivamente será su aliada.
- Si aún no se ha formulado la pregunta correctamente o luego de contestar diplomáticamente, se mantiene la controversia, invite al individuo a reunirse con usted luego de culminar su presentación.
- Si usted no conoce la respuesta, felicite al individuo que formuló la pregunta, y admita que desconoce la respuesta. Continúe con la siguiente pregunta.

¿Cómo anticipar lo inesperado?

Como dice un adagio de nuestra cultura occidental: "Todo lo que puede salir mal, saldrá mal". Esto se conoce como la "ley de Murphy" y se aplica principalmente con un gran porcentaje de efectividad, a la hora de una presentación, por lo que recomendamos:
Tener un plan de respaldo
¿Se daño el equipo audiovisual? > Tenga sus panfletos listos
¿No hay luces para leer su resumen? > Asegúrese de contar con un foco de bolsillo

¿No hay micrófono? > Deje el podio, acérquese a su audiencia. Mantenga la calma

Si el problema es rápidamente corregible, déjele saber a la audiencia que ya se está corrigiendo. Esto dará profesionalismo a su presentación y creará confianza en la audiencia con respecto a usted. Continúe donde se interrumpió su presentación. La audiencia tendrá empatía con usted, siempre y cuando no pierda la calma, sea cortés y mantenga su dignidad.

No tome la presentación con demasiada seriedad.

La presentación parece importante, pero no lo es todo. La gente lo admirará por mantener la calma "bajo fuego".

Fathalla, Mahmoud F. en su "Guía práctica de investigación en salud " (2) detalla que para lograr una mala presentación, uno debe olvidarse completamente de lo que iba a decir o no haberse preparado en lo absoluto, llegar tarde, pero no demasiado ya que pueden cancelar su presentación, dar una presentación complicada, de una duración equivocada, preferiblemente larga, acerca de temas totalmente distintos. Se recomienda no improvisar, ya que puede comentar acerca de algo interesante, emocionando al público.

Además de esto, menciona la necesidad de un curriculum vitae demasiado largo y aburrido previo a su presentación, junto a malas diapositivas, que deben ser pasadas a gran velocidad, esto es esencial. Como si fuera poco, para lograr una pésima presentación, es necesario que sea aburrida, nunca mirar al público y balbucear, mientras que se lee frases largas y complicadas. Finalmente, para que sea realmente mala, no debe dar lugar a preguntas.

Evaluación de la presentación de un caso clínico (15,16)

El caso clínico será juzgado por su importancia, claridad y lo práctico de su mensaje educacional. (10) La evaluación de cada caso, se dividirá en dos, y los porcentajes para cada parte varían. El CCI-FELSOCEM en los últimos años presenta una ponderación 60% para la presentación escrita y 40% para la oral. (1) La evaluación del caso clínico, debe basarse en los siguientes criterios:

Generales

- Novedad, originalidad o poco conocimiento del tema previo a la publicación. Sigue un orden lógico o el orden establecido
- Claridad y organización en la exposición
   - o Claridad del objetivo educativo y su valor educativo
   - o Relevancia del Contenido
- Redacción y Facilidad de lectura, Gramática (10,17)
- El documento globalmente ameno y fácil de leer
- Utilidad para publicación

Titulo apropiado: Claro, fácil de entender, conciso (15 palabras), identifica palabras claves, no utiliza abreviaturas, usa tono afirmativo, gramáticamente correcto, sencillo, con términos claro y sin explicar de más.

Autores: Autoría múltiple, justificada, responsable, completa, correctamente presentados.

Resumen: Es autosuficiente y destaca importancia y el mensaje, identifica el contenido rápida y efectivamente, es claro y fácil de entender, es conciso (250 palabras), usa palabras completas, usa solamente texto sin citar referencia (no se deben usar abreviaturas, tablas, gráficos, ni citar referencias). Se utilizan los nombres genéricos del producto farmacéutico.

Introducción: Capta la atención del lector, desde la introducción. Estilo directo sin ambigüedad. Presenta claramente el qué y porqué, presentando el tema general, prontamente.

Revisión bibliográfica: Identifica lo que se sabe sobre del tema en la actualidad dejando claro vacíos importantes. La revisión es relevante para el caso, habla sobre antecedentes importante, cita textos actuales con una relación directa y clara.

Consideraciones éticas: ¿Cómo se obtuvo el consentimiento informado? ¿Se aprobó por un comité de ética de la institución? ¿Se mantuvo el anonimato y confidencialidad del paciente?

Referencias: Material Bibliográfico de calidad, pertinente y actualizado. Cumple con el número de referencias requerido. Las referencias están presentadas en el formato recomendado.

Otros puntos importantes

El diagnóstico y la terapéutica están bien fundamentados. Calidad de la discusión: pertinente, discutible y avala el mensaje que motiva a la presentación. Análisis; Diagnostico diferencial. Buena presentación oral, tomando en cuenta las recomendaciones encontradas en este capítulo. . Uso de Ayuda visual. Creatividad Ausencia de reparos éticos.

Además de esto, se presenta la opción de listar lo mejor y lo peor de la presentación junto con comentarios adicionales.

Conclusión

Con las últimas palabras del capítulo nos gustaría enfatizar en lo variable que son las reglas para los concursos, y aunque presentamos un consenso de toda la información, recomendamos consultar con la reglamentación del organizador. De no haber reglas predeterminadas, nuestro capitulo le dará todas las bases que necesita para lograr hacer una buena presentación.

Referencias

1. FELSOCEM 2008. *Boletín Informativo N° 1. IQUIQUE, CHILE: FELSOCEM: 2008.*
2. Fathalla MF. *Guia practica de investigacion en salud. WASHINGTON, USA: OPS: 2008.*
3. Lashford S Withington L. *Presenting a scientific paper, including the pitfalls. Arch Dis Child,* 1995:73:168-169
4. FELSOCEM 2004. *Boletín Informativo N° 1. PANAMA: FELSOCEM: 2003*
5. American College of Physicians [ONLINE]. *Seleccion de Ayuda Visual.. 2002 [Citado 2008 Ago 12.]* DISPONIBLE EN: *http://www.acponline.org/residents_fellows/competitions/abstract/prepare/visual_ aid.htm.*
6. American College of Physicians [ONLINE]. *Visual Aid Options. 2002? [Citado 2008 Ago 12.]* DISPONIBLE EN: *http://www.acponline.org/residents_fellows/competitions/abstract/prepare/visual_ options.pdf.*
7. American College of Physicians. [Online] *Presenting a Clinical Vignette. 2002 Oct 31 [Citado 2008 Ago 12.]* DISPONIBLE EN: *http://www.acponline.org/residents_fellows/competitions/abstract/ prepare/clinvin_pres.htm.*
8. American College of Physicians. [Online]. *Preparing a Clinical Vignette Presentation Checklist. 2008?.* [Citado 2008 Ago 12.] DISPONIBLE EN: *http://www.acponline.org/residents_fellows/competitions/ abstract/prepare/clinvin_check.pdf.*
9. Revista Medico Cientifica. *Requisitos Generales para la Preparacion de un documento con el objetivo de ser publicado en la Revista Medico Cientifica. Rev Med Cient 200?:19:1-4*
10. Pertuze J. *Criterios para publicar casos clinicos. Rev. Chil Enferm Respir:2006:22* DISPONIBLE EN: *http://www.scielo.cl/scielo.php?script=sci_arttext&pid=S0717-73482006000200005&lng=es&nr m=iso>.*
11. American College of Physicians [Online]. *Preparacion de la Ayuda Visual. 2002?. [Citado 2008 Ago 12]* DISPONIBLE EN: *http://www.acponline.org/residents_fellows/competitions/abstract/prepare/ visual_aids2.htm.*
12. American College of Physicians. [Online]. *Table Checklist. 2002 Nov 15. [Citado: 2008 Ago 15]* DISPONIBLE EN: *http://www.acponline.org/residents_fellows/competitions/abstract/prepare/table_ checklist.pdf.*
13. American College of Physicians: Competitions. [Online] *Figures Check List. 2002 Oct 15 [Citado: 2008 Ago 15]* DISPONIBLE EN: *http://www.acponline.org/residents_fellows/competitions/abstract/ prepare/figures_checklist.pdf.*
14. American College of Physicians. [Online] *Giving the Oral Presentation. 2002 Nov 15. [Citado: 2008 Ago 14]* DISPONIBLE EN: *http://www.acponline.org/residents_fellows/competitions/abstract/ prepare/oral_pres.htm.*
15. University of Illinois [Online]. *Poster Evaluation Form. 2007. [Citado: 2008 Ago 12]* DISPONIBLE EN: *www.med.uiuc.edu/SA/Events/Symposium/Poster%20eval.doc .*
16. University of Illinois: SYMPOSIUM. [Online]. *Oral Clinical Vignette Evaluation. 2007. [Citado: 2008 Ago 11]* DISPONIBLE EN: *www.med.uiuc.edu/sa/events/Symposium/Oral%20Presentation%20Eval. doc*
17. Bobenrieth MA. *Lectura crítica de artículos originales en salud. Medicina de Familia (And) 2001; 2:* 81-90

24. Carteles Científicos

Karina Chiari

:: Principios Generales para elaborar carteles científicos ::

:: Diseño del Cartel Científico ::

:: Presentación del Cartel Científico ::

:: Normas ::

:: Referencias ::

Los carteles científicos o pósters son una manera informal, pero igualmente válida de presentar casos clínicos. El cartel científico ofrece la información resumida y tiene la ventaja que el presentador recibe la visita individual de personas interesadas en el tema para discutir la metodología utilizada o la utilidad de los hallazgos de su trabajo. Además, las interacciones individuales establecen el contacto con una red de personas que están haciendo estudios similares o comparten intereses comunes.(1)

PRINCIPIOS GENERALES
PARA ELABORAR CARTELES CIENTÍFICOS

Para elaborar un cartel científico hay una regla general denominada de "poco y grande", es decir, un contenido resumido, pero de buen tamaño para ser leído. (1)

Es de importancia revisar las instrucciones para carteles que se dan en los concursos, de modo que no haya problemas al momento de la presentación.

Un cartel científico no se debe recargar de información ni debe mostrar un estudio detallado. El título adecuado, el informe conciso y el énfasis sobre lo relevante del caso, ayudan a acortar el tiempo de observación necesaria y atrae el interés de las personas que pasan. Se calcula que en dos minutos los observadores tienen tiempo para leer el cartel científico. Las letras deben tener un espacio y el tamaño adecuado a fin de facilitar su lectura desde una distancia de dos metros. (1)

Un cartel científico de un caso clínico debe incluir: (2, 3)

- Encabezado: Titulo, que debe ser corto y preciso; autores y el nombre de las Instituciones a las que pertenecen.
- Introducción: Transmite al lector el interés por el caso. Introduce el posible mensaje que pueda deducirse del mismo. No debe ser extenso.
- Descripción del Caso: Describe el curso cronológico de los eventos que le sucedieron al paciente y el manejo terapéutico que se realizó. Se recomienda el uso de gráficas, tablas simples, fotografías o ilustraciones.
- Discusión y Conclusiones: El objetivo principal es explicar cómo y por qué se tomaron las decisiones en el caso y qué lección se pudo aprender del mismo. También se puede incluir una explicación acerca de cómo podría ser manejado otro caso parecido en el futuro. Es importante redactar un juego de conclusiones claras y obvias.
- Agradecimientos
- Referencias Bibliográficas

En la presentación de carteles, el autor puede entregar trípticos con más información para los que deseen ahondar más en el caso.

DISEÑO DEL CARTEL CIENTÍFICO

No es necesario invertir cuantiosas sumas de dinero en la elaboración de un cartel científico para que éste sea práctico y atractivo, más bien se usa una buena dosis de imaginación. El procesador de palabras de un computador puede ser suficiente para elaborar el contenido y ayuda también a revisar la ortografía del texto. Los títulos y subtítulos se deben hacer en letras grandes. Las letras mayúsculas seguidas no se deben usar, pues se dificulta su lectura. (1) Se deben utilizar a lo sumo dos tipos de letras diferentes. (3)

Generalmente, las convocatorias de las convenciones o congresos especifican el tamaño del cartel científico; (3) sin embargo, el tamaño usual del cartel científico elaborado es un metro de ancho por un metro de alto.(1) El contenido se puede fijar en un pliego de cartulina completo o por partes separadas, tomando en cuenta que se debe evitar el apiñamiento de los contenidos.(2) El contraste de colores debe ser adecuado, simple, atractivo visualmente y usado para resaltar elementos importantes del cartel científico. Ni el diseño ni el color de fondo deben afectar la lectura del contenido del cartel científico, por lo que se prefieren fondos lisos. (1)

El cartel científico se organiza en la secuencia usual de lectura, es decir, de izquierda a derecha y de arriba hacia abajo. Para facilitar su lectura, también se pueden enumerar las partes del cartel científico para que en ese orden sean leídas. Puede haber disponibles copias del caso presentado como cartel científico para las personas interesadas que visiten el lugar. (1)

Ilustrar el cartel científico, puede transformar una masa desconcertante de datos complejos en una historia coherente y convincente. (4) Si se usan fotografías son preferibles las de color mate en lugar de las brillantes. Deberán colocarse leyendas debajo de cada ilustración (2)

PRESENTACIÓN DEL CARTEL CIENTÍFICO

Se debe informar con tiempo quién va a ser el presentador del cartel científico cuando hay varios autores del trabajo. El presentador debe preguntar a los organizadores del congreso, cuáles son las condiciones de presentación de los carteles científicos, es decir, el tamaño del cartel científico, el material y color sobre el que se va a fijar, el lugar y el tiempo de la sesión de carteles científicos. (1)

NORMAS

En el Boletín #1 del XXIII Congreso Científico Internacional de la Federación Latinoamericana de Sociedades Científicas de Estudiantes de Medicina (FELSOCEM) de 2008 se presentan las normas para presentación de casos clínicos en carteles científicos:(5)

a) Se instalarán en una zona abierta al público. El área disponible será de cien (100) cm de largo por ochenta (80) cm de ancho.

b) Se presentará solamente un cartel por cada caso clínico, que obligatoriamente deberá contener:
> a. Títulos con letras mayúsculas de tres (3) centímetros de altura.
> b. Autores en letra mayúscula de dos centímetros de altura.
> c. Resumen.

c) Se podrá utilizar cualquier tipo de figura para ilustrar el cartel.

d) El cartel una vez presentado no podrá ser modificado.

e) Deberá ser colocado con sesenta (60) minutos de anticipación al inicio de actividades del congreso.

f) El horario de presentación de los carteles científicos será informado como mínimo veinticuatro (24) horas antes, ya sea a través de correos electrónicos o afiches informativos en el congreso.

g) Todos los carteles serán sometidos a una calificación conjunta independiente de las áreas.

En conclusión, los carteles científicos son una alternativa importante para presentar casos clínicos. Conocer sus criterios y características mínimas, puede facilitar la labor de los organizadores y presentadores.

Referencias

1. Reyes C, Llanos G. *La Alegría de Publicar. Las presentaciones de carteles en congresos científicos.* Colombia Med, 2001; 32: 93-95.
2. Universidad Nacional de Córdoba. Córdoba, España; [citada 2008 Agosto 12] *Programa de Formación en Investigación* URL: http://www.clinicapediátrica.fcm.unc.edu.ar/main_invest.htm#reporte.
3. Freytes D. *El ABC del diseño de carteles creativos y efectivos para exhibiciones y conferencias* [Presentación con diapositivas]. Universidad de Puerto Rico. UPR-RCM Biblioteca. Abril 2008
4. Erren TC, Bourne PE. *Ten simple rules for a good poster presentation.* PLoS Comput Biol 2007 3(5): 102.
5. Villaroel F. editor. *Boletín #1 XXIII Congreso Científico Internacional de la Federación Latinoamericana de Sociedades Científicas de Estudiantes de Medicina* 2008 Oct 7-11 Iquique, Chile, 2008.

PARTE IV:

TEMAS
COMPLEMENTARIOS

25. INFORMÁTICA MÉDICA

25. INFORMÁTICA MÉDICA

Jorge Méndez

:: FUSIÓN DE LA INFORMÁTICA Y LAS DISCIPLINAS DE LA SALUD ::

:: EVALUACIÓN DE LAS FUENTES DE INFORMÁTICA
ELECTRÓNICAS EN EL ÁREA DE LA SALUD ::
EVALUANDO NUESTRA FUENTE DE INFORMACIÓN EN INTERNET

:: REGISTROS MÉDICOS ELECTRÓNICOS (RME):
UNA INDUSTRIA EN CONSTANTE CRECIMIENTO ::

:: ESTÍMULOS DE LA TECNOLOGÍA MÉDICA
POR PARTE DE LOS GOBIERNOS ::

:: DISPOSITIVOS DE MANO (HANDHELD) ::

:: REDES Y PLATAFORMAS DE EDUCACIÓN ::

:: METABUSCADORES DE INFORMACIÓN ACADÉMICA ::

:: NUEVAS REDES PARA LA COOPERACIÓN
Y EDUCACIÓN A DISTANCIA ::
INTERNET 2
INTERNET DE NUEVA GENERACIÓN

:: TeleSalud ::
DIAGNÓSTICO ASISTIDO POR COMPUTADORA
MONITOREO A DISTANCIA
CIRUGÍAS REMOTAS

:: NUEVAS APLICACIONES INFORMÁTICAS EN SALUD ::
LA INFORMÁTICA EN EL MODELAJE DE NUEVOS MEDICAMENTOS
BIOINFORMÁTICA Y GENÓMICA: BASE PARA LAS INVESTIGACIONES EN CIENCIAS
BIOMÉDICAS
LA TRANSICIÓN DEL MÉDICO: LA GENÓMICA COMO NUEVA HERRAMIENTA CLÍNICA
BIOLOGÍA DE LOS SISTEMAS: UN PUNTO DE VISTA HOLÍSTICO
HERRAMIENTAS BIOINFORMÁTICAS BÁSICAS

:: REFERENCIAS ::

Fusión de la Informática y las Disciplinas de la Salud

Todas las disciplinas relacionadas a la salud manejan enormes cantidades de datos e información sobre los pacientes. El manejar este tipo de información es una labor minuciosa y delicada, ya que cada dato de un paciente puede repercutir en su diagnóstico, tratamiento, y pronóstico. El aumento de la demanda a los servicios de salud de forma centralizada en complejos hospitalarios ha servido como estímulo o presión para implementar nuevos sistemas de manejo de datos de pacientes. Progresivamente, la informática va ganando terreno dentro del campo de la salud a medida que sus profesionales incorporan nuevas prácticas y aumenta el volumen de información disponible en forma exponencial. (1,2)

Es importante mencionar la diferencia trascendental entre datos e información. Los datos son valores aislados, en nuestro caso, valores númericos tomados de una paciente. Un ejemplo de esto sería la temperatura corporal. Ha habido muchas discusiones en cuanto a qué tipo de valores son considerados datos en un regístro médico; sin embargo, la definición más reciente sugerida por la Academia Norteamericana de Medicina es mucho más abarcadora, incluyendo datos de póliza de seguros, datos financieros de los pacientes, e incluso, de sus familiares. Independientemente del uso que se le da a dichos datos, los actuales registros médicos contienen enorme cantidad de datos aisladamente no son útiles.

Por otro lado, tenemos que el concepto de información deriva de un grupo de datos o valores que en su conjunto pueden ser utilizados para extraer conocimiento. Una serie de valores clínicos, por ejemplo síntomas, son útiles para el profesional de la salud en la toma de decisiones. Otro ejemplo sería la presión arterial y venosa. Aisladamente puede no representar un hallazgo clínico importante, pero una serie de valores a través del tiempo, que demuestren una tendencia es considerada Información de Salud. (1,2). La importancia de conocer la diferencia que existe entre datos e información es particularmente útil para los diseñadores de sistemas de registros médicos, ya que requiere manejar gran cantidad de datos, presentar la información de forma clara. De esta forma, el usuario de los sistemas podrá capturar conocimiento que le ayudará en su práctica profesional. Un sistema informático que no logra el objetivo de traducir los datos en información, sería un sistema poco útil, y hasta peligroso para el paciente.

Los sistemas informáticos son altamente efectivos a nivel administrativo. Los datos de atención y estadísticas hospitalarias pueden ser utilizados para analizar las demandas de atención; para evaluar costo-eficiencia de los procesos; predecir tendencias en la demanda de atención y hasta para determinar la calidad de atención de los pacientes. La experiencia de múltiples clínicas y hospitales ante la implementación de sistemas electrónicos se traduce en aumento de la calidad y la eficiencia de la atención médica.(3)

Además, en este capítulo presentaremos una breve revision de la fusión de la informática con la práctica clínica, educación en salud, y las nuevas tendencias en investigación. Evaluación de las Fuentes de Informática Electrónicas en el área de la Salud

Es interesante la definición de Informática: es la ciencia y el arte de transformar datos en información útil. En nuestro contexto de la salud, esta función es fundamental e indispensable dada la alta cantidad de datos que obtenemos, y el hecho que el profesional de la salud trabaja con seres humanos. La información obtenida de estos datos generará conocimiento, que a su vez afectará la toma de decisiones. Una mala información, por otro lado, podría llevar a consecuencias nefastas que repercutirán en la salud de nuestros pacientes. Es por ello que elementos como la calidad, y la veracidad de esta información debe ser prioridad al momento de utilizarla. (4)

En la Tabla No.1, podemos ver una breve lista de tipos de fuentes de información relacionadas a la salud que hoy en día están disponibles en Internet. Cada una de éstas cumple con sus objetivos particulares en mantenernos informados; sin embargo, es necesario tener criterios de evaluación de dichas fuentes dada la facilidad de publicación hoy en día.

Tabla N° 1. Tipos de Fuentes de Información Médica Disponible

TIPOS DE FUENTES DE INFORMACIÓN MÉDICA DISPONIBLE EN INTERNET.
Programas académicos
Asociaciones de Profesionales
Revistas en línea
Educación continua
Sitios de Educación para pacientes y familiares.

Fuente: CoeiraC, 2000.

EVALUANDO NUESTRA FUENTE DE INFORMACIÓN EN INTERNET

Credenciales: Al ingresar a un sitio de Internet, independientemente de la organización, la fuente de información de donde se obtuvo, debe estar claramente identificada. Por lo general, la información obtenida directamente de hospitales y clínicas deben tener la información más precisa, sin embargo, si no contienen la fuente de la información, no hay forma de verificar la credibilidad de la misma. Algunos hospitales académicos proveen un sistema de educación en línea, donde las revisiones bibliográficas y publicaciones se hacen accesibles a todo el personal. Por otro lado, estos mismos hospitales tienden a publicar guías de manejo de pacientes. Las guías de manejo permiten estandarizar y protocolarizar el tratamiento. El publicar esta información permite que otros miembros del equipo de salud revisen, cuestionen y sugieran cambios a tales guías, permitiendo una constante revisión a los documentos que los hace más confiables. Documentos sin autor identificable, sin nombre de alguna organización, no debe ser tomado como postura de la institución de donde se obtuvo. Es por ello que un buen sistema de control de publicación en los hospitales, que identifique al autor, sus credenciales y las fuentes bibliográficas es indispensable. Otra forma de adjudicar credenciales a una publicación en línea es identificando si dicha información esta respaldada por alguna agrupación académica. Usualmente este tipo de credenciales van colocado en los encabezados o pie de páginas.

Capacidad de verificación de la información: Al encontrar datos publicados en Internet, la referencia debe estar clara, y debe ser fácilmente verificable. El usuario debe tener la capacidad de ir a esa fuente de información y compararlos con la fuente. Esto se facilita aún más si la fuente de información también está publicada en Internet. Las referencias en una publicación le dan una base firme a todo documento. El Internet permite colocar enlaces electrónicos que permiten que el visitante pueda ir inmediatamente a la publicación digital original de donde se obtuvo la información. Esto ya es una práctica rutinaria en sitios de publicación como PubMed y otros organismos privados de publicación de revistas médicas.

Precisión de la información: Dado que la información en salud dirige a los profesionales en la toma de decisiones, es indispensable que nuestras fuentes de información sean lo más precisas posible. En la mayoría del tiempo, estas fuentes son revistas o sitios de asociaciones médicas que cuentan con profesionales entrenados para depurar la información de su sitio. Por lo general, este aspecto siempre es resaltado en los sitios de Internet que proveen información de alta calidad. Una fuente precisa y completa de información debe cubrir todos los aspectos, y no omitir ninguno. Un ejemplo en la cual podemos equivocarnos fácilmente es, al buscar información de medicamentos. Muchos sitios contienen sólo el mecanismo de acción y ventajas del medicamento, y omiten las contraindicaciones y efectos adversos. Debemos asegurarnos que nuestras fuentes de información sean precisas, y sin ambigüedades. Mientras más preciso sea un sitio, o un documento, mayor grado de confiabilidad tendrá.

Organización de la Información: Una fuente bibliográfica que presente la información organizada y ordenada tiene una mayor credibilidad. Esta característica nos da idea de la metodología utilizada para incorporar la información en el sitio. El Internet se ha convertido en una "gran montaña" de escombros, en donde el navegador debe descartar la gran cantidad de información equivocada, hasta encontrar la información de calidad deseada. Metodologías como "Data Mining" permiten que autores poco responsables extraigan información de múltiples fuentes y publicarlas en internet sin ser revisadas. Una buena metodología de publicación requiere la alimentación sistemática, y ordenada de lo publicado. La organización de la información también nos da idea del tipo de profesionalismo del equipo de trabajo de ese sitio.

Financiamiento del Sitio: Dado que el Internet es una herramienta de mercadeo masivo, es importante identificar las fuentes de financiamiento de los sitios de Internet. Al visitar un sitio que contenga banners publicitarios, debemos verificar que contenga las politicas de publicidad y de contenido publicadas para sus visitantes. Las políticas deben hacer énfasis en la separación entre las empresas que financian el sitio y el contenido del mismo. Es importante también identificar si las áreas de promoción y banners se encuentran aisladas del contenido del sitio. Un sitio que contenga enlaces o imágenes intercaladas dentro del contenido científico tiene una alta probabilidad de ser carente de objetividad. Aquellas pancartas deben estar correctamente identificadas como elementos externos al contenido del sitio.

Acreditación: La acreditación de los sitios de Internet es otra forma de evaluar la calidad del sitio y su contenido. Un sitio acreditado es sometido a ciertos criterios que promueven mantener la calidad del sitio, y todos los aspectos anteriormente mencionados. En los Estados Unidos, por ejemplo, las asociaciones médicas prestan sus logos para ser publicados en los sitios de Internet como sello de acreditación. Esta acreditación es dependiente a un proceso de evaluación del sitio, su contenido u otros servicios. Además, una remuneración económica debe ser cancelada a la asociación médica.

Registros Médicos Electrónicos (RME): una industria en constante crecimiento

Los sistemas digitales de registros médicos han existido desde hace varias décadas. Ante la creciente complejidad de la industria de la salud, y el volumen de información que se maneja en cada centro de atención, la necesidad de crear nuevas soluciones ha sido inminente.

Los sistemas médicos van desde sencillos calendarios de citas, listado de paciente, fichas clínicas, registro de procedimiento y medicamentos, hasta los sistemas de cobro y pago de las instituciones de salud y las compañias de seguro. Estudios realizados por el Gobierno de los Estados Unidos en 1999 estimaron que la industria de la tecnología de la salud alcanzaba los 10 billones de dólares, y que continuaría en crecimiento. (2). Frente a este campo lleno de oportunidades, empresas de todo tamaño han ingresado a este mercado promisorio. La Tabla N° 2 muestra las ventajas de su implementación.

Tabla N° 2. Ventajas de la implementación de Registros Médicos Electrónicos

VENTAJAS DE LA IMPLEMENTACIÓN DE REGISTROS MÉDICOS ELECTRÓNICOS
Mejora la educación continuada.
Mejorar el acceso a la información (imágenes)
Reducción de errores y mejora en la comunicación
Disminuye información redundante
Aumento en el tiempo de atención
Facilita la investigación
Aumenta la calidad de la documentación
Mejora la seguridad de los datos del paciente
Mejora la calidad de atención
Disminuye costos administrativos

Fuente: Slack, WV, 2001.

Hoy en día, a pesar de la alta oferta y demanda de sistemas electrónicos, estos sistemas de regístros médicos están lejos de ser eficientes. Múltiples limitantes, tanto tecnológicas como recurso humano, hacen difícil alcanzar un producto que satisfaga a los clientes completamente. Antes de implementar un sistema de registros electrónico en salud, debemos considerar estas dificultades que son:

Rechazo por parte del equipo de salud: Hace tres décadas, el proceso de incorporación de sistemas electrónicos en clínicas y hospitales inició, y una de las principales dificultades era el entrenamiento y la disposición del recurso humano en usar estos sistemas. Dado que era una nueva metodología, hacía sentir al equipo de salud que estos sistemas eran poco eficientes, y de difícil manejo. Por medio del uso de nuevas y modernas interfaces, que utilizan ratones electrónicos e imágenes, se ha disminuido este rechazo que antes existía. A pesar que esto fue una dificultad por muchos años para la implementación de esta tecnología, hoy en día se ha logrado hacer más cómoda la interacción del profesional con estos sistemas.

Para facilitar la interacción entre los profesionales de la salud y los sistemas implementados, se ha desarrollado el Sistema Natural de Procesamiento del Lenguaje. La razón radica en que los profesionales de la salud, quienes están acostumbrado a desarrollar su interrogatorio en papel y hacer anotaciones personalizada, consideran que implementar nuevos sistemas demora y dificultan los procesos. Ahora, estos sistemas permiten dictarle a la computadora lo que deseamos que se escriba en los registros. La computadora captura nuestro lenguaje natural y lo incorporará en los formularios sin necesidad de utilizar un teclado. Por otro lado, este sistema también ha logadro cruzar las barreras de los idiomas. Se ha utilizado en las entrevistas entre médico y el paciente que hablan diferentes idiomas. El Centro para Sistemas de Aprendizajes Computacionales (http:// ccls.columbia.edu/language.html) ha iniciado un proyecto que permite la comunicación entre médicos y pacientes que hablen algún dialecto árabe, alemán e inglés.

Costo de los sistemas: Los sistemas electrónicos tradicionales tienen un amplio rango de costo. Un sistema podría ir desde algunos miles, hasta el millon de dólares. Esto depende de la complejidad, seguridad y estabilidad del producto. Clínicas pequeñas y hospitales locales no tienen la capacidad de poder implementar sistemas complejos de registro de pacientes. Es por esto que dichas clínicas prefieren la implementación de sistemas desarrollados por programadores locales. Esto causa a su vez una dificultad para la implementación de un sistema electrónico único que pasaremos a mencionar más adelante.

Organización de los registros médicos: Este es uno de los principales puntos de controversia hoy en día. Los actuales sistemas de registro médicos han sido creados para usuarios específicos, y no con la posibilidad de compartir ni redistribuir la información de los pacientes. Dada las diferencias intrínsecas entre un departamento y otro (ej. Cuarto de urgencias y un departamento de odontología), los sistemas son distintos, con base de datos distintas, y muchas veces no son compatibles. Además, la mayoría de estos regístros están fraccionados dependiendo del médico que atiende el caso, o el departamento en donde es atendido el paciente, y no están ubicados en un repositorio central. Esto causa que la información no esté integrada, y que el personal de un departamento tenga dificultad en obtener la información relacionada al tratamiento y seguimiento que se le dio al mismo paciente en otro departamento de la misma institución. Desde el punto de vista de Informática, esto se debe a la falta de estructura o de estándares de comunicación y transmisión de la información.

Para solucionar éste y muchos otros problemas de estándares, la empresa Microsoft desarrollo en los últimos años el lenguaje XML (Extensible Markup Language) que promete ser el nuevo estándar para la transmisión de datos. Este formato permitirá la creación de programas que, aunque tengan diferente lenguaje de programación o distintas bases de datos, podrá interactuar entre ellas, y compartir información.(5)

La confidencialidad de la información: La confidencialidad de los registros médicos es otro punto importante que ha detenido el avance de estos sistemas. A pesar que para el paciente la transmisión de información clínica desde una institución a otra tiene enormes beneficios, no se ha logrado una red general de datos de pacientes. Esto se puede explicar tanto por el problema de la confidencialidad y el posible uso discriminatorio al paciente, como la falta de interés económico por parte de clínicas y hospitales privados. Esto hace que los registros médicos sean repetitivos en muchos casos. Exámenes, procedimientos y detalles de un caso no pueden ser obtenidos, y una nueva batería de exámenes deben ser solicitados en una institución diferente. Un ejemplo extremo podría ser un paciente que se presenta a diferentes clínicas durante la misma semana con dolor toráxico. La frecuencia y duración de los síntomas es un elemento importante en la toma de decisiones. En estos casos, el personal de salud sólo dependerá de un buen interrogatorio con el paciente; Y de hecho, no siempre se logra.

Varias soluciones al problema han sido sugeridas. Una solución es la implementación de dispositivos electrónicos que funcionen como "llave" a los repositorios centralizados de información de los pacientes. Un ejemplo de esto, son los "SmartCards", que permiten que la computadora del médico tenga acceso a los registros del paciente después que el paciente le provea de este dispositivo electrónico. Al incorporar este dispositivo USB en una computadora, permite la autenticación al ingresar a la base de datos. Por su puesto, problemas como la pérdida de la tarjeta viene a ser otro aspecto a resolver.

Ante tantos retos que enfrenta la informática para ser implementada en la práctica médica, es importante resaltar los objetivos de tales intentos. Basados en estos objetivos, estoy convencido que la medicina continuará integrándose con la tecnología, y los médicos lo incorporarán, aún más en su práctica diaria. Algunos de los objetivos son (5):

1. Agilizar el acceso al conocimiento y almacenarlo en un lugar accesible en cualquier situación, para disminuir la dependencia en la memoria y disminuir riesgos de errores.
2. Proveer al paciente de guías detalladas para mantener su salud desde cualquier lugar.
3. Disminuir la producción de registros en papel y de facturas; de esta forma, disminuir el costo administrativo y agilizar los procesos.
4. Mejorar la comunicación y monitorización con los pacientes.
5. Facilitar la colaboración entre los médicos en cuanto a educación y práctica profesional.

La tabla N° 3 muestra el proceso de implementación de los RME.

Tabla N° 3. Proceso de Implementación de los RME
Educar al personal
Verificación del sistema de datos correctos y completos.
Confirmación verbal.
Revisión de la información en pantalla.
Revisión de información en papel.
Copia doble o de seguridad

Fuente: Goldsmith, J, 2003.

ESTIMULO DE LA TECNOLOGÍA MÉDICA POR PARTE DE LOS GOBIERNOS

Los gobiernos juegan un papel indispensable en la implementación y desarrollo de sistemas de registros médicos. Dada la gran complejidad de estos sistemas, es indispensable que las normas y directrices sean claras para salvaguardar la condifencialidad y el uso que se le dé a la información de estos regístros. Además, la implementación de sistemas electrónicos provee grandes ventajas tanto organizativas, económicas y de calidad de atención. Es por esto que los Gobiernos de países desarrollados han iniciado la promoción de la implementación total de sistemas electrónicos. Como ejemplo, podemos citar las políticas de los Estados Unidos, en donde el gobierno normatizó la transmisión y uso de la información médica, tanto el uso por parte de las compañias de seguro, como el uso por parte de médicos y clínicas. La Ley conocida como Health Insurance Portability and Accountability Act (HIPAA) (1996), fue aprobada por el Congreso, sin embargo, el gobierno Federal no financió la transformación del sistema. Esto incurrió en un aumento del costo de la Salud por la inversión que se realizó para implementar dicha ley. (5) Esto demuestra nuevamente la complejidad tanto técnica como financiera que tiene la implementación de estos sistemas, y que todo aspecto debe ser evaluado cuidadosamente.

Si bien como proveedores de salud deseamos aumentar la eficiencia de nuestra práctica clínica, también deseamos que el acceso a la salud pueda ser financiada en todo momento por la población. Por eso, sugerimos una implementación de los sistemas de forma escalonada, y regulada por los gobiernos de cada país.

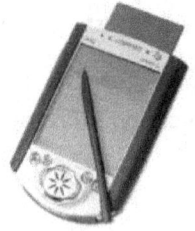 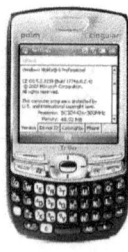 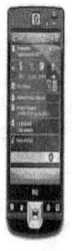 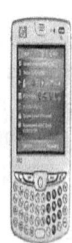

DISPOSITIVOS DE MANO (HANDHELD)

Las computadoras de mano o "hand-held" son una de las maravillas de la nanotecnología y la creación de procesadores cada vez más rápidos. Estas mini computadoras tienen diferentes dimensiones, diseños, dispositivos, accesorios, y sistemas operativos. Cada vez hay más opciones disponibles para un mercado en crecimiento. Los precios oscilan entre $150.00 hasta $1,000 dependiendo de la complejidad y la cantidad de dispositivos adicionales. Los más sencillos funcionan únicamente como agendas electrónicas, mientras que los más complejos pueden tener una infinidad de aplicaciones inalámbricas como: conexión Bluetooth, Wi-Fi, infrarrojo, GPS, y funciones de celular GSM. Antes de realizar su compra, debe conocer las generalidades de este producto para sacarle el mayor provecho a su inversión.

En la actualidad, hay dos principales computadoras de mano en el mercado. La primera son las Pocket PC (PPC), y la segundas son las Palm. Los Blackberry, también conocidos como SmartPhones, en realidad son teléfonos con aplicaciones incorporadas similares a las computadoras de mano. Por estar en otro grupo, no serán consideradas en este capítulo.

La mayoría de los profesionales de la salud utilizan el sistema Palm, ya que su precio es más bajo, y por la variedad de los programas disponibles. Por otro lado, los usuarios de PPC prefieren éstas por tener un sistema operativo tipo Windows, amigable, similar al de una computadora de escritorio.

Dada la restricción de programas disponibles, el personal de salud debe siempre verificar que el equipo a comprar lleve uno de los dos logos de la empresa Palm o Microsoft Windows. Esto le garantizará la compatibilidad de su dispositivo con la mayoría de los programas. En el Internet podrá encontrar innumerables páginas que contienen programas gratuitos tanto para sistemas Palm como para PPC. Puede visitar http://www.revistasmedicas.org/pda.php para ver un listado de estos sitios (Además, ver Tabla No. 4).

Tabla N° 4. FUENTES DE APLICACIONES PARA COMPUTADO-RAS DE MANOS.
CNET.com Facilita el acceso a la información extensa, la cual proporciona noticias, revisiones del producto y las descargas gratuitas para el piloto de Palm.
Verificación del sistema de datos correctos y completos.
HealthTech.com proporciona los programas, los cuales usted debe pagar para manejar la nutrición y el peso.
Handheldmed.com es una fuente de información para los médicos, los residentes, los estudiantes de medicina, y los profesionales del cuidado médico..
Healthypalmpilot.com proporciona una colección extensa de aplicaciones médicas de la Palm.
Para ver otros sitios: http://www.revistasmedicas.org/pda.php

Otro aspecto importante antes de escoger qué equipo comprar es ver qué equipos utilizan sus compañeros o colegas. Esto determinará la posibilidad de compartir el mismo programa, ya que los programas de Palm no pueden ser incorporados a Pocket PC, y viceversa. De tener un dispositivo distinto al de sus colegas, el compartir programas e información se hace casi imposible. De todas formas, hay elementos básicos que pueden compartirse entre dispositivos de diferentes marcas, sin embargo, no es tan sencillo.

Como mencionamos anteriormente, las funciones básicas de las computadoras de manos son de agenda electrónica. Todos los sistemas, independientemente del manofacturador, vienen con programas básicos de Notas, Lista de Contáctos, Calendario, Correo electrónico, Procesador de Palabras, Hojas de Cálculo, Visor de imágenes. Todas estas aplicaciones son versiones sencillas al compararlas con las versiones de computadora personal, sin embargo, usted podrá realizar la mayoría de las tareas que acostumbra a realizar con una computadora personal. La industria de los computadores de mano ha logrado estandarizar la información básica que generan estas aplicaciones. Por ejemplo, usted podrá transmitir sus contactos, su agenda, correos electrónicos, notas, y hasta archivos de un dispositivo Palm a un Pocket PC, y viceversa. La forma de transmisión dependerá de los dispositivos adicionales que su computadora de mano tenga. Dos computadoras de mano que tengan al menos un dispositivo de transmisión (BlueTooth, conección infraroja, IR, Wi-Fi) podrá intercambiar información.

Otra herramienta muy útil en cualquier medio es el sincronizador de datos. Esta herramienta le permite hacer una copia exacta del contenido de su computadora de mano y su computadora personal, y viceversa. Esto es altamente útil cuando nos encontramos en múltiples ambientes de trabajo. Por ejemplo, si en la mañana estamos en el hospital, luego vamos a nuestros consultorios, y después regresamos a la casa. Si en los tres lugares tenemos computadoras distintas, la información entre una y otra siempre sería diferente, y nuestros calendarios de un lugar serían distintos de los otros. Las computadoras de mano permiten descentralizar (sincronizar) la información de las computadoras a su dispositivo de mano y hacer que la información esté actualizada y disponible en los tres lugares de trabajo.

Para sacarle el mayor provecho y utilidad a su dispositivo, debe dedicar tiempo de lectura para conocer su dispositivo, y los programas disponibles. Para esto, diversos grupos han desarrollado guías para los usuarios disponibles en Internet. Estas guías le ayudará a escoger los programas diseñados para su dispositivo, y le dará un pantallazo comparativo entre programas que realizan las mismas funciones.

Hay también programas gratuitos que usted podrá utilizar. Con la nueva filosofía de "Open Source" o Fuentes libres, usted podrá instalar, utilizar y hasta modificar estos programas para ajustarlos a sus necesidades. Por otro lado, productos comerciales también pueden ser probados gratuitamente por un periodo de tiempo. Los repositorios de programas de Fuentes Libres y de prueba más utilizado son: http://www.sourceforge.com y http://www.download.com. Estos dos sitios le permitirán evaluar los programas sin incurrir en gastos ni riesgo para su bolsillo.

Las computadoras personales también son muy útiles manejando información clínica. En la actualidad, hay programas para llevar notas de los pacientes que contienen todo el interrogatorio completo. Por su puesto, cuando tenemos mucho trabajo, pero poco tiempo en un hospital, es casi imposible llenar esta información. Sin embargo, para aquellos que que realizan encuestas e investigaciones, una computadora de mano le permitiría registrar los datos en formularios y bases de datos electrónicas inmediatamente. La información de los pacientes capturada por el dispositivo puede ser guardada, y transformada a bases de datos (ej. HandBase). Esto le permite exportar, analizar y luego interpretar los datos obtenidos. Podríamos decir que los formularios de recolección de datos estarán disponibles siempre que tenga una computadora de mano.

Programas diseñados para especialistas de la salud (ej. Médicos cardiólogos, enfermeras de hemodiálisis, residentes, etc.), también están disponibles. Sin embargo, identificar qué programa se ajusta a nuestras necesidades particulares es el punto clave. Para ello, debemos leer detenidamente los manuales antes de instalar la aplicación, o podemos ir directo a instalar las versiones de prueba. Es recomendado hacer una selección cautelosa del programa a instalar en su computadora de mano. Si uno instala demasiados programas, y luego los desinstala, el computador podría tener comportamientos inusuales. Es por eso que recomendamos leer detenidamente la descripción del programa antes de instalarlo.

También existen programas de cálculo de parámetros e índices (ej. Índice APACHE, administración de electrolitos intravenoso, etc.). Cálculos que tomaban varios minutos, ahora pueden hacerse en segundos, evitando así también el factor de error humano. (6)

REDES Y PLATAFORMAS DE EDUCACIÓN

Educación a Pacientes y sus Familiares

Estamos en la era de la información. Los médicos y personal de la salud, ya no son los únicos que tienen acceso al conocimiento. Con los avances en la comunicación y el Internet, los pacientes tienen acceso a la misma información que los médicos. Una consulta tradicional donde el paciente escuchaba silenciosamente es historia del siglo pasado. Hoy en día, los pacientes hacen preguntas detalladas, debaten y cuestionan toda recomendación; y muchas veces, ayudan a actualizar a quien los atiende con lo último publicado (aunque no provenga de la revista académica de moda). En cierto modo, esta situación es muy buena para nuestros pacientes, sin embargo, representa un nuevo reto para el equipo de salud.

Sitios dedicados para educar a pacientes y familiares sobre sus enfermedades, tratamiento y pronóstico han invadido el Internet. Lugares como: MedInfo (medinfo.co.uk), el AMMA (www.amma-assn.org), Family-Doctor (familydoctor.org), y la Asociación Americana contra la Diabetes (Diabetes.org) son algunos de los sitios más famosos.

Uno de los sitios más visitados dirigidos para pacientes y sus familiares es el sitio creado por el American Heart Association (HeartPub), que contiene videos, entrevistas, documentos, guías, y hasta programas gratuitos para los pacientes. Gracias al Internet, nuestros pacientes pueden tener acceso a estos recursos desde la comodidad de sus hogares. Facilitarles a sus pacientes un listado de recursos confiables contribuirá a una buena adherencia a su tratamiento. En países desarrollados, el referir a sus pacientes a sitios electrónicos donde puedan encontrar más información se ha convertido en una rutina dentro de la práctica médica.

METABUSCADORES DE INFORMACIÓN ACADÉMICA

Como fue presentado en una sección anterior, la Informática Médica ha tenido un gran impacto en la forma en que los profesionales de la salud hacen investigación y búsqueda bibliográfica. La búsqueda de conocimientos ya no se realiza en aulas de clases, ni en bibliotecas físicas. Estas fuentes de conocimiento se han incorporado en la supercarretera de Información. Un excelente ejemplo es el conocido sitio PubMed-Medline (ver capitulo 3) de la NIH. Ésta gran base de datos inició como herramienta para búsqueda dentro de bibliotecas locales, y utilizado por personal entrenado. No fue hasta que Bleich impulso la idea de "PaperChase", que permitía a usuarios de biblioteca hacer búsquedas globales en la base de datos de MEDLINE. De esta forma inició una gran revolución del conocimiento Clínico y biomédico, dando paso al crecimiento de la industria de la publicación en línea.(7) Algunas de las ventajas de tener su revista publicada en internet están enlistadas en la Tabla No 5.

Tabla N° 5. Ventajas de utilizar Internet para publicación de Información Médica
Tiempo de publicación menor.
Disminución de costos de impresión y distribución.
Revisión rápida y redistribución instantánea.
Facilidad de autoría en conjunto.
Identificación de déficit en temas.
Capacidad de multimedia.
Mejora acceso al material.
Herramientas de búsqueda disponibles.
Reduce costos de subscripción y almacenaje.

Fuente: Méndez, JD, et al. 2003.

En Latinoamérica se han creado bases de datos similares. Podemos mencionar la Biblioteca Virtual en Salud (BVS) (ver capitulo 3), promovida por la OPS. Esta iniciativa no sólo incluye documentos académicos, pero permite la publicación y la búsqueda de material académico como pancartas, panfletos, imágenes y demás. El sitio de Internet ww.revistasmedicas.org también ofrece un listado de revistas regionales con su resumen y documentos completos. Su principal función es proveer a los comités editoriales de revistas de un sistema para la publicación de sus materiaes. Otra base de datos latinoamericanos es la Biblioteca Virtual Latinoamericana (BVL). Esta base de artículos creada por estudiantes de medicina tiene como objetivo publicar artículos académicos estudiantiles. Por último tenemos el sitio www.FreeMedicalJournals.com, que ha tenido un increible auge en los últimos 5 años. Este sitio web privado ha logrado incorporar decenas de revistas importantes alrededor del mundo (8).

Nuevas redes para la cooperación
y educación a distancia

El Internet ha sido una herramienta indispensable en cuanto a la revolución del conocimiento. Ha permitido en menos de 20 años lograr la cooperación de forma instantánea, y hacer accesible el conocimiento desde la comodidad de nuestros hogares. Sin embargo, la información publicada en el Internet es abrumadora y poco depurada. Es por eso que múltiples esfuerzos están siendo realizados para crear redes paralelas con objetivos académicos y de investigación.

Redes como la vBNS (very-high-performance Backbone Network Srvice), iniciativa de la Fundación Nacional de la Ciencia de los Estados Unidos y la empresa Telecomunicaciones MCI, fueron las primeras redes dedicadas exclusivamente a temas académicos. Esta red fue el prototipo para el Internet2 y el Internet de Nueva Generación (NGI) por ser de alto redimiento y gran ancho de banda. Dado que el Internet2 y NGI son los más destacados, pasaremos a describirlos brevemente. (9)

Internet2

El Internet2 es una nueva red, muy similar al actual Internet. Está enfocada a agrupar instituciones de educación e investigación, y hacer la colaboración entre estas instituciones un procedimiento rutinario. Internet2 está formada por más de 200 universidades norteamericanas, 70 corporaciones, 45 agencias gubernamentales, laboratorios entre otros. Han utilizado el modelo de Consorcio, sin fin de lucro que le ayuda a garantizar el enfoque académico de la red. (9,10)

Entre los aspectos técnicos de esta red, tenemos que han podido mejorar la velocidad de comunicación, la seguridad y la estabilidad de las conexiones. Estas ventajas permiten implementar la colaboración de forma más eficiente. La alta velocidad de la red también permite que las video conferencias sean más fluidas y con una alta calidad de las imágenes. Por otro lado, los protocolos de conexión han sido modificados para ser más seguros, con autenticación de cada conexión.

Entre los grupos cooperando en Internet2, podemos mencionar a MedMid (http://middleware.internet2.edu/medmid/), quienes están desarrollando una plataforma segura de comunicación y autenticación para el acceso a material educativo médico.

Entre los ejemplos de otros grupos que han iniciado proyectos en Internet2 tenemos: Cirugía Ortopédica, Radiología, Medicina Cardiovascular, Educación en las Ciencias de la Salud, Seguridad en las Ciencias de la Salud, Medicina Veterinaria.

Internet de Nueva Generación

El Internet de Nueva Generación fue una iniciativa del Gobierno Federal de los Estados Unidos en 1996, bajo la administración del Presidente Clinton. Tiene los mismos objetivos del Internet2. Esta red pretende alcanzar 1,000 veces la velocidad actual del Internet regular. Estaremos hablando de alrededor de un Terabit de información por segundo. Esto permitirá la creación de nuevas tecnologías y programas para el área de la salud. El costo de subscripción alcanza los 100,000 USD anuales, por contratos de 3 a 5 años. Su estructura consta de múltiples subredes creadas por diversos grupos. Su implementación ha sido dividida en múltiples partes, y diversas organizaciones (privadas y sin fines de lucro) estan involucradas. (9,10)

Los objetivos del Internet de nueva generación están divididos en 3 fases. La primera fase tiene como objetivo el llevar a cabo experimentos con diversas tecnologías en redes que aseguren la estabilidad, permitan la identificación de servicios a prestar, aumentará la seguridad de la comunicación, y determinará la capacidad de comunicación en tiempo real. Esta primera fase implementada por DARPA (Defense Advanced Research Projects Agency) pondrá las bases tecnológicas para las aplicaciones de las fases 2 y 3.

La segunda fase coordinada por NSF y vBNS, permitirá que el Internet de Nueva Generación solucione las dificultades relacionadas con cambios de velocidad de transmisión, e incompatibilidad de los modelos de servicios a implementar. Al final de esta segunda fase, se desea tener 100 instituciones académicas, federales y de investigación conectada a velocidades que alcancen velocidades 100 veces mayores que la del Internet Regular. Las conexiones extranjeras serán administradas a través de la red vBNS, que entrarán por medio de la vía de acceso que se encuentra en Chicago (STAR-TAP Access Point).

El Internet de Nueva Generación también tiene como objetivo el colaborar con el Internet 2. Para lograr esto. La Fundación Nacional de Ciencias de los Estados Unidos jugará un papel importante para solucionar los problemas de inter conectividad entre las dos redes. En esta segunda fase, también se realizarán estas pruebas y aplicaciones especiales. (11)

TeleSalud

El Instituto Nacional de la Salud de los Estados Unidos inició una serie de iniciativas para la investigación e implementación de la telemedicina en la década de los 90. Algunos de los proyectos financiados eran enfocados a necesidades inmediatas de ese país. Los proyectos incluían programas para la atención a distancia de pacientes en islas, montañas, pacientes recien nacidos de alto riesgo, y projectos de transmisión de signos vitales desde ambulancias a hospitales. (10)

El futuro de la Telemedicina es muy promisorio. Ese interés ha permitido la creación de comunidades para la coolaboración en este campo. Un ejemplo es el sitio Intercambio de Información en Telemedicina (http://tie.telemed.org/default.asp). Este sitio permite ver los recientes avances de la comunidad, projectos, y encontrar referencias bibliográficas en telemedicina.

La siguiente tabla muestra problemas comunes al implementar Telemedicina

Tabla N° 5. PROBLEMAS COMUNES AL IMPLEMENTAR TELEMEDICINA
Problemas de velocidad de transmisión de datos.
Dificultad para describir. hallazgos vía teleconferencia.
Limitaciones de licencias en otros países o regiones.
No existe protección o seguro de mala práctica.
Falta de soporte técnico completo.
Falta de una cultura tecnológica en el personal de salud.
Falta de implementación de protocolos de uso diario.
Pacientes no dispuestos a participar.

Diagnóstico asistido por computadora

La informática también ha incrementado el poder de métodos de diagnóstico rutinarios. Un ejemplo es el cambio de la tomografía computarizada o la resonancia magnética, las cuales han incoporado computadoras con capacidad de crear imágenes tridimensionales, dando detalles sobre estructuras y órganos de una forma jamás vista. (5)

No solamente la informática ha transformado la atención tradicional, sino que ha provisto de herramientas para consolidar las bases de la Medicina Personalizada y Genética. El futuro de la medicina va dirigido a una atención individual, ajustando los métodos diagnóstico, tratamiento y pronóstico de los pacientes en base a su genoma. Para llegar a ese grado de avances y complejidad, miles de genomas deben ser secuenciados y analizados. Sin el uso de herramientas informáticas sería imposible lograr esto.(5)

El projecto "1,000 Genome Project" desea crear una enorme base de datos con las variaciones genéticas del humano. Su objetivo es secuenciar al menos 1,200 genomas alrededor del mundo. Esto permitirá la creación de un nuevo mapa del Genoma humano, que aumentará aún más la resolución o calidad jamás alcanzada. A demás, permitirá hacer más inferencias entre modificaciones del genoma y decenas de enfermedades. (www.1000genomes.org) (12)

Monitoreo a Distancia

Los avances de la tecnología, específicamente en telecomunicaciones, ha permitido implementar viejas herramientas de monitoreo de forma remota. El ejemplo más práctico y sobresaliente es el uso del electrocardiograma a distancia. Desde hace aproximadamente 20 años, se inició la tele-electrocardiografía utilizando líneas telefónicas convencionales. Sin embargo, con la creación de redes digitales inalámbricas se ha logrado llevar esta tradicional herramienta diagnóstica a un nuevo nivel. En la ciudad de Filadelfía, USA, podemos encontrar a la empresa CardioNet, quienes proveen servicios de transmisión de electrocardiogramas desde la ubicación del paciente, hasta los centros hospitalarios locales, en donde cardiólogos entrenados pueden hacer las lecturas. La empresa llevó esto, aún más allá al dedicar unas líneas inalámbricas para transmitir sonido y comunicarse audiblemente con los pacientes en caso de una urgencia. (5)

Por otro lado, en la ciudad de Norfold, Virginia, el sistema de salud Sentara ha incorporado un sistema de monitoreo de pacientes de cuidados intensivos de cuatro distintos hospitales. Según los reportes, un solo médico intensivista de turno es capaz de monitorear hasta 40 pacientes de forma remota. Sus estadísticas indican que el costo de la atención ha disminuido, además de una reducción del 25% en la mortalidad. Su objetivo final es de incrementar el número de pacientes hasta 200 por médico intensivista de turno. Esto parece ser arriesgado; sin embargo, el tiempo determinará la eficiencia de estos sistemas.(5)

El futuro del monitoreo remoto está en la creación de nuevos dispositivos que puedan monitorear constantemente la salud de los pacientes estando ellos en la comodidad de sus hogares. Un ejemplo sería el dispositivo Sweter inteligente. Este dispositivo ha sido diseñado como una pieza de vestir regular, con sensores distribuidos en el tórax y dorso, para monitorear diversos signos vitales. Otro ejemplo más extremo es "La casa inteligente", la cual sería un hogar cuidadosamente diseñado, con sensores que tendrían la misma utilidad, sin embargo, monitorearía al paciente en cualquier lugar sin necesidad de cables o sensores ajustados al cuerpo.

Cirugías Remotas

Uno de los primeros intentos exitosos de cirugía a distancia se realizó en la Universidad de Nueva York en 1999. Ahí se llevó a cabo una cirugía a distancia, en la cual el médico se encontraba en esta ciudad, mientras que su paciente esperaba en Strasbourg, Francia su colecistectomía. La cirugía consistió en un procedimiento laparoscópico utilizando video y conexiones robóticas. (5)

Esta misma tecnología está siendo utilizada para la educación. La creación de estructuras virtuales junto a la robótica, está permitiendo a los médicos entrenar y simular todos los pasos y complicaciones de una cirugía real.

El 11 de julio de 2000, la FDA (Food and Drug Administration) de los Estados Unidos aprobó el primer dispositivo completo para cirugías robóticas llamado DaVinci Surgical System. Este sistema permite realizar cirugías en el sitio y remotas, con la asistencia de un computador y de brazos mecánicos que aumentan la precisión del procedimiento. (www.mdnationwide.org)

Otra utilidad relacionada con Tele-cirugía ha sido la atención médica a soldados que se encuentran en lugares distantes en áreas peligrosas. Esto también reduce la exposición del equipo médico y acelera la evaluación del paciente, aún en un área hostil.

NUEVAS APLICACIONES INFORMÁTICAS EN SALUD

La informática en el modelaje de nuevos medicamentos

La industria farmacéutica ha logrado aplicar los conceptos de informática para disminuir el tiempo que toma descubrir medicamentos, y disminuir los costos de igual forma.

La mayoría de las sustancias sintéticas para crear posibles medicamentos pueden ser modeladas digitalmente, permitiendo así evaluar su interacción con la proteína blanca antes de ser sintetizada. Esto reduce el tiempo de identificación de nuevas sustancias de años a meses.

El modelaje de proteínas permite evaluar propiedades de forma virtual. Algunas propiedades a evaluar pueden ser: carga de los aminoácidos y su distribución, forma de la molécula, grupos químicos, superficies de acople, solubilidad. Todas estas propiedades afectan de una forma u otra la función del nuevo fármaco. Antes de probar miles de candidatos, las compañías pueden utilizar sus programas para elegir los mejores candidatos para luego probarlos en estudios pre-clínicos.

Bioinformática y Genómica: Base para las investigaciones en Ciencias Biomédicas

Desde que James Watson y Henrry Crick descubrieron la naturaleza y estructura del código genético, ha ocurrido una serie de cambios en el entendimiento de la salud y enfermedad. Con este descubrimiento se demostró que la información almacenada en el genoma es muy similar al código binario, y representa el lenguaje del núcleo "procesador" de la célula. En el año 2000, la secuenciación del genoma humano fue un evento tan importante como su descubrimiento, y la simple razón es que permitió la construcción de herramientas de informática, capaz de analizar y comparar su contenido. La secuenciación de cualquier genoma no hubiese tenido importancia sin herramientas de análisis y comparación. De hecho, el mismo procedimiento de secuenciación y ensamble de más de 2 billones de pares de nucleótidos no se hubiese podido realizar sin las herramientas bioinformáticas.

Al hacer pública la información del genóma, se permitió una explosión en la industria de la tecnología para desarrollar nuevos aparatos, instrumentos, y aplicaciones informáticas para su analisis. La variedad de aplicaciones es inmensa, y varían dependiendo de los objetivos de la investigación, o de la fuente de información. Por ejemplo: si estamos trabajando con un genoma, podremos encontrar herramientas para identificar proteinas existentes, o proteínas hipotéticas. Por otro lado, podemos identificar los intrones de una secuencia, o las regiones que codifican para un sitio activo de una proteína. Sin embargo, si trabajamos con enormes volúmenes de información con los generados por un micro arreglo, necesitaremos una serie de utilidades completamente diferentes. Un micro arreglo es un ensayo molecular donde se utiliza una lámina de 1cm x 1cm (generalmente) que contiene millones de cámaras. Cada una de estas cámaras contiene una proteína o mRNA única previamente conocida. Estos micro arreglos permiten realizar un millón de experimentos, al mismo tiempo para generar un perfil del contenido de proteínas o mRNA, dependiendo de lo que se este utilizando. Como mencionamos anteriormente, esto representa una enorme cantidad de información; y mucho más cuando este experimento se realiza repetitivamente.(13)

Otros ejemplos en donde se requiere la asistencia de herramientas de bioinformática es cuando se desea encontrar semejanzas o secuencias homólogas. Herramientas como BLAST (Basic Local Alignment Search Tool) permiten alinear dos secuencias para identificar su similitud. Esta herramienta será descrita con mayor detalle en la siguiente sección.

La tecnología continúa avanzando a tal punto que se desea lograr la secuenciación de grandes cantidades de genomas que representen a sociedades enteras. Esta cantidad de información que podría generar hasta 100 Terabytes de información requiere de herramientas de informática que aún no han sido desarrolladas. La medicina personalizada dependerá de este tipo de herramientas que permitan identificar nucleótidos relevantes al comparar genomas de pacientes sanos con el de pacientes enfermos. Esta visión no está muy lejos de convertirse en realidad. Como mencionamos anteriormente, el Proyecto "1,000 Genome Project" desea secuenciar más de 1,000 genomas humanos de diferentes fuentes alrededor del mundo. Esta masiva cantidad de información permitirá hacer comparaciones entre genomas de personas sanas y enfermas. Aumentará la resolución para la detección temprana de enfermedades, y abrirá el compás para la búsqueda de nuevas curas, aún no logradas. Todo este análisis se hará utilizando herramientas de bioinformática.(12)

Aplicaciones clínicas orientadas al tratamiento, diagnóstico y determinación del pronóstico de los pacientes ya están comercialmente disponibles. Un ejemplo muy común es la detección del gen mutante BRCA1 para el diagnóstico y tratamiento preventivo del Cáncer de Máma.(14). Otro ejemplo muy actual es la secuenciación del virus del VIH en pacientes infectados, buscando la firma genética de una especie resistente a tratamiento. Esto permite utilizar el coctel más apropiado contra el virus mutante a compatir. (5)

La transición del Médico: La genómica como nueva herramienta clínica

Como médico tradicional, educado bajo la doctrína creada hace cientos de años, se hace muy difícil visualizar los cambios que vendrán al hacer accesible estas herramientas de bioinformática a todo nivel educativo. La educación tanto escolar como universitaria será transformada progresivamente, incorporando herramientas que actualmente consideramos ajenas, a un currículo cotidiano. Un ejemplo de esto es la organización JCVI (J Creig Venter Institute), que tiene como objetivo aumentar la educación a nivel escolar en áreas de tecnología de las biociencias.(15) Esta transición tomará algo de tiempo, sin embargo, ya podemos observar cómo, desde muy temprano, estudiantes de escuela secundaria en Norteamérica son entrenados en metodologías como PCR, electroforesis, y ahora, bioinformática y genómica.

Aunque la transición sea lenta, el impacto en la salud de nuestra población será dramática. Preparar a los jóvenes médicos en utilizar estas herramientas, es vital en las necesidades de un mundo cambiante.

De hecho, el sitio PubMed, el cual conocemos en Latinoamérica por tener cantidades increíbles de literatura médica, también contiene información de genomas, genes, proteínas y demás. Considero que la formación de nuevos profesionales de la salud debe incluir el manejo de todas estas bases de datos, y no ser restringida al material literario. Además, es indispensable incluir experiencia laboratorial en cuanto a temas del Genoma para prepararlos para los nuevos retos y novedades tecnológicas que están apareciendo.

Biología de los Sistemas: Un punto de vista Holístico

La forma de resolver los problemas en las ciencias biomédicas ha cambiado en los últimos años. El concepto de Biología de los Sistemas o Systems Biology, que estudia cada aspecto dentro de su contacto global, incluyendo todos los niveles al mismo tiempo, ha requerido la utilización de nuevos abordajes. Anteriormente, investigadores dedicaban toda su vida a la investigación de un gen, o de una proteína. Ahora, herramientas como los micro arreglo permiten evaluar millones de genes al mismo tiempo en dirección opuesta a lo tradicional. Estas nuevas herramientas permiten identificar genes y secuencias desconocidas que están relacionadas con la condición investigada.

Anteriormente se creía que únicamente las funciones celulares estaban reguladas a nivel proteico; sin embargo, nuevos descubrimientos han evidenciado una interacción constante entre diversos niveles. A nivel del Genoma, la participación de modificadores (metiladores, acetiladores, por ejemplo) juegan un papel importante en la regulación del la expresión genética. Esto se conoce como Código de las Histonas (del inglés Histone code). Las modificaciones en genoma se traducen en un efecto en la expresión genética.(13)

Por otro lado, el descubrimiento de nuevas funciones de los mRNA ha permitido crear nuevas teorías del origen de los genomas. Una de las teorías en boga es que el primer genoma fue derivado de un mRNA. Por otro lado, el hallazgo de mRNA con propiedades catalíticas y auto-catalíticas abre el compás para nuevos tipos de regulaciones. Adicional a esto, el descubrimiento de los MicroRNA (miRNA), que son porciones de RNA incorporados en el genoma, que son complementarios a genes existentes, y que permiten la destrucción controlada de los niveles de mRNA.(13)

La proteómica se hace cada día más evidente con los nuevos avances en espectrometría de masas, que permiten identificar proteínas, basado al peso molecular de sus fragmentos. Los resultado del peso molecular de los fragmentos es comparado con bases de datos de proteínas ya conocidas para determinar un perfil, y así definir la identidad de la proteína. Esta ciencia ha avanzado grandemente en los últimos años, y ha logrado colocar espectrómetros en hileras, a tal punto de poder determinar la secuencia de una proteína.

Una disciplina reciente es la Proteogenómica, que pretende utilizar la bioinformática, el genoma para hacer más precisa la información derivada de la Proteómica. La información que tenemos de proteínas es limitada, y los datos publicados hasta el año 2007 fueron adquiridos utilizando metodologías menos exactas que las actuales. Esta disciplina promete poder "corregir" los registros de secuencias proteínicas ya publicadas, y hacerlas más exactas.(15)

El micro arreglo es una novedad de la micro-tecnología, que ha permitido aplicar herramientas utilizadas para confeccionar micro chip para identificar niveles de expresión de genes. El concepto del micro arreglo se basa en la capacidad del RNA de hibridizarse con una secuencia complementaria. Para eso, se diseña un "chip" de 1 cm^2 de superficie, y se colocan hasta millones de oligonucleótidos conocidos. El contenido celular (RNA) es colocado sobre este chip, y únicamente el RNA celular complementario podrá mantenerse adherido a la superficie. Dado que el RNA celular es marcado previamente, es posible determinar la identidad y concentración relativa del RNA o Transcriptoma. Esta información se traduce en una firma o perfíl celular única, y permite realizar correlaciones para determinar el efecto de una sustancia o droga en prueba.

Herramientas Bioinformáticas básicas

NCBI, por sus siglas en inglés (National Center of Biotechnology Information) contiene más que información literaria. Este sitio también incluye múltiples herramientas básicas y bases de datos para hacer estudios del genóma, proteoma, y transcriptoma.

Este sitio presenta en una forma muy bien organizada diversas bases de datos que permite hacer búsqueda detallada y de forma instantánea. Las bases de datos en su totalidad (http://www.ncbi.nlm.nih.gov/sites/gquery?itool=toolbar) están entrelazadas por números únicos conocidos como número de accesos. Esto permite poder navegar entre una base de datos y otra, siempre y cuando estén relacionadas. La información de cada registro está acompañada de datos adicionales conocidos como anotaciones. Estas anotaciones son detalles de cada registro, los cuales son verificados y filtrados para mantener una alta calidad de la información.

Como mencionamos anteriormente, una gran ventaja es el poder navegar dentro de las bases de datos. Un ejemplo podría ser al visitar un registro de un Gen. Este gen contiene enlaces que lleva al visitante a una información general del organismo del gen, como también puede llevarlo a detalles de su filogenia, detalles y secuencia de la proteína, o a listado de proteínas homólogas. Todo esto sólo con un clic en el enlace indicado.

NCBI tiene múltiples herramientas básicas de genómica y proteómica. Entre estas herramientas tenemos: BLAST, Nucleotide Sequence Analysis, Protein Sequence Analysis, Molecular Structure Analysis, Genome Analysis y Gene Expression Analysis.

Sólo como un pequeño ejemplo, deseamos describir el papel importante que tiene la bioinformática en la medicina. El mejor ejemplo es la utilidad en cuanto a monitoreo del virus de la Influenza. En abril de 2009, México declara tener una pandemia de un virus Influenza tipo A. Este virus, hospedero natural de aves ha provocado múltiples pandemias a través de la historia. En todos los casos, ha costado la vida de miles de personas. Este salto del virus de un organismo (aves, cerdos) al humano tiene sus bases genéticas y puede ser explicada al conocer su genoma.(16)

El virus de la Influenza A contiene 8 segmentos de DNA. Cada segmento codifica para una proteína que realizan diferentes funciones en la entrada, replicación, ensamblaje y salida de la partícula viral. Normalmente estas partículas sólo pueden infectar células del tracto respiratorio de aves dado que el tejido epitelial de las aves está envestido de un oligosacáridos específico. Las proteínas que son utilizadas para la infección reconocen este carbohidrato, que sirve de estímulo para la infección. Sin embargo, a través del tiempo, modificaciones puntuales y reorganización de los genomas del virus permiten la formación de una nueva partícula capaz de reconocer otros polisacáridos. (16)

En el ejemplo del Virus de la Influenza A HINI, había logrado infectar al cerdo y permanecer en él por décadas. El cerdo tiene la propiedad especial de contener oligosacáridos semejantes al humano y al ave al mismo tiempo. Esto hace que el cerdo sea el "envase de mezcla" ideal para que el genoma de virus humanos y el aviar sufrieran una recombinación de sus segmentos, formando así una sepa capaz de saltar a su nuevo hospedero, y con nuevas características. (16)

Esto fue determinado gracias al uso de la bioinformática. Dado que los genomas que son de origen aviares, porcinos y humanos son conocidos, se logró aislar el virus HINI, y se utilizó herramientas para realizar alineaciones de los genes (ej. Herramienta Blast, ClustW, etc.). Esto fue útil para la identificacion de regiones similares a virus de aves, y mucho más similares a versiones porcinas.

Esta misma metodología puede ser utilizada para el monitoreo del comportamiento del virus. Sepas que contienen características genómicas de resistencia a medicamentos o alta virulencia son atacadas con mayor ímpetu por los departamentos de salud.

Conclusión

La informática ha logrado cambiar nuestra forma de practicar nuestras profesiones. Se ha convertido en un instrumento tanto de diagnóstico, como de estudio e investigación. En cuanto a su implementacion, tomará algún tiempo hasta que pueda ser utilizado con mayor frecuencia. Actualmente, está ocurriendo un cambio cultural progresivo que permitirá hacer de la informática un instrumento indispensable. Es importante destacar que la informatica seguirá siendo una herramienta más. Sin embargo, se convertirá en un intrumento tan importante como un estetoscopio o martillo de reflejos.

El papel de la informática en la educación nos garantizará que estemos preparados e informados de los avances y actualizaciones de nuestro campo. Ante una sociedad tan demandante, y ante la responsabilidad de proveer la atención correcta a nuestros pacientes, es necesario el avaluar nuestras fuentes de información, e incorporar esta herramienta para el estudio rutinario.

En cuanto a investigación, la informática seguirá siendo utilizada para maximizar el potencial de descubrimiento de nuevos medicamentos, profundizar en los mecanismos de enfermedad, y dar luces a tantas preguntas sin respuesta en nuestra actualidad. Mientras existan preguntas complejas en salud imposibles de resolver mentalmente, existirá la necesidad del uso de la informática en las investigaciones relacionadas a la salud.

Referencias

1. Hebda T, Czar P, Mascara C, *Informatics for Nurses and Healthcare professionals*, 3rd ed, Pearson. 2005.
2. United State 103d Congress, *Protecting privacy in computerized medical information*, Washington, DC. US Congress, 1993, Sep.
3. Neupert P, Mundie C, Personal health management systems: applying the full power of software to improve the quality and efficiency of healthcare, Health Aff,. 2009:Mar-Apr;28(2), p. 390-2..
4. Enrico C, Information Economics and the Internet, J Am Med Inform Assoc. 2000:May–Jun:7(3), p. 215–221.
5. Goldsmith J, *Digital Medicine: Implications for healthcare Readers*, Health Administration Press, 2003.
6. McPherson, F, *How to do everything with your Pocket PC*, 3rd Ed. 2003.
7. Slack, WV., *Cybermedicine: How computing empowers doctors and patients for better care*, Jossey-Bass, 2001.
8. Jorge D. Méndez R., Ariel Pérez M., Kenny de Gracia, Informática médica: revolución digital en la educación médica panameña. Revista Médico Científica 2003(16):2.
9. Mary Kratz, et. al, NGI and Internet2: Accelerating the Creation of Tomorrow's, [monografía en el Internet] Amsterdam, IOS Press, 2001 Internet: *http://lhncbc.nlm.nih.gov/lhc/docs/published/2001/pub2001038.pdf*
10. Internet 2 Official Website: Internet: *http://www.internet2.edu*, 2009.
11. Whiptech.com [Sitio de Internet], Houston: Next Generation Internet; 2007. Internet: *http://www.whiptech.com/computer.future/next.gen.html*.
12. 1000Genomes.org [Sitio de Internet], USA: A Deep Catalog of Human Genetic Variation, Internet: *http://www.1000genomes.org/page.php*. 2008.
13. Brown TA, Genomes 3, New York: Garland Science Publishing, 2002.
14. Gómez García EB, et. al, A method to assess the clinical significance of unclassified variants in the BRCA1 and BRCA2 genes based on cancer family history, Breast Cancer Res. 2009(11):1.
15. JCVI.org [Sitio de Internet] Rockville: J. Craig Venter Institute - Educational Program, Internet: *http://www.jcvi.org/cms/ education/overview/*, 2009.
16. Cox NJ, Black RA, Kendal AP., Pathways of evolution of influenza A (H1N1) viruses from 1977 to 1986 as determined by oligonucleotide mapping and sequencing studies, J Gen Virol, 1989(70), p. 299-313.

PARTE V:

ANEXOS

DENGUE HEMORRÁGICO COMPLICADO CON PANCREATITIS AGUDA

(Publicado en la Revista Médica de Panamá)

Correa R*, Garcia E†, Barrios J**, Ortega C‡, Prado V§, Marchena L*, Armién B*.

* Médico Investigador del Instituto Conmemorativo Gorgas de Estudios de la Salud.
† Médica Infectóloga del Hospital Santo Tomás
‡ Estudiante de XI Semestre de la Carrera de Medicina de la Universidad de Panamá
§Médico Interno del Hospital Rafael Estévez, Aguadulce.
** Médico Internista del Hospital Santo Tomás

Correspondencia
Ricardo Correa
Instituto Conmemorativo Gorgas de Estudios de la Salud
Tel: (507) 572-4838
Email:riccorrea20@hotmail.com

Resumen

El dengue es la enfermedad aguda transmitida por artrópodos que recientemente se ha convertido en un problema mayor de Salud Pública a nivel mundial. Frecuentemente se presenta con fiebre, cefalea, dolor retroocular, mialgia, artralgia, náuseas, vómitos y rash.

Se presenta al Hospital Santo Tomás una paciente femenina de 37 años, sin antecedentes médicos previos conocidos, con dolor abdominal súbito localizado en epigastrio y en hipocondrio izquierdo, de tipo quemante que se irradiaba a la espalda. Cinco días antes de este evento, la paciente inicia con fiebre, escalofríos, cefalea, dolor retroocular, mareos, artralgia, hiporexia y astenia. En el cuarto de urgencias se le hace el diagnóstico de pancreatitis aguda razón por la cual es hospitalizada. Al examen físico se aprecia gingivorragia y los laboratorios de ingreso se observa leucopenia con trombocitopenia lo que hace sospechar infección por Dengue. Esta infección es confirmada por estudios serológicos. Se maneja la paciente con tratamiento de soporte y su sintomatología desaparece. Se le da egreso al noveno día de hospitalización sin ninguna secuela. Se cierra el caso como dengue hemorrágico complicado con pancreatitis aguda.

La pancreatitis aguda sintomática es una manifestación rara de la infección por el virus dengue.

La presencia de dolor abdominal en un paciente que presenta un cuadro sugestivo de dengue debe alertar al clínico acerca de un eventual deterioro de las condiciones clínicas del paciente.

Palabras Clave: Dengue Hemorrágico, fiebre, Dengue Clásico, pancreatitis aguda, dolor abdominal.

El dengue es la enfermedad aguda transmitida por artrópodos con mayor distribución geográfica, afectando principalmente las Islas del Pacífico, Asia y América, que recientemente se ha convertido en un problema mayor de Salud Pública a nivel mundial. (Gubler 1998; Gubler 2002; Halstead 2002; Roses M and MG. 2007) La misma es causada por el microorganismo Dengue, un virus de RNA cubierto, de una cadena perteneciente a la familia *Flaviviridae*. Durante los últimos 15 años, Panamá ha reportado múltiples brotes anuales de esta enfermedad. (MINSA 2006) En el 2007, se reportaron 3,527 casos de Fiebre por Dengue/Dengue Clásico (FD) y 8 casos de Fiebre por Dengue Hemorrágico/Dengue Hemorrágico (DH), según datos del Ministerio de Salud. (Reporte epidemiológico del Ministerio de Salud, datos preeliminares)

La infección por el virus Dengue provoca un espectro amplio de enfermedades que varían desde un proceso asintomático como la FD, enfermedad febril leve, y de esta última a patologías que pueden comprometer la vida como lo son DH y Síndrome de Shock por Dengue (SSD).(Gubler 1998).

A pesar de esta amplia variedad clínica, la fase aguda de la patología (de cuatro a siete días de duración) se inicia con un episodio febril similar para todas, e inclusive indistinguible de la etapa inicial de otras enfermedades infecciosas. (Gubler and Clark 1995; Kalayanarooj, Vaughn et al. 1997; Gubler 1998; Convers SM 2001) La FD usualmente se presenta con fiebre, cefalea, dolor retroocular, mialgia, artralgia, náuseas, vómitos y rash.(Beneson 1997; Seijo 2001))

El DH y el SSD presenta cuatro manifestaciones clínicas mayores: fiebre alta, manifestaciones hemorrágicas, hepatomegalia y falla circulatoria (aumento de la permeabilidad vascular e hipovolemia). (WHO 1997; Martínez 1998; Chen TC 2004)

Aparte de las manifestaciones típicas mencionadas, existen otras complicaciones inusuales que han sido reportadas en la literatura como lo son: encefalitis, falla hepática, hepatitis, falla renal aguda, síndrome de distress respiratorio, arritmias, colecistitis acalculosa, pancreatitis aguda, miocarditis, apendicitis, peritonitis, que hacen la situación clínica del paciente más complicada y convierten al diagnóstico y tratamiento en un reto.(Kuo CH 1992; George R 1997; Del Valle S 2001; Keng-Liang W 2003; Chen TC 2004; Boon-Siang K 2006; Méndez 2006; Méndez and González 2006; Surendra 2006; Malavige GN 2007) Se reporta un caso inusual de dengue hemorrágico complicado con pancreatitis aguda.

Reporte del caso

Paciente femenina de 37 años, sin antecedentes médicos previos conocidos quien acude el 5 de julio del 2007 al Servicio de Urgencias (SU) del Hospital Santo Tomás por presentar un dolor abdominal súbito localizado en epigastrio y en hipocondrio izquierdo, de tipo quemante que se irradiaba a la espalda, tan intenso que en ocasiones se le dificultaba la respiración. Cinco días antes de este evento, la paciente inicia con fiebre (no cuantificada), escalofríos, cefalea, dolor retroocular, mareos, artralgia, hiporexia y astenia, razón por la cual se automedica con acetaminofén a la dosis estándar.

Al interrogatorio en el SU, la paciente niega alcoholismo, tabaquismo o drogadicción. Al examen físico, se aprecia una presión arterial de 110/80 mmHg, frecuencia cardiaca de 72 latidos/min., frecuencia respiratoria de 20 por min., escleras anictéricas, gingivorragia, abdomen con dolorimiento a la palpación en epigastrio, no visceromegalia, ni defensa, ni rebote y con signo de Murphy negativo; no presenta signos de sangrado espontáneo ni se observan petequias en el cuerpo. Los laboratorios realizados ese día revelan hemoglobina en 13.9 g/dL, hematocrito de 41.9 %, leucocitos en 3 700/mm3, Plaquetas (PQT) en 88 000, amilasa en 225 U/L, lipasa en 917 U/L, Alanino Aminotransferasa (AST) en 138 U/L, Aspartato Aminotransferasa (ALT) en 105 U/L, Lactato Deshidrogenasa (LDH) en 1397 U/L y la albúmina en 2.5 g (Tabla 1). Los niveles de bilirrubina, creatinina y proteína C reactiva se encontraban dentro de los limites normales. La radiografía de tórax no evidencia infiltrados ni efusión pleural; la radiografía de abdomen reporta distribución del área intestinal de aspecto normal, sombras renales y psoas sin alteraciones. Por las características clínicas y las alteraciones de laboratorios sugestivas de dengue hemorrágico y de pancreatitis aguda, se decide hospitalizar a la paciente.

El dolor abdominal persiste, por lo que el 6 de julio se le realiza Ultrasonido (USG) abdominal que reporta hígado y páncreas de tamaño normal, vías biliares sin alteración, vesícula biliar de 4mm de grosor sin edema y sin litos visibles. Se envía Tomografía Computada (TC) la cual no se realiza.

El segundo día intrahospitalario, la paciente presenta rash eritematoso generalizado asociado a prurito, por lo cual se decide iniciar terapia con antihistamínicos. La prueba de VIH y VDRL fueron negativas. Para Citomegalovirus solamente la IgG fue positva. Al tercer día, la paciente manifiesta mejoría de su dolor abdominal por lo que se inicia dieta oral.

El brote de dengue que se estaba dando en el país para esa época más las características clínicas que presentaba la paciente alertó la posibilidad de tener en cuenta esta enfermedad dentro del diagnóstico. El 8 de julio de 2007, ocho días después del inicio de síntomas, se toma muestra de suero y se envía al Instituto Conmemorativo Gorgas de Estudios de la Salud (ICGES) para realizar prueba de serología por Dengue.

Luego del tratamiento de soporte con líquidos intravenosos por varios días, el dolor abdominal y la fiebre desaparecen, las alteraciones en la biometría hemática y en la química sanguínea se corrigen (Tabla N° 1), su condición clínica se estabiliza razón por la cual se le da egreso del hospital el 13 de julio con un diagnóstico provisional de pancreatitis aguda por dengue.

El 31 de agosto de 2007, el ICGES reporta anticuerpos Inmunoglobulina M (IgM) positivo para el virus Dengue mediante la prueba de ensayo inmunoabsorbente ligado a enzima (ELISA, por sus siglas en ingles). Se cierra el caso como DH complicado con pancreatitis aguda.

Discusión

El Dolor Abdominal (DA) es un signo que se puede presentar en cualquier tipo de dengue, especialmente en DH, y alertarnos sobre severidad, complicaciones y pronósticos del mismo. Actualmente, no se conoce la fisiopatología de este dolor en esta infección, se sugieren dos hipótesis para explicar este proceso: el compromiso pancreático o de la vía biliar y la de las pequeñas hemorragias en la cavidad peritoneal(Setiawan MW 1998; Convers SM 2001) Entre las patologías inusuales que se encuentran asociadas al DA en DH podemos mencionar: falla renal aguda, falla hepática aguda, peritonitis, ruptura esplénica, colecistitis acalculosa, pancreatitis aguda, colitis aguda, sangrados gastrointestinales y apendicitis aguda.(Convers SM 2001; Chi-Sin C 2003; Keng-Liang W 2003; Chen TC 2004; Vinodh BN 2005; A RK 2006; Méndez and González 2006; Surendra 2006),

La pancreatitis aguda sintomática es una manifestación rara de la infección por el virus dengue. Se han reportado muy pocos casos en la literatura(Chen TC 2004) y los que se conocen se han dado en Asia. El primer caso que se conoce fue una niña de Tailandia de 10 años con DH que desarrollo falla hepática aguda, hiperamilasemia, hipocalcemia y agrandamiento del páncreas que se recuperó cuatro semanas después.(Jirapinyo 1998) Otro caso se dio en Indonesia en una joven de 24 años quien presentaba DH tipo II con la complicación de una pancreatitis aguda con hiperglicemia, que ocurrió como consecuencia de la pancreatitis, ella se recuperó totalmente 18 días después. (Jusuf H 1998). Un tercer caso fue reportado en Tailandia, en el cual una paciente de 64 años con dengue hemorrágico se presenta con dolor epigástrico irradiado a espalda y convulsiones.(Chen TC 2004). También existen trabajos que han encontrado relación entre DH y pancreatitis aguda. Khana y col. en Nueva Delhi, encontraron que el 14.5 % de los casos de dolor abdominal asociado a fiebre por dengue eran pancreatitis. (Khanna S 2005) En otra serie de casos reportada por Jussuf y col. en Asia se encontró un 29 % de casos de pancreatitis viral por dengue. (Jusuf H 1998) En contraste, en el estudio realizado por Méndez y col. en niños en Colombia se encontró que solo el 1 % de las complicaciones raras de dengue era la pancreatitis aguda.(Méndez and González 2006)

La Pancreatitis aguda es un proceso inflamatorio del páncreas causado por activación, liberación intersticial y digestión de la glándula por sus enzimas. (Greenberger 2001) El cuadro clínico se caracteriza por dolor epigástrico irradiado en cinturón a espalda, asociado a náuseas y vómitos. Los datos de laboratorio, como lo son la amilasa y lipasa elevadas más de tres veces su valor normal suelen confirmar la enfermedad. (Whitcomb 2006)

Dentro de las diferentes causas de pancreatitis aguda tenemos el grupo de infecciones. (Thomson 1987) Dentro de éstas, se pueden mencionar los siguientes agentes: virus de la hepatitis, enterovirus, cytomegalovirus, virus Epstein-Barr, virus del dengue, virus de la varicela-zoster, virus de la rubeola, ascaris, las especies de *Mycoplasma*, especies de *Campylobacter* y *Mycobacterium avium*.

El mecanismo exacto en el cual virus Dengue induce la pancreatitis aguda es incierto y puede ser multifactorial. Basado en pacientes con otros tipos de pancreatitis virales, se han originado ciertas hipótesis que tratan de explicar este mecanismo.(Chen TC 2004) Shimoda et al., sugieren que la pancreatitis aguda se debe a la inflamación directa y destrucción de los acinos pancreáticos por el mismo virus.(Shimoda 1981) En contraste, Tsui et al., proponen el desarrollo de un edema en la ámpula de Vater que obstruye la salida de los fluidos pancreáticos.(Tsui 1972; Chen TC 2004).

La determinación del grosor de la vesícula biliar por medio del ultrasonido juega un papel muy importante en el diagnóstico del dengue hemorrágico. En un estudio realizado en 111 pacientes con DH en México, se encontró que el engrosamiento más de 3 mm de la pared de la vesícula biliar tiene una sensibilidad 87% y puede ser usado para confirmar este diagnóstico. (Quiroz-Moreno, Méndez et al. 2006). Nuestra paciente presentó un grosor de 4mm lo podría apoyar el diagnóstico de DH.

Conclusión

La presencia de dolor abdominal en un paciente que presenta un cuadro sugestivo de dengue debe alertar al clínico acerca de un eventual deterioro de las condiciones clínicas del paciente.(Convers SM 2001) Adicionalmente, se deben realizar pruebas de química sanguíneas para poder evidenciar cualquier alteración, lo que orientaría a una complicación inusual como sucedió en este caso.

REFERENCIAS

A RK, P. S., GRS S, Kumar A (2006). "Dengue fever presenting with acute colitis." Indian J Gastroenterol 25: 97-98.

Beneson, A. (1997). Manual para el control de las enfermedades transmisibles. Washington, OPS.

Boon-Siang K, J.-W. L., Ing-Kit L, Kuender D (2006). "Dengue hemorrhagic fever patients with acute abdomen: clinical experience of 14 cases." Am. J. Trop. Med. Hyg 14(5): 901-904.

Convers SM, V. L., Harker A, Martínez RA, Méndez CX, et al. (2001). "Clínica Gastrointestinal y su asociación con la severidad del Dengue." Infectio 5(1): 21-30.

Chen TC, P. D., Tsai JJ, Lu PL, Chen TP (2004). "Dengue hemorraghic fever complicated with acute pancreatits and seizure." J Formos Med Assoc 103(11): 865-868.

Chi-Sin C, C. M. K., Seng-Kee C, Sheng-Nan Lu, et al. (2003). "Dengue fever with acute acalculous colecistitis." Am. J. Trop. Med. Hyg 68(6): 637-660.

Del Valle S, P. M., Guasch F (2001). "Hepatitis reactiva por virus del dengue hemorrágico. ." Rev Cubana Med Trop 53(1): 28-31.

George R, L. L. (1997). Clinical spectrum of dengue infection. Dengue and dengue hemorrahagic fever. K. G. Gubler Dj, eds. New York, CABI publishing: 89-113.

Greenberger, N., Toskes, PP (2001). Acute and chronic pancreatitis. Harrison´s principle of internal medicine. F. A. Braunwald E, Kasper DL, et al. New York, McGraw-Hill. 15: 1792-1804.

Gubler, D. J. (1998). "Dengue and dengue hemorrhagic fever." Clin Microbiol Rev 11(3): 480-96.

Gubler, D. J. (2002). "Epidemic dengue/dengue hemorrhagic fever as a public health, social and economic problem in the 21st century." Trends Microbiol 10(2): 100-3.

Gubler, D. J. and G. G. Clark (1995). "Dengue/dengue hemorrhagic fever: the emergence of a global health problem." Emerg Infect Dis 1(2): 55-7.

Halstead, S. B. (2002). "Dengue." Curr Opin Infect Dis 15(5): 471-6.

Jirapinyo, P., Treetrakarn, A, Vajaradul, C, et al (1998). "Dengue hemorrhagic fever, a case report with acute hepatic failure, protracted hypocalcemia, hyperamlasemia anda n enlargement of the páncreas. ." J Med Assoc Thai 71: 528-532.

Jusuf H, S. P., Djumhana A, et al (1998). "DHF with complication of acute pancreatitis related hyperglycemia: a case report." Southeast Asian J Trop Med Public Health 29: 28-32.

Kalayanarooj, S., D. W. Vaughn, et al. (1997). "Early clinical and laboratory indicators of acute dengue illness." J Infect Dis 176(2): 313-21.

Keng-Liang W, C.-S. C., Chung.Mou K, Seng-Kee C, Sheng-Nan Lu, et al. (2003). "Dengue fever with acute acalculous colecistitis. ." Am. J. Trop. Med. Hyg 68(6): 637-660.

Khanna S, V. J., Kumar A, Singal D, Tandon R (2005). "Etiology of abdominal pain in dengue fever " Dengue bulletin 29: 85-87.

Kuo CH, T. D., Chang CH, Bien CS, et al (1992). "Liver biochemical test and dengue fever." Am. J. Trop. Med. Hyg 47(3): 265-270.

Malavige GN, R. P., Jayaratne SD, Wijesiriwardana Cm Seneviratne SL, Karunatilaka DH (2007). "Dengue viral infections as a cause of encephalopathy. ." Indian J Med Microbiol 25: 143-145.

Martínez, E. (1998). Dengue y dengue hemorrágico. Colombia, Editorial de la Universidad Nacional de Quilmes.

Méndez, A. and G. González (2006). "[Abnormal clinical manifestations of dengue hemorrhagic fever in children]." Biomédica 26(1): 61-70.

Méndez, A., González, G. (2006). "Manifestaciones clínicas inusuales de dengue hemorrágico en niños. ." Biomédica 26: 61-70.

MINSA (2006). "Situación de Vigilancia Epidemiológica en Panamá." Vigilancia Epidemiológica.

Quiroz-Moreno, R., G. F. Méndez, et al. (2006). "[Clinical utility of ultrasound in the identification of dengue hemorrhagic fever]." Rev Med Inst Mex Seguro Soc 44(3): 243-8.

Roses M and G. MG. (2007). "Editorial: Dengue y dengue hemorrágico en las Américas." Rev Panamá Salud Pública 21(4): 187-191.

Seijo, A. (2001). "El dengue como problema de salud pública. ." Arch. Argent. Pediatr 99(6): 510-521.

Setiawan MW, S. T., Wulur H, et al. (1998). "Epigastric pain and sonographic assessment of the Pancreas in Dengue hemorrhagic fever." JClinUltrasound 26(5): 257-259.

Shimoda, T., Shikata, T, Karasawa, T, et al (1981). "Light microscopic localization of hepatitis B virus antigens in the human páncreas." Gastroenterology 81: 998-1005.

Surendra, S., Tamilarasu, K. (2006). "Spontaneous Splenic Rupture in dengue Hemorrhagic Fever [Clinical Image]. 78(1):7." Am J. Trop. Med. Hyg 78(1): 7.

Thomson, S., Hendry, WS, McFarlane, GA, Davidson, AI (1987). "Epidemiology and outcome of acute pancreatitis. ." Br J Surg 74: 398-401.

Tsui, C., Burch, GE, Harb, JM (1972). "Pancreatitis in mice infected with Coxsackie virus B1." Arch Pathol 93: 379-389.

Vinodh BN, B. C., Kimar A, Mittal V (2005). "Dengue fever with acute liver failure." J Postgrad Med 51: 322.

Whitcomb, D. (2006). "Acute Pancreatitis." N Engl J Med 354: 2142-2150.

WHO (1997). Dengue hemorrhagic fever: diagnosis, treatment, prevention and control. Washington, World Health Organization.

Tabla 1: Resultados de laboratorio de la paciente con dengue hemorrágico tipo II complicado con pancreatitis aguda.

	$Día_5$* Ingreso	$Día_7$ 2 día IH^1	$Día_9$ 4 día IH^1	$Día_{11}$ 6 día IH^1	$Día_{13}$ 8 día IH^1
Hemoglobina (g/dL)	13.9	12.8	13.6	13	12.8
Hematocrito (%)	41.9	38.3	41.2	39.1	38.2
Leucocitos (x10³/ul)	3.7	3.7	4.7	5.7	6.8
Neutrófilos (%)	39.3	25.4	39	39.6	38.5
Linfocitos (%)	43.8	53	41	36.9	37.1
Plaquetas (x10³/ul)	88	130	246	302	356
Glucosa (mg/dl)	103	117	88	---	---
Creatinina (mg/dl)	0.8	0.8	0.8	---	---
Amilasa (U/L)	225	128	123	121	165
Lipasa (U/L)	917	555	648	546	376
AST (U/L)	138	149	206	194	---
ALT (U/L)	105	128	238	246	---
LDH (U/L)	1397	1116	---	---	690
Proteínas totales	6	---	---	7.6	---
Albúmina (g/dL)	2.5	---	---	3.9	---
Globulina (g/dL)	3.5	---	---	3.7	---
Bilirrubina total (mg/dL)	1.3	---	---	1.2	---
Bilirrubina indirecta (mg/dL)	0.4	---	---	0.4	---
Bilirrubina directa (mg/dL)	0.9	---	---	0.8	---

*Día 5 de inicio de síntomas, día que la paciente acude al cuarto de urgencias e inicia su hospitalización. ¹Número de días intrahospitalarios

27. Modelo de Historia Clínica

Elaborado por **Graciela Dixon**
Adaptado por **Ricardo Correa y Christian Ortega**

Ficha Clínica

Nombre:	Estado civil:
CIP:	Ocupación:
Sexo:	Fecha de ingreso:
Edad:	Fecha de la historia:
Ocupación:	Sala/Cama:
Lugar de procedencia:	Informante:
Dirección:	Credibilidad:

Dolencia principal

_____
_____

Enfermedad actual

_____
_____
_____
_____

Antecedentes
- Personales no patológicos:

ESCOLARIDAD									
Analfabeta		Escuela Primaria		Secundaria		Universidad		Grados aprobados	
CALZADO									
Abierto		Cerrado							
VIVIENDA									
Techo		Zinc		Madera		Barro		Otro:	
Paredes		Cemento		Madera		Barro		Otro:	
Piso		Cemento		Tierra		Otro:			
DEPOSICIÓN DE EXCRETAS									
Servicio Sanitario		Letrina		Hueco					
AGUA									
Potable		No potable		Pozo		Clorada		No clorada	
ALIMENTACIÓN									
Balanceada		No balanceada		Especifique:					
NIVEL SOCIOECONOMICO									
Alto		Medio		Bajo					
INGRESO MENSUAL:									

- Personales patológicos:

a. Enfermedades

Hipertensión arterial		Tumores/cáncer		Problemas vasculares	
Diabetes mellitus		Anemia		ITS	
Cardiopatías		Coagulopatías		Hepatitis	
Neumopatías		Anemia		Malaria	
Nefropatías		Convulsiones		Fiebre tifoidea	
Neuropatías		Epilepsia		TBC	
Hepatopatías		VIH/SIDA		ECV	
Otra:					
Otra:					

HABITOS							
Tabaquismo		Etilismo		Droga		Adicción	
Especifique							
ENFERMEDADES DE LA INFANCIA							
Parotiditis		Sarampión		Rubeola		Varicela	
Otra							
TRAUMAS/ACCIDENTES							
Tipo				Año			
CIRUGIAS PREVIAS							
Tipo		Año		Complicaciones			
Tipo		Año		Complicaciones			
Tipo		Año		Complicaciones			
TRANSFUSIONES							
Tipo y número				Año			
Tipo y número				Año			
HOSPITALIZACIONES PREVIAS							
Causa				Fecha			
Causa				Fecha			
Causa				Fecha			
INMUNIZACIONES							
Polio		TBC		Viruela		Difteria	
Rabia		Tos ferina		Sarampión		Tétano	
Influenza		Neumococo		Rotavirus			
Tarjeta de vacunación: SI		NO					

- Familiares:

Hipertensión arterial		Hepatopatia		Problemas vasculares	
Diabetes		Nefropatia		Alcoholismo	
Asma		Anemia		Drogadiccion	
Cardiopatia		Coagulopatia		Epilepsia	
Demencia		Cáncer		Tipo	
Otra					
Otra					

Interrogatorio por aparatos y sistemas

- Generales:

Fiebre		Anorexia		Adinamia		Cambio de peso	
Debilidad		Malestar general		Otro			
Otro							

Especifique

_____
_____
_____
_____

- Digestivo:

Disfagia		Llenura post-pandrial		Melena		Ictericia	
Odinofagia		Pirosis		Diarrea		Reflujo	
Náuseas		Hematemesis		Constipación		Acolia	
Vómitos		Hematoquezia		Hemorroides		Rectorragia	
Dolor abdominal		Otro					
Otro							

Especifique

_____
_____
_____
_____

- Cardiovascular:

Dolor torácico		Cianosis		Edema		Claudicación	
Disnea		Várices		Flebitis		Ortopnea	
Palpitaciones		Disnea paroxistica		Otro			
Otro							

Especifique

_____
_____

- Respiratorio:

Disnea		Hemoptisis		Rinorrea		Rinorragia	
Tos		Epistaxis		Rinitis		Apnea del sueño	
Expectoración		Tipo					
Otro							
Otro							

Especifique

- Urinario:

Disuria		Polaquiuria		Urgencia		Retardo miccional	
Oliguria		Hematuria		Nicturia		Incontinencia	
Poliuria		Tenesmo vesical		Lumbalgia		Cólico renal	
Otro							
Otro							

Especifique:

- Genital:

Femenino							
Menarquia		No. De compañeros		Partos		Menopausia	
FUM		Ciclo menstrual		Cesáreas		TRH	
Inicio de Vida Sexual		Embarazo		Abortos		Secreciones	
Actividad sexual		Otro					
Otro							
Masculino							
Secreciones		Prurito		Líbido		Dolor	
Otro							
Otro							

Especifique

- Nervioso:

Cefalea		Trastornos sensoriales		Conciencia		Convulsiones	
TCE		Alteraciones de la sensibilidad		Memoria		Voluntad	
Lenguaje		Otro					
Otro							

Especifique:

_____

_____

_____

_____

- Endocrinológico:

Polifagia		Trastornos del sueño/vigilia		Nerviosismo		Diaforesis	
Poliuria		Intolerancia al frio		Temblores		Esterilidad	
Polidpsia		Intolerancia al calor		Exoftalmo		Acantosis nigricans	
Peso (pérdida)		Trastornos men-struales		Otro			
Otro							

Especifique:

_____

_____

_____

_____

- Hematológico:

Anemia		Tendencia hemorrágica		Equimosis		Adenopatias	
Petequias		Hematomas		Palidez		Lugar	
Otro							

Especifique:

_____

_____

_____

_____

- Musculoesquelético:

Artralgia		Limitación funcional		Plejía		Atrofia muscular	
Mialgia		Deformidad		Parestesias		Movimientos anormales	
Otro							
Otro							

Especifique:

_____
_____
_____
_____

Examen Físico

- Signos y estadísticas vitales:

Pa (mmHg)_____   Fc (lpm)_____

Fr(cpm)_____   T (ºC)_____   Peso (Kg o

Lbs.)_____

_____
_____
_____
_____

- Inspección general: _edad aparente vs. cronológica, estado de conciencia, estado de alerta, orientación, estado nutricional, actitud y disposición_

_____
_____
_____

- Cabeza: _tamaño, forma y simetría del cráneo; presencia de cicatrices o lesiones, exostosis, depresiones, puntos de sensibilidad (cuero cabelludo y cara), u otros signos. Observar los rasgos de la cara en busca de asimetría, movimientos involuntarios y lesiones. Palpar cráneo._

_____
_____
_____

- Ojos: _tamaño (exoftalmos, microftalmia), tensión ocular, características de las conjuntivas y escleras, córnea, iris, pupila, cristalino, agudeza visual, campo visual, movimientos extraoculares, reflejos oculares (fotomotor, acomodación, convergencia, corneal), fondo de ojo._

_____
_____
_____

- Nariz: _tamaño, forma, simetría, posición del tabique nasal, mucosa nasal, permeabilidad de las fosas nasales, deformidades, sensibilidad,_ *cuerpos extraños, secreciones, aleteo nasal, lesiones.*

- Oídos: *pabellón auricular, conducto auditivo externo, membrana timpánica, región mastoidea. Evaluar agudeza auditiva (susurro, reloj, Webber, Rinne, Schwabach).*

- Boca: *labios, comisuras labiales, mucosa oral (estado de hidratación), encías, dentadura, lengua, paladar duro y blando, faringe, amígdalas, glándulas salivares y sus orificios. Observar por halitosis, caries dentales, posición de la úvula, úlceras y otras lesiones.*

- Cuello: *simetría, alineación de la tráquea, pulso carotideo, cartílagos tiroides y cricoides, hueso hioides, glándula tiroides, presencia de masas, adenopatías, cicatrices, ingurgitación yugular, retracciones musculares y prominencia de las arterias carótidas.*

- Tórax: *forma, simetría, color, prominencias óseas, sensibilidad, masas, ruidos pulmonares, ruidos cardiacos, frémitos, mamas, lesiones, deformidades, cicatrices, movilidad, retracciones y tirajes.*

- Mamas: *simetría, textura, aumentos de volumen, presencia de masas, retracciones en la piel y pezones, secreciones, cambios de coloración y sensibilidad.*

- Cardiaco: *punto de máximo impulso, dolor o sensibilidad en el área*

precordial, frémitos; en cuanto a los ruidos cardiacos se evalúa su
frecuencia, ritmo, tono, intensidad, duración, presencia de soplos
(consignar su intensidad, duración y localización), roce pericárdico, clics,
chasquidos y galopes. Consignar regularidad de los latidos cardiacos.
Recordar evaluar el corazón en las 5 áreas.

- Respiratorio: *frecuencia y patrones respiratorios, amplitud de los*
  movimientos respiratorios, vibraciones vocales, crepitación, sensibilidad,
  percusión (excursión diafragmática, matidez), ruidos adventicios
  (crépitos, sibilancias, roncus, frote pleural, signo de Hamman),
  resonancia vocal.

- Abdomen: *patrones de retorno venoso, simetría, movimientos, forma,*
  perímetro, coloración, ruidos hidroaéreos, características a la percusión,
  organomegalias, masas, sensibilidad y dolor, signos de irritación
  peritoneal, reflejos abdominales, lesiones.

- Extremidades: *forma, volumen, deformidades, limitación funcional,*
  alguna otra anormalidad consignarla.

- Musculoesquelético: *simetría y alineación, movimientos, masa y tono*
  muscular, fuerza muscular, crepitación, dolor, deformidades, zonas
  articulares, pulsos periféricos, edema, várices u otras lesiones.

- Vascular periférico: *características de los pulsos arteriales en varias*
  partes del cuerpo, presencia de ingurgitación yugular, reflujo

hepatoyugular de Rondot, várices, circulación colateral.

_____

_____

_____

- <u>S.linfático</u>: *presencia de adenopatías en los grupos ganglionares cabeza, cuello, axilas, región inguinal; consignar su localización, tamaño, forma, consistencia, movilidad y sensibilidad.*

_____

_____

_____

- <u>Piel y anexos</u>: *erupciones, petequias, equimosis, hidratación, cambios pigmentarios, prurito, ictericia, acantosis nigricans, micosis.*

_____

_____

_____

- <u>Neurológico</u>: *funciones superiores, pares craneales (I al XII), marcha, coordinación, fuerza muscular, sensibilidad, lenguaje, columna vertebral, reflejos osteotendinosos (patelar, aquiliano, braquial, tricipital, superficiales), reflejos patológicos, signos de irritación meníngea.*

_____

_____

_____

- <u>Examen genital</u>: *distribución del vello púbico, estructuras de genitales externos femeninos y masculinos, hernias, secreciones, dolor, masas u otras lesiones.*

_____

_____

_____

- <u>Examen rectal</u>: *tono del esfínter anal, características de las paredes del recto y la próstata (tamaño, consistencia, movilidad y sensibilidad), características de las heces (color, consistencia, olor), presencia de sangre, pus u otros hallazgos.*

_____

_____

_____

Diagnósticos Provisionales

1._____
2._____
3._____
4._____
5._____

Plan de acción Inicial

_____
_____
_____
_____
_____

www.ingramcontent.com/pod-product-compliance
Lightning Source LLC
Chambersburg PA
CBHW071356170526
45165CB00001B/64